第4版
歯科放射線診断
teaching file

編著　金田　　隆
　　　倉林　　享
　　　佐野　　司

著　金田　　隆（日本大学松戸歯学部放射線学講座教授）
　　倉林　　享（東京医科歯科大学大学院医歯学総合研究科口腔放射線医学分野教授）
　　佐野　　司（鶴見大学歯学部非常勤講師）
　　荒木和之（昭和大学歯学部口腔病態診断科学講座歯科放射線医学部門教授）
　　秋元芳明（日本大学松戸歯学部教授）
　　宇都宮忠彦（日本大学松戸歯学部口腔病理学講座准教授）
　　岡田雄介（日本大学松戸歯学部組織学講座教授）
　　小椋一朗（日本歯科大学新潟生命歯学部歯科放射線学講座教授）
　　音成実佳（東京歯科大学歯科放射線学講座講師）
　　川島雄介（日本大学松戸歯学部放射線学講座助教）
　　久山佳代（日本大学松戸歯学部口腔病理学講座教授）
　　古賀陽子（東京医科大学口腔外科学分野准教授）
　　小宮正道（日本大学松戸歯学部口腔外科学講座教授）
　　近藤壽郎（日本大学松戸歯学部顎顔面外科学講座教授）
　　武田泰典（岩手医科大学歯学部口腔顎顔面再建学講座［臨床病理学分野］教授）
　　近津大地（東京医科大学口腔外科学分野教授）
　　鉄村明美（東京医科歯科大学大学院医師学総合研究科口腔放射線医学分野教授）
　　中村　　伸（東京医科歯科大学大学院医師学総合研究科校風放射線医学分野教授）
　　山本浩嗣（日本大学名誉教授）

砂書房

執筆分担項目

放射線

金田　隆
- Ⅰ章　顎骨・口腔の疾患：（4）炎症／（6）系統疾患・その他の疾患
- Ⅲ章　顎関節の疾患：症例3-1・顎関節脱臼，症例3-2・顎関節強直症
- Ⅳ章　唾液腺の疾患

金田　隆，阪柳雅志，藤田雄三
- 序章　読影にあたっての基本的事項：3. CTの原理と正常解剖学的指標中の図3.2，図3.4／4. MRIの原理と正常解剖学的指標／7. レントゲンサイン
- Ⅰ章　顎骨・口腔の疾患：（1）囊胞／（2）良性腫瘍または腫瘍類似疾患／症例1-2-4・歯原性角化囊胞，症例1-2-5・多発性角化囊胞性歯原性腫瘍を伴う基底細胞母斑症候群／（5）外傷の頬骨弓骨折の参考症例
- Ⅱ章　上顎洞の疾患：症例2-5・術後性上顎囊胞
- Ⅴ章　頸部および軟組織の疾患：症例5-1・鼻歯槽囊胞／症例5-2・ガマ腫／症例5-3・類皮囊胞／症例5-6-1，症例5-6-2・鰓囊胞／症例5-7-1，症例5-7-2・甲状舌管囊胞／症例5-8・悪性リンパ腫
- 付章：頸部リンパ節の分類，頸部リンパ節転移の進展度

金田　隆，川島雄介
- Ⅰ章：顎骨・口腔の疾患：（6）奇形

倉林　亨
- 序章　読影にあたっての基本的事項：2. パノラマエックス線撮影による正常解剖学的指標と障害陰影／3. CTの原理と正常解剖学的指標（図3-2，図3-4を除く）

倉林　亨，中村　伸
- Ⅰ章　顎骨・口腔の疾患：（2）良性腫瘍または腫瘍類似疾患（症例1-2-4・歯原性角化囊胞，症例1-2-5・多発性角化囊胞性歯原性腫瘍を伴う基底細胞母斑症候群を除く）／（5）外傷
- Ⅴ章　頸部および軟組織の疾患：症例5-4・軟組織の血管腫／症例5-5-1，症例5-5-2・顎下部脂肪腫・耳下腺脂肪腫／症例5-9・舌癌／症例5-10・リンパ管腫／症例5-11・横紋筋腫

倉林　亨，中村　伸，大河内清
- Ⅰ章　顎骨・口腔の疾患：（3）悪性腫瘍

倉林　亨，中村　伸，鉄村明美
- Ⅱ章　上顎洞の疾患（症例2-5を除く）

佐野　司，音成貴道，音成実佳，山本あや
- 序章　読影にあたっての基本的事項：1. 口内エックス線撮影による正常解剖学的指標

佐野　司，音成貴道，音成実佳
- 序章　読影にあたっての基本的事項：6. 顎関節領域の正常解剖学的指標
- Ⅲ章　顎関節の疾患：症例3-3・変形性関節症（顎関節）／症例3-4・関節円板障害（復位を伴う関節円板の前方転位）

佐野　司，音成実佳，音成貴道
- 序章　読影にあたっての基本的事項：5. 超音波検査による正常解剖学的指標
- Ⅲ章　顎関節の疾患：症例3-5・関節円板障害（復位を伴わない関節円板の前方転位）／症例3-6・関節円板障害（関節円板の外側転位，内側転位）

佐野　司，山本あや
- 付章：症候群

荒木和之
- Ⅱ章　顎関節の疾患：症例3-7・滑膜性骨軟骨腫症
- Ⅳ章　唾液腺の疾患：症例4-9・IgG4関連疾患

小椋一朗
- Ⅰ章　顎骨・口腔の疾患：（5）外傷／症例1-5-5・眼窩底骨折／症例1-5-6・歯の外傷

病　理

山本浩嗣，岡田裕之，久山佳代，宇都宮忠彦
- Ⅰ章　顎骨・口腔の疾患：（1）囊胞
- Ⅱ章　上顎洞の疾患
- Ⅴ章　頸部および軟組織の疾患：鼻歯槽囊胞／ガマ腫／類皮囊胞／鰓囊胞／甲状舌管囊胞

久山佳代，宇都宮忠彦
- Ⅰ章　顎骨・口腔の疾患：（2）良性腫瘍または腫瘍類似疾患
- Ⅴ章　頸部および軟組織の疾患：軟組織の血管腫／顎下部脂肪腫・耳下腺脂肪腫／症例悪性リンパ腫／舌癌
- 付章：歯原性ならびに顎顔面骨腫瘍のWHO分類（4th, 2017）唾液腺腫瘍2017 WHO分類

武田泰典
- Ⅰ章　顎骨・口腔の疾患：（3）悪性腫瘍／（5）外傷／（6）系統疾患・その他の疾患
- Ⅲ章　顎関節の疾患

岡田裕之，久山佳代，宇都宮忠彦
- Ⅰ章　顎骨・口腔の疾患：（4）炎症
- Ⅳ章　唾液腺の疾患

処　置

秋元芳明，小宮正道
- Ⅰ章　顎骨・口腔の疾患：（1）囊胞／（2）良性腫瘍または腫瘍類似疾患／（4）炎症／（5）外傷
- Ⅴ章　頸部および軟組織の疾患：鼻歯槽囊胞／ガマ腫／類皮囊胞／軟組織の血管腫／顎下部脂肪腫，耳下腺脂肪腫
- 付章：Partschの第Ⅰ法，第Ⅱ法／辺縁切除，区域切除，片側切除

近藤壽郎，神野良一
- Ⅰ章　顎骨・口腔の疾患：（3）悪性腫瘍／（6）系統疾患・その他の疾患
- Ⅱ章　上顎洞の疾患
- Ⅲ章　顎関節の疾患
- Ⅳ章　唾液腺の疾患
- Ⅴ章　頸部および軟組織の疾患：鰓囊胞／甲状舌管囊胞／悪性リンパ腫／舌癌

近津大地，古賀陽子
- Ⅰ章　顎骨・口腔の疾患：（6）奇形／（7）系統疾患・その他の疾患（症例1-7-4・口蓋裂／症例1-7-6・薬剤関連顎骨壊死）
- 付章：口腔癌の新しいUICC分類について

はじめに

　本書は口腔領域の各疾患を画像を中心として病理，処置方針のエッセンスを述べたものです．日常臨床は鑑別診断を必要とする毎日の連続であり，これら口腔領域疾患の鑑別診断を的確に遂行するためには，視診や触診に加え適切な画像診断を施さなければなりません．正確な画像検査を施行するには，画像検査法の原理を理解し，正常解剖および病態像を修得することが不可欠です．近年の顕著なコンピュータの発達により画像検査機器の進歩はまさに日進月歩の状態にあり，エックス線CTや磁気共鳴画像（MRI）の臨床応用に加え，エックス線検査のデジタル化によるフィルムレスの時代が到来しております．特に歯科治療においても，単純エックス線やパノラマエックス線検査に加え，インプラントや顎関節疾患の治療において一般病院のCTやMRIを利用する歯科開業医も近年増加しております．そのような背景を見据え，本書は画像を中心として病理，処置方針のエッセンスのみならず，各疾患の読像に必要なパノラマエックス線写真やCT，MRIの簡潔な原理および正常像も述べております．

　日常臨床で遭遇する疾患をパノラマエックス線，単純エックス線，CT，MRIを駆使して鑑別診断から最終診断にいたる過程のエッセンスを通じ臨床の鑑別診断の眼を養って頂きたいと思います．本書は歯科学生や研修医はもちろん，これら第一線の歯科医師まで何らかの新知見が得られると考えております．臨床にて口腔領域疾患の診断にあたる歯科医師や放射線科医，口腔外科医，病理医をはじめとする各科の医師が本書を活用し，国民の医療に貢献することを切望します．

2015年4月吉日

　　　　　　　　　　　　　　　　　　　　　　　　　　　　金田　隆

第4版に寄せて

　本書は顎口腔領域の様々な症例を供覧し，画像診断，病理診断，治療方針および予後等のエッセンスを体系的および効率的に学べる1冊です。

　日常臨床は鑑別診断を必要とする毎日の連続であり，これら顎口腔領域疾患の鑑別診断を的確に遂行するためには，視診や触診に加え，適切な画像診断を施さなければなりません。近年，CT（Computed Tomography）やMRI（Magnetic resonance imaging）検査を中心に，超音波検査やPET（Positron emission tomography）等の先進的な画像検査法まで歯科医師国家試験に出題されるようになりました。歯学部卒前教育内容の変化に先行するように，これら先進的な画像検査を日常診療に利用する一般歯科開業医も急増しています。特に近年，インプラント治療や修復補綴関連領域の治療にもデジタル化が進み，自院へのCBCT（Cone Beam Computed Tomography）導入または大学病院や画像診断専門病院に画像検査を依頼し，利用する歯科開業医の先生方も非常に増えています。

　一方，我々が対応する，顎口腔領域疾患は多様な組織から構成されるため，先進的な画像検査や診断法を用いても鑑別診断が困難な症例も遭遇し，対応や治療に苦慮することがあります。これらへの対応は良悪性の鑑別も含め，術前診断および進展範囲が非常に重要であり，そのためには病理診断，治療方針および予後等も熟知しなければなりません。しかしながら，多くの顎口腔領域疾患の画像診断，病理診断，治療方針および予後を一冊で効率的に学べる本は大変乏しいのが現状でした。この状況を踏まえ，本書はパノラマエックス線写真，CT，MRI，CBCT，超音波およびPET等を中心とした画像を多々掲載し，顎口腔領域疾患のすべての画像診断，病理診断，治療方針を述べ，併せて各検査法の基本的な原理および効率的な検査の進め方等の実用的な情報も各エキスパートの先生方に御執筆頂きました。

　本書は歯科学生，研修医やすでに専門医として最前線で顎口腔領域の診療をされている先生まで，日常診療のかたわらに携える臨床医必携の書と考えています。本書を利用して読者が画像検査や病理診断に精通し，国民の医療に貢献することを切望します。

2019年4月吉日

金田　隆

目次

序章　読影にあたっての基本的事項　9

1. 口内エックス線撮影による正常解剖学的指標　10
2. パノラマエックス線撮影による正常解剖学的指標と障害陰影　12
3. CTの原理と正常解剖学的指標　15
4. MRIの原理と正常解剖学的指標　22
5. 超音波検査による正常解剖学的指標　28
6. 顎関節領域の正常解剖学的指標　30
7. レントゲンサイン　32

I章　顎骨・口腔の疾患　37

(1) 嚢胞

症例1-1-1　38／歯根嚢胞　40
症例1-1-2　42／残留嚢胞　43
症例1-1-3　44／含歯性嚢胞　46
症例1-1-4　48／動脈瘤様骨嚢胞　50
症例1-1-5　52／単純性骨嚢胞　54
症例1-1-6　56／静止性骨空洞　58
症例1-1-7　60／鼻口蓋管嚢胞　62
症例1-1-8　64／歯原性角化嚢胞（角化嚢胞性歯原性腫瘍）　66
症例1-1-9　68／多発性歯原性角化嚢胞を伴う基底母斑症候群　70
症例1-1-10　72／石灰化歯原性嚢胞（石灰化嚢胞性歯原性腫瘍）　74

(2) 良性腫瘍または腫瘍類似疾患

症例1-2-1-1　76／症例1-2-1-2　78／エナメル上皮腫　80
症例1-2-2　82／石灰化上皮性歯原性腫瘍（歯原性石灰化上皮腫）　84
症例1-2-3　86／腺腫様歯原性腫瘍　88
症例1-2-4　90／歯牙腫，複雑型（複雑性歯牙腫）　92
症例1-2-5　94／歯牙腫，集合型（集合性歯牙腫）　96
症例1-2-6　98／歯原性線維腫　99
症例1-2-7　100／歯原性粘液腫　102
症例1-2-8　104／セメント芽細胞腫　105
症例1-2-9　106／線維性異形成症（線維性骨異形成症）　108
症例1-2-10　110／セメント質骨形成性線維腫（骨形成線維腫）　112
症例1-2-11　114／家族性巨大型セメント質腫（骨性異形成症（開花状））　115
症例1-2-12　116／セメント質骨性異形成症（骨性異形成症（限局性））　117
症例1-2-13　118／中心性巨細胞肉芽腫（巨細胞肉芽腫）　119
症例1-2-14　120／ケルビズム（中心性巨細胞肉芽腫）　121
症例1-2-15　122／骨腫（周辺性骨腫）　124
症例1-2-16　126／神経鞘腫　127
症例1-2-17　128／神経線維腫症（von Recklinghausen病）　129
症例1-2-18　130／顎骨中心性血管腫　132
症例1-2-19　134／骨形成性エプーリス　135

＊歯原性腫瘍の疾患名は歯原性ならびに顎顔面骨腫瘍のWHO分類（4th, 2017）に基づいた．また，旧疾患名をかっこ内にあげた．

(3) 悪性腫瘍

症例1-3-1-1　136／症例1-3-1-2　138／歯肉癌（扁平上皮癌）　140

症例1-3-2　142／骨肉腫　144

症例1-3-3　146／悪性黒色腫　147

症例1-3-4　148／原発性骨内癌，NOS（歯原性癌腫）　150

症例1-3-5　152／粘表皮癌（顎骨中心性）　154

症例1-3-6　156／転移癌　158

症例1-3-7　160／悪性リンパ腫（上顎歯肉に初発）　161

症例1-3-8　162／多発性骨髄腫　164

(4) 炎症

症例1-4-1　166／急性骨髄炎　168

症例1-4-2　170／慢性骨髄炎　172

症例1-4-3　174／慢性硬化性骨髄炎　176

症例1-4-4　178／放射線性骨髄炎　180

症例1-4-5　182／蜂窩織炎　184

(5) 外傷

症例1-5-1　186／上顎骨骨折　187

症例1-5-2　188／下顎骨骨折　189

症例1-5-3　190／上顎骨歯槽突起骨折　191

症例1-5-4　192／頬骨弓骨折　193

症例1-5-5　194／眼窩底骨折　195

症例1-5-6　196／歯の外傷　197

(6) 奇形

症例1-6-1　198／筋突起過長症　199

症例1-6-2　200／茎状突起過長症　201

(7) 系統疾患・その他の疾患

症例1-7-1　202／大理石骨病　203

症例1-7-2　204／Paget骨病　205

症例1-7-3　206／結核症　207

症例1-7-4　208／口蓋裂　209

症例1-7-5　210／後天性免疫不全症候群（AIDS）　211

症例1-7-6　212／薬剤関連顎骨壊死（MRONJ）　214

II章　上顎洞の疾患　217

症例2-1　218／上顎洞炎　220

症例2-2　222／上顎洞の真菌症（アスペルギルス症）　223

症例2-3　224／上顎洞の粘液貯留囊胞　225

症例2-4　226／異物による上顎洞炎　228

症例2-5　230／術後性上顎囊胞　232

症例2-6　234／上顎洞癌（扁平上皮癌）　236

Ⅲ章　顎関節の疾患　239

症例3-1　240／顎関節脱臼　241
症例3-2　242／顎関節強直症　243
症例3-3　244／変形性関節症（顎関節）　245
症例3-4　246／関節円板障害（復位を伴う関節円板の前方転位）　247
症例3-5　248／関節円板障害（復位を伴わない関節円板の前方転位）　249
症例3-6-1　250／症例3-6-2　250／関節円板障害（関節円板の外側転位，内側転位）　251
症例3-7　252／滑膜性骨軟骨腫症　253

Ⅳ章　唾液腺の疾患　255

症例4-1　256／唾石症　258
症例4-2　260／唾液腺炎（慢性顎下腺炎）　262
症例4-3　264／唾液腺炎（急性耳下腺炎）　265
症例4-4　266／Warthin腫瘍　267
症例4-5　268／多形性腫（多形性腺腫）　269
症例4-6　270／腺様囊胞癌　271
症例4-7　272／粘表皮癌　273
症例4-8　274／Sjögren症候群　275
症例4-9　278／IgG4関連疾患（IgG4関連唾液腺炎）　279

Ⅴ章　頸部および軟組織の疾患　280

症例5-1　282／鼻歯槽囊胞　283
症例5-2　284／ガマ腫（粘液囊胞）　286
症例5-3　288／類皮囊胞　289
症例5-4　290／軟組織の血管腫（静脈石）　292
症例5-5-1　294／症例5-5-2　294／顎下部脂肪腫，耳下腺脂肪腫　295
症例5-6-1　296／症例5-6-2　297／鰓囊胞（第2鰓囊胞）　298
症例5-7-1　300／症例5-7-2　301／甲状舌管囊胞　302
症例5-8　304／悪性リンパ腫　305
症例5-9　306／舌癌　308
症例5-10　310／リンパ管腫（囊胞性リンパ管腫）　311
症例5-11　312／横紋筋肉腫　313

付章　315

症候群　316
歯原性ならびに顎顔面骨腫瘍のWHO分類（4th, 2017）　318
唾液腺腫瘍2017WHO分類　320
頸部リンパ節の分類／頸部リンパ節転移の進展度　321
顎関節症の概念（2013，日本顎関節学会）、顎関節症の病態分類（2013，日本顎関節学会）　322
顎関節・咀嚼筋の疾患あるいは障害（2014，日本顎関節学会）　322
顎関節症と鑑別を要する疾患あるいは障害（2014，日本顎関節学会）　323
口腔癌の新しいUICC分類について　324

Partschの第Ⅰ法,第Ⅱ法／辺縁切除,区域切除,片側切除　325

MEMO　画像検査法の選択にあたって　40／口内法およびパノラマエックス線検査　46／エックス線CT　50／造影CT検査（Contrast enhancement）　58／MRI（磁気共鳴画像）　62／正常MR像　66／正常CT像　84／一般的な画像検査法の選択－1　168／一般的な画像検査法の選択－2　176／一般的な画像検査法の選択－3　180／一般的な画像検査法の選択－4　184

本書の効果的な使い方

　本書は，主訴・現症→画像所見→診断→病理・処置概説の順になっています．まず，主訴・現症，画像所見を検討し，「鑑別診断」を参考にして診断を考え，診断のページで確認してください．「画像診断のポイント」が鑑別診断の参考になります．さらに，病理・処置概説のページで疾患に対する理解を深めましょう．

序

読影にあたっての基本的事項

1 口内エックス線撮影による正常解剖学的指標

口内法エックス線写真の正常解剖

　口内法エックス線写真は，被写体となる歯および周囲組織に，使用するフィルムを密着させた状態で近接させ画像形成をおこなうもので，歯を中心とした標準的撮影として多く用いられている．増感紙を使用しないため鮮明な像が得られ，詳細な病巣の読影には最も有効である．画像の精細な読影を可能とするために，まず口内法撮影による正常像を示す．

口内法エックス線写真の正常解剖

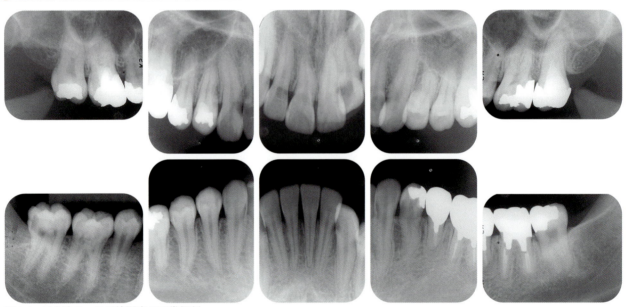

図1-1　口内法エックス線写真の正常解剖

上　顎

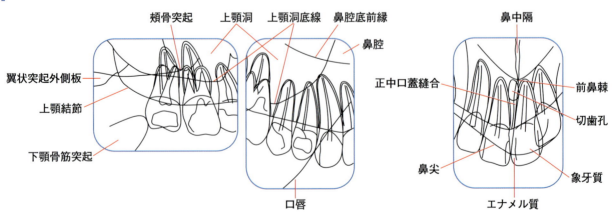

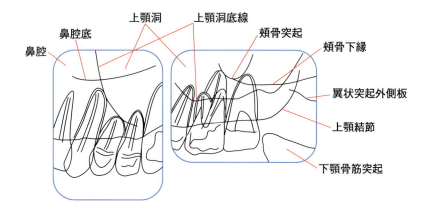

下 顎

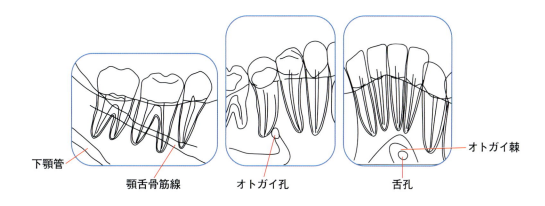

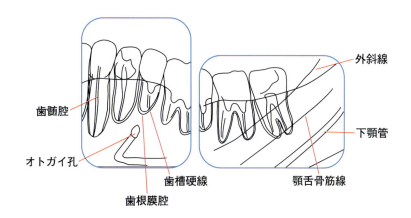

2 パノラマエックス線撮影による正常解剖学的指標と障害陰影

パノラマエックス線写真の正常解剖

　パノラマエックス線写真は，顎口腔領域の画像診断において最も広く利用されている．読影に際して異常所見を正しく検出するためには，まず，その正常像を十分に理解しておくことが必要である．パノラマエックス線写真にみられる解剖学的指標（骨構造および軟組織陰影）と，写真上に重複してみられる障害陰影を図2-1に示した．

パノラマエックス線写真の正常解剖

【骨構造】
①下顎骨関節突起（下顎頭）
②筋突起
③下顎管
④オトガイ孔
⑤鼻腔
⑥鼻中隔
⑦下鼻甲介
⑧上顎洞
⑨上顎洞底
⑩上顎洞後壁
⑪硬口蓋（鼻腔底）
⑫パノラマ無名線（上顎骨頰骨突起の後面）
⑬頰骨弓
⑭関節結節
⑮翼口蓋窩
⑯眼窩下縁
⑰眼窩下管
⑱鼻涙管
⑲外耳孔
⑳茎状突起
㉑頸椎
㉒舌骨

【軟組織陰影】
㉓舌の陰影（点線より下方のエックス線不透過性の部分）
㉔軟口蓋の陰影（点線で囲まれたエックス線不透過性の部分）
㉕気道の重なり（エックス線透過性の部分）
㉖耳介の陰影（エックス線不透過性の部分）

【障害陰影】
㉗硬口蓋による障害陰影
㉘反対側下顎枝による障害陰影（線より上方のエックス線不透過性の部分）
㉙頸椎による障害陰影（正中部のエックス線不透過性の強い部分）

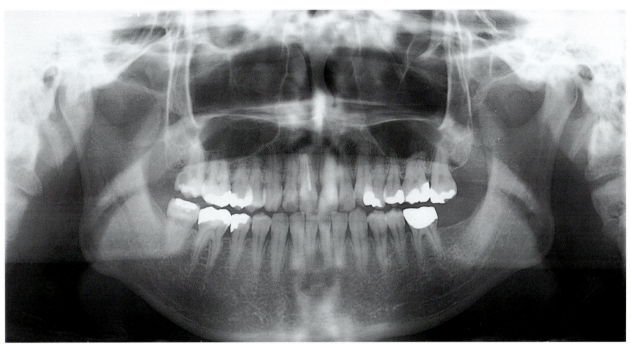

図2-1 パノラマエックス線写真の正常解剖

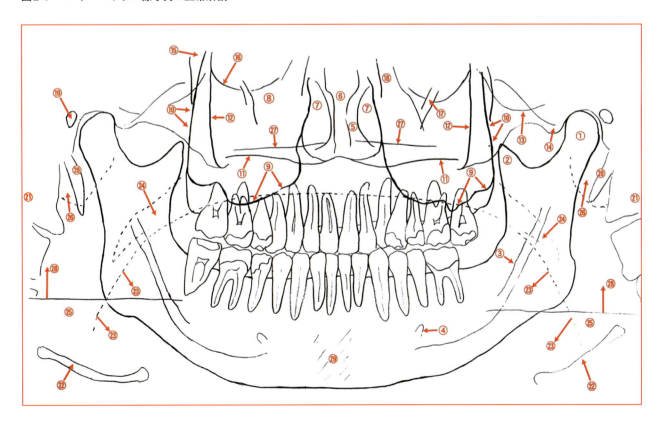

パノラマエックス線写真撮影上の問題点

　良好なパノラマエックス線写真を得るためには撮影時の頭部の位置付けが重要であり，上下の歯列弓が装置の断層域の中に含まれるようにしなければならない．歯列弓が断層域よりも前方または後方にある場合，エックス線像はそれぞれ縮小，拡大し，いずれも不鮮明なボケ像となる（図2-2-a，b）．また前後的位置付けが適切であっても，顎を引きすぎたり，逆に上げすぎた状態で撮影すると，片側の顎が断層域からはずれボケ像となることが多い．正中がずれている場合には像も左右非対称となり，同様にボケ像を生じやすい．

　一方，可徹性義歯やピアス等の装飾品は，そのものが写し出されるだけでなく，フィルム上の離れた部位に読影の妨げとなる障害陰影を生じさせるため，撮影に際しては必ずはずす必要がある（図2-3）．

撮影時の位置付け不良例

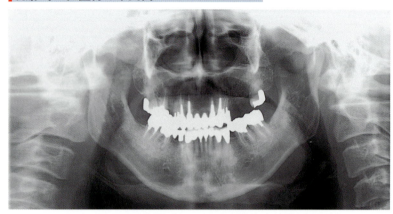

図2-2-a 歯列弓が断層域よりも前方に位置付けられた例．像は縮小して不鮮明になる．

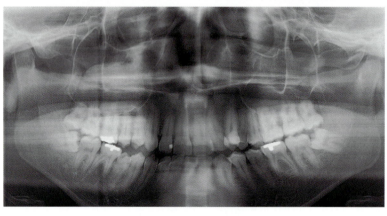

図2-2-b 歯列弓が断層域よりも後方に位置付けられた例．像は拡大して不鮮明になる．

ピアスによる障害陰影

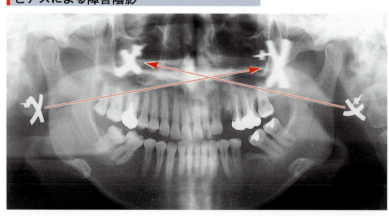

図2-3 障害陰影は反対側のやや上方に写し出される．すなわちこの写真では，右耳のピアスは左上顎洞，左耳のピアスは右上顎洞と重複する障害陰影を生じさせている．

3 CTの原理と正常解剖学的指標

CTの原理

　CT（Computed Tomography；コンピュータ断層撮影法）とは，コンピュータを利用して人体の精密な断面像を表示するエックス線撮影法のことであり，エックス線CTともよばれる．単純エックス線撮影と比較した場合のCTの特徴としては，
1）人体の断面のみを撮影しこれを二次元像として表示するため，像の重複がないこと
2）硬組織のみならず，結合組織，筋肉等の軟組織や貯留液等も画像として識別できることがあげられる．

　実際のCT撮影では，図3-1に示すように，エックス線管とエックス線検出器とが対向する位置に配置され，被写体（人体）のまわりを回転する．その間，エックス線管からは扇状のエックス線ビームが人体断面に対して照射されるが，照射は多方向からおこなわれ，人体を透過したエックス線の線量はその都度エックス線検出器によって検出される．得られたデータはコンピュータによって解析され，人体断面を構成する各ピクセル（1ピクセルの大きさは$500\mu m \times 500\mu m$程度）のエックス線減弱係数が求められる．このエックス線減弱係数はCT値とよばれる数値に換算されるが，これは物質のエックス線減弱係数を水を0とした相対値で表したものである．すなわち，

$$CT値 = (\mu - \mu w / \mu w) \times 1000$$
μ：物質のエックス線減弱係数
μw：水のエックス線減弱係数

　この式からいろいろな物質のCT値が計算できるが，たとえば水の2倍のエックス線減弱係数を持つ物質のCT値は＋1,000H.U.（H.U.はCT値の単位），また空気のCT値は，その減弱係数が水のそれと比較してはるかに小さいので，約−1,000H.U.となる．顎顔面領域にみられる組織では，皮質骨や歯牙硬組織のCT値は＋1,000〜2,000H.U.，筋肉や血管（血液）は＋50〜80H.U.，脂肪組織は約−100H.U.である．

　このようにして得られた各ピクセルごとのCT値の配列を，白黒の濃淡に対応させて表示したものがCT画像である．すなわちCTではCT値の大きい（すなわちエックス線の減弱が大きい）ピクセルほど白く，逆にCT値の小さい（エックス線の減弱が小さい）ピクセルほど黒く表示される．表示されるCT値の範囲と中央値はウインド調整によって自由に選択できる．

CT撮影の原理

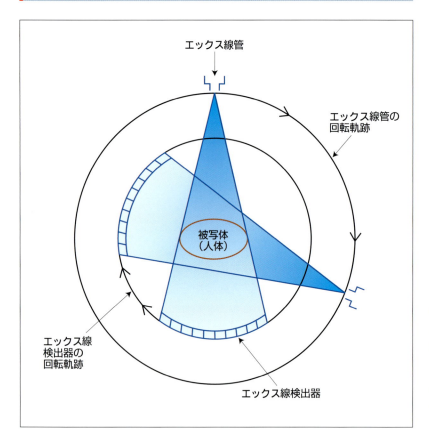

図3-1
CT撮影では，エックス線管とエックス線検出器とが対向する位置に配置され，被写体（人体）の回りを回転する．エックス線管からは扇状のエックス線ビームが多方向より照射され，被写体を透過したエックス線はその都度エックス線検出器によって検出される．

CT読影のための正常解剖

　図3-2-a, bに，上顎レベルと下顎レベルでのCT正常解剖（横断像，前額断像）を示した．前述の理由から，CTでは骨や歯が最も白く，上顎洞や鼻腔・咽頭等の空気は最も黒く表示される．筋肉や血管（血液）は同程度の灰色であり，脂肪組織はこれらよりも黒っぽく表示される．

　なおCTでは軟組織の観察に適した軟組織表示画像（図3-2，図3-3-a）の他に，骨内部の描出にすぐれた骨表示画像も利用できる（図3-3-b，図3-4）．

CTの正常解剖：横断像

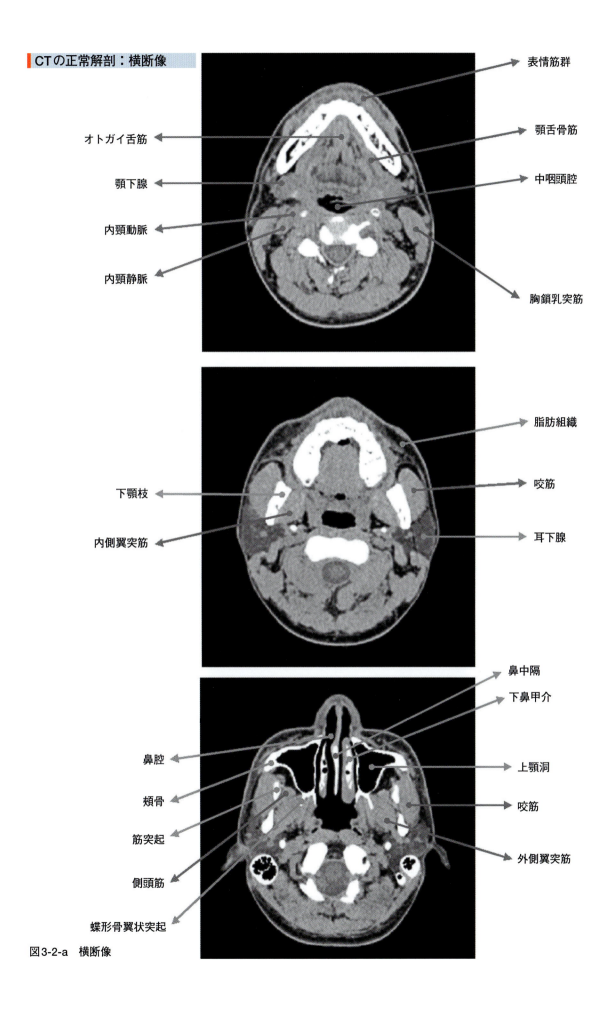

図3-2-a　横断像

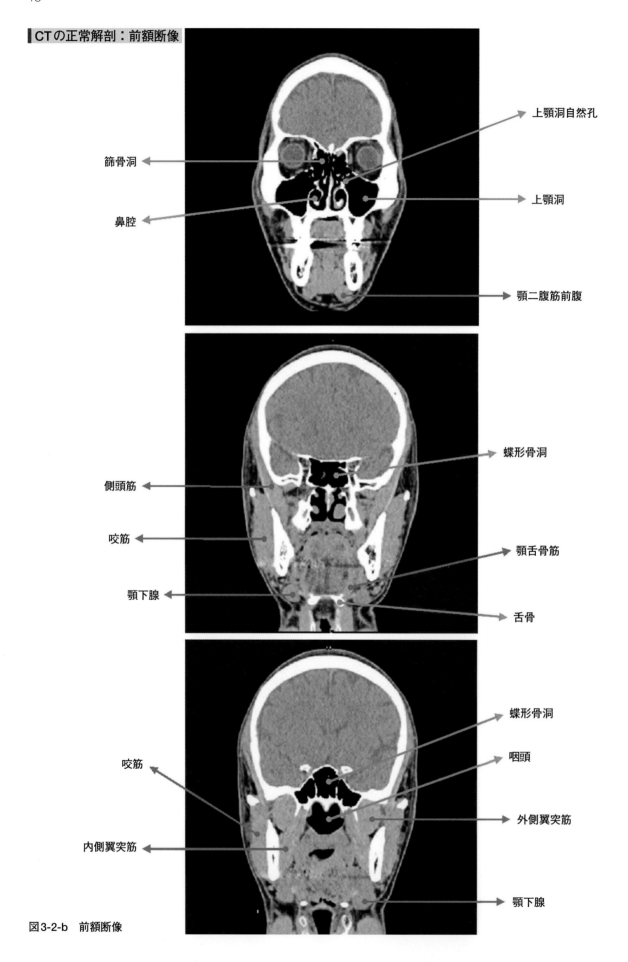

図3-2-b　前額断像

軟組織表示画像と骨表示画像

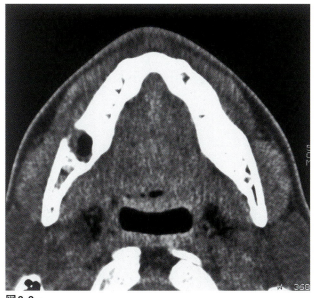
図3-3-a

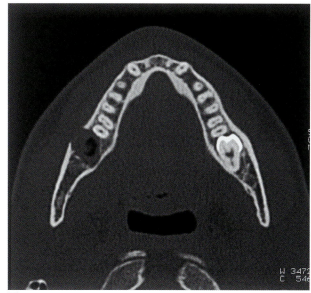
図3-3-b

下顎右側埋伏智歯抜歯後の同一横断面の軟組織表示CT画像（図3-3-a）および骨表示CT画像（図3-3-b）．
図3-3-bでは，下顎骨内部の構造を詳細に観察することができる．

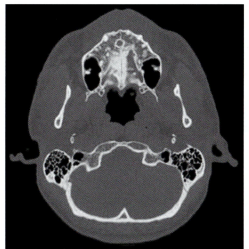
図3-4-a

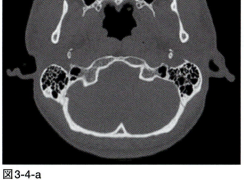
図3-4-b

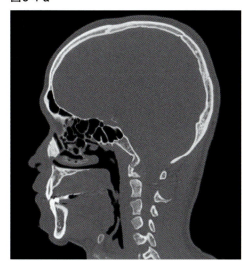
図3-4-c

骨表示CT画像．横断像（図3-4-a），前額断像（図3-4-b），矢状断像（図3-4-c）．

CT検査の実際

　CTによって表示される断面像は，横断像（axial image）が基本であり，必要に応じて冠状断像（coronal image）が追加される．さらに，最近ではコンピュータ処理によって，断面像のみならず，精細な立体像（three-dimensional image；3DCT）をも表示できるようになってきた．
　CTは現在顎口腔領域のさまざまな疾患に利用されているが，一般に悪性腫瘍を対象とする場合には，経静脈性造影CT検査がおこなわれる．これは陽性造影剤の一種であるヨード造影剤を静脈内に投与しながらCT撮影をおこなうものであり，腫瘍などの血管豊富な組織の濃度（CT値）を上昇させ，周囲正常組織とのコントラストを増強させることができる．

造影CT画像

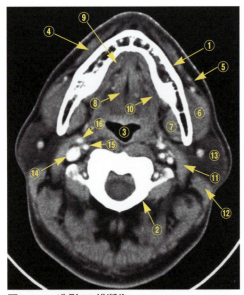

①下顎骨　　⑦内側翼突筋　　⑫胸鎖乳突筋
②頸椎　　　⑧オトガイ舌筋　⑬耳下腺
③中咽頭腔　⑨顎舌骨筋　　　⑭内頸静脈
④表情筋　　⑩舌骨舌筋・　　⑮内頸動脈
⑤広頸筋　　　茎突舌筋　　　⑯外頸動脈
⑥咬筋　　　⑪顎二腹筋後腹

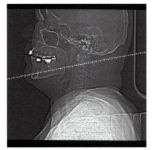

図3-5-a　造影CT横断像－1　　　図3-5-b

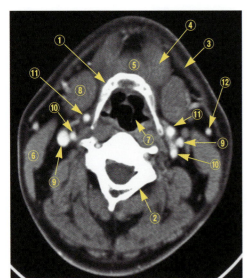

①舌骨　　　　⑥胸鎖乳突筋　⑪外頸動脈
②頸椎　　　　⑦喉頭蓋　　　⑫外頸静脈
③広頸筋　　　⑧顎下腺
④顎二腹筋前腹　⑨内頸静脈
⑤顎舌骨筋　　⑩内頸動脈

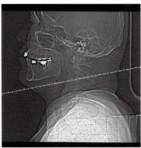

図3-6-a　造影CT横断像－2　　　図3-6-b

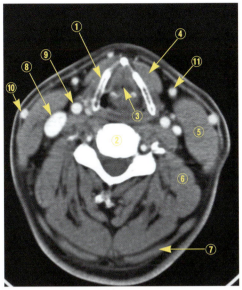

①甲状軟骨　⑦僧帽筋
②頸椎　⑧内頸静脈
③声帯　⑨総頸動脈
④舌骨下筋群　⑩外頸静脈
⑤胸鎖乳突筋　⑪上甲状腺動脈
⑥肩甲挙筋

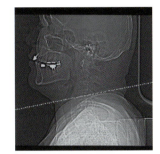

図3-7-a　造影CT横断像－3　　　図3-7-b

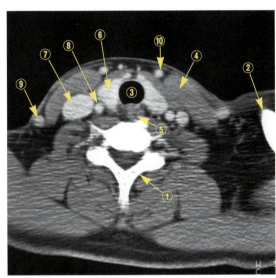

①頸椎　⑥甲状腺
②鎖骨　⑦内頸静脈
③気管　⑧総頸動脈
④胸鎖乳突筋　⑨外頸静脈
⑤食道　⑩前頸静脈

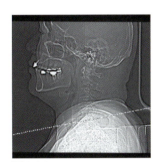

図3-8-a　造影CT横断像－4　　　図3-8-b

4 MRIの原理と正常解剖学的指標

MRIの原理

MRI（Magnetic Resonance Imaging；磁気共鳴画像）とは，生体内組織の水素（プロトン）の磁気共鳴現象（MR現象）を画像化したものである．MR現象とは核によるエネルギーの吸収と放出のプロセスのことをいい，この現象をおこすものは陽子数，中性子数のいずれか一方あるいは両者が奇数のもの〔^1H（プロトン），^{13}C，^{31}P 等〕のみである．実際に日常臨床で画像化されるMRIは，^1Hを対象とする．MRIでどのようにして画像を得るかは以下の通りである．

> スピンを持つ原子〔水素（プロトン）〕を静磁場中におき，静磁場強度にみあった周波数の高周波（ラジオ波）をパルス状に照射する．
> ↓
> 水素原子が共鳴現象をおこしエネルギーを吸収，励起状態となる．
> ↓
> ラジオ波をきる．
> ↓
> 水素原子がMR信号を放出して元の状態にもどる．
> ↓
> MR信号をコンピュータで画像化する．
> ↓
> MRIの画像を得る．

MRIの信号強度を決める因子

MRIの信号強度を変化させる要素は主に，1）装置による外因的要素，2）撮影する組織の内因的要素，3）磁性を変化させる要素に分けられ，それらにより複雑に信号が変化する．以下にそれぞれの因子を示す．

> 1) 装置，パルスシークエンスの外因的要素
>   ①TR（繰り返し時間），②TE（エコー時間），③フリップ角，④Spin echo法，⑤Gradient echo法，⑥磁場強度
> 2) 組織の内因的要素
>   ①プロトン密度（密度が高いほど信号強度が上がる），②T1（縦緩和），③T2（横緩和）
> 3) 磁性を変化させる要素
>   ①常磁性体，②蛋白

MRIの対象疾患（顎顔面領域）

1) 顎関節疾患
　MRIは顎関節の関節円板を直接描出できる画像診査であり，現在，顎関節治療に欠かせない画像診断法である．
2) 軟組織診断（軟部腫瘍，唾液腺疾患，頸部リンパ節疾患）
　MRIは組織分解能に優れるため，従来の単純エックス線診断はもとより，エックス線CTにても描出困難であった軟部腫瘍が検出可能である．
3) 顎骨病変
　MRIでは通常，皮質骨は無信号であるが，骨髄が直接描出できるため，骨髄疾患の早期診断および顎骨の囊胞，腫瘍の画像診断に有用である．

造影MRI

　造影MRI（contrast enhancement of MRI）とは，血管からT1時間短縮物質である常磁性体（Gd製剤；Gd-DTPA）の造影剤を静注（0.2ml/kg）し，MRIのT1時間を短縮し（画像にて白く造影効果が得られる），画像濃度を選択的に変化させてコントラストをつけることにより病巣の診断をしやすくする方法である．

　造影MRIには，血管から静注する方法と経口投与があるが，顎口腔領域疾患の場合，主に静注が用いられている．

　エックス線CT造影剤とMRI造影剤との違いは，CTのヨード造影剤は濃度が直接画像コントラストを変化させるのに対し，MRI造影剤は組織のプロトンのT1時間を短縮させることにより二次的にコントラストの増強をもたらす点にある．

CT, MRIの長所と短所

　CT, MRIの長所と短所の比較を表に示す．両者の特徴を知り，最適な検査を常に心掛ける必要がある．

	CT	MRI
長所	●空間分解能に優れる． ●短時間の撮影ですみ，緊急患者にも有用． ●再現性が高い． ●石灰化の描出に有用．	●非侵襲的． ●エックス線被曝がない． ●任意の断面の撮像が可能． ●組織分解能が高い． ●骨，空気からのアーチファクトが少ない． ●血流情報が得られる． ●脳の機能情報が得られる．
短所	●エックス線被曝がある． ●骨，空気からのアーチファクト（障害陰影）がある． ●組織分解能はMRIにくらべ低い． ●造影時にヨード造影剤の副作用がある．	●撮影時間がCTに比べて長い． ●検査対象に制限（ペースメーカー装着者，動脈瘤クリップを使用している者）がある． ●皮質骨や石灰化の描出は不良である． ●現時点で空間分解能がCTより劣る．

MRI読影のための正常解剖

　MRIの撮像法は大別して，スピンエコー法（Spin echo法）とグラディエントエコー法（Gradient echo法）の2種類の撮影法があり，通常の日常臨床ではスピンエコー法によるT1，T2強調像の複数のMR像を用いて画像診断をおこなう．よってMRIの画像診断を施行するには，各組織や病巣がスピンエコー法のT1，T2強調像でどのような信号強度を有するか熟知しなければ画像診断ができない．

　筋肉はT1，T2強調像ともに低～中信号，脂肪はT1，T2強調像ともに高信号を呈する．耳下腺，顎下腺はT1，T2強調像ともに高信号を呈するが，表層の脂肪ほどの高信号は呈しない．以下にスピンエコー法のT1，T2強調像の撮像の特徴とスピンエコー法の各組織の信号強度を示す．

　正常下顎骨のMR像にて歯および皮質骨はT1，T2強調像ともに無信号を呈する．下歯槽神経はT1，T2ともに低信号であり，造影にて軽度の造影効果がみられる．下顎骨の内部には骨髄を有する．出生時の下顎骨骨髄はすべて赤色骨髄のため低信号を呈しているが，椎体から離れた部分から，加齢に伴い前歯部から臼歯部，下顎枝方向に黄色骨髄（脂肪髄）が増えていき，25歳以降ではすべて黄色骨髄に置換する．よって成人の骨髄は脂肪に置換しているためT1，T2強調像ともに高信号を呈する．下顎骨の骨髄の信号は年齢を考慮して診断する必要があり，特に血液疾患や骨髄疾患等のMRI検査時には年齢による骨髄分布を十分考慮する必要がある．

スピンエコー法のT1，T2強調像の撮像の特徴

1) T1（縦緩和時間）：T1はMR信号の回復能力を示す指標であり，T1が長いほど信号は弱い．
2) TRを短くするとT1を強調した画像となる．
3) T2（横緩和時間）：T2とはMR信号持続時間を示し，長いほど信号が強い．
4) TEを長くするとT2を強調した画像となる．

各組織の信号強度（SE：スピンエコー法）

	T1強調像	T2強調像
多くの腫瘍，囊胞	低～中信号（灰）	中信号（灰）～高信号（白）
脂肪，骨髄，耳下腺	高信号（白）	高信号（白）
粘膜，リンパ節	中～高信号（灰）～（白）	高信号（白）
筋肉，神経	低～中信号（灰）	低～中信号（灰）
関節円板，筋膜	低信号（灰）	低信号（灰）
副鼻腔，骨皮質，石灰化物	無信号（黒）	無信号（黒）

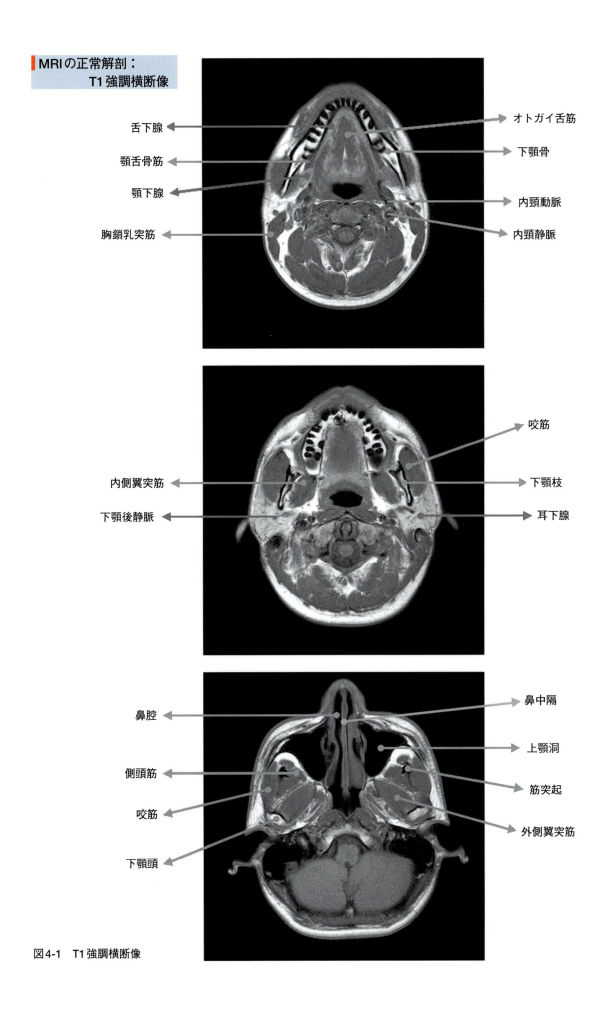

図4-1　T1強調横断像

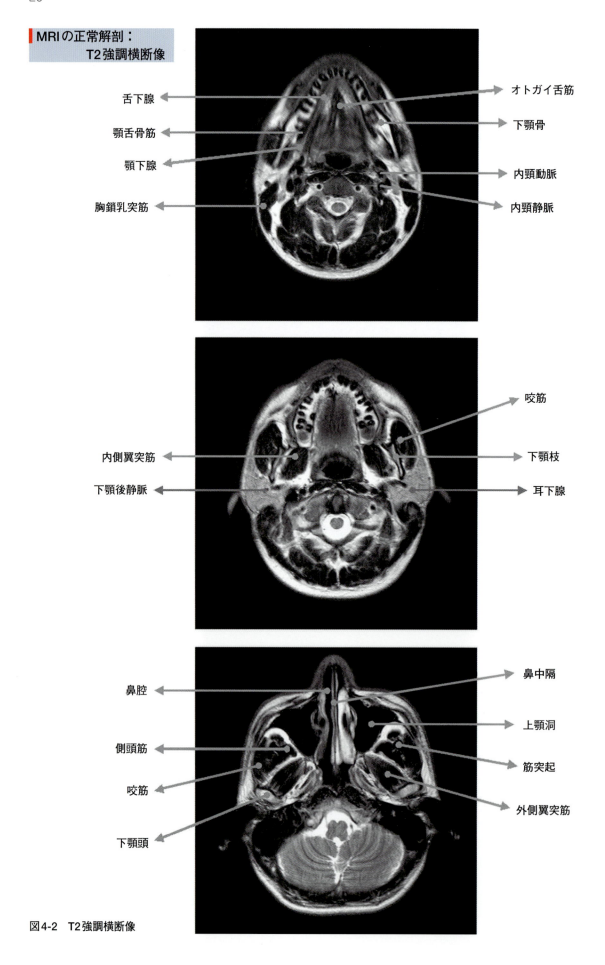

図4-2　T2強調横断像

MRIの正常解剖：T1強調前額断像

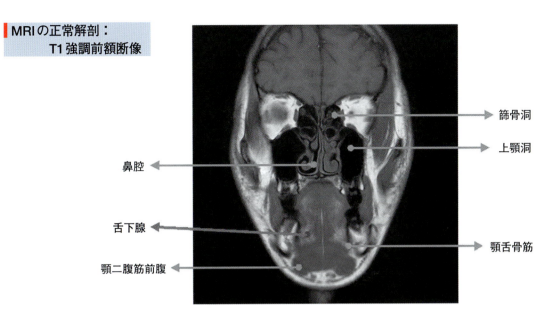
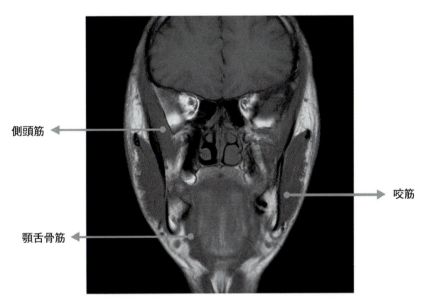
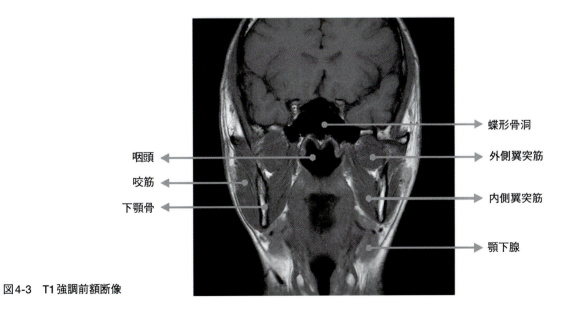

図4-3　T1強調前額断像

5 超音波検査による正常解剖学的指標

超音波断層像の正常解剖

　通常周波数16～20,000Hzが人間の聴き取ることのできる音の周波数であり，これ以上高い周波数が「超音波」である．頭頸部領域の超音波検査には，7.5～13MHz程度の周波数が利用されている．超音波パルスを生体内に発射させることにより，超音波が伝播し，反射あるいは散乱によって返ってくる反射波（エコー）を捉えることで生体内部の様子が画像化される．

　超音波検査は，顎顔面領域の唾液腺や軟部組織病変を画像化するために，第一選択となりうる検査である．超音波像は，一度のスキャンにおける描出部位が狭いため，その検査の際には，各部位で観察の容易な解剖学的指標を描出することが肝要である．ここでは，顎顔面領域において超音波検査がよく施行される耳下腺部，顎下腺部，オトガイ下部，および頸部について解剖学的指標を含めて，正常解剖を示す．

超音波断層像の正常解剖

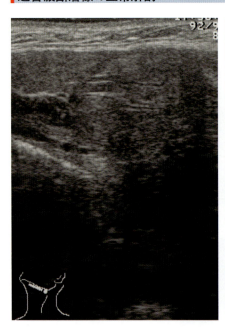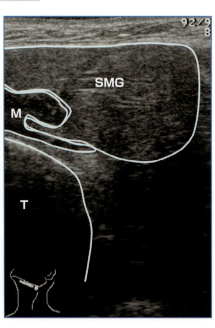

顎下腺部
M：顎舌骨筋
SMG：顎下腺
T：舌

図5-1

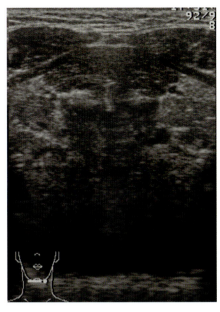 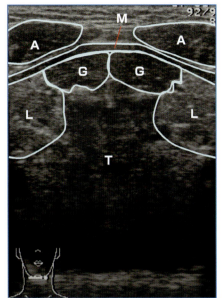

オトガイ下部

A：顎二腹筋前腹
M：顎舌骨筋
L：舌下腺
G：オトガイ舌骨筋
T：舌

図5-2

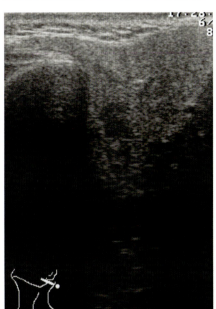 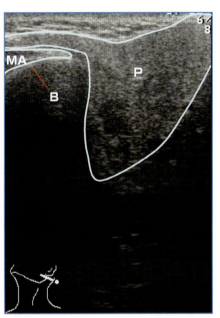

耳下腺部

P：耳下腺
MA：咬筋
B：下顎骨

図5-3

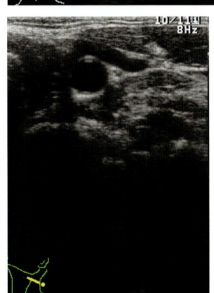 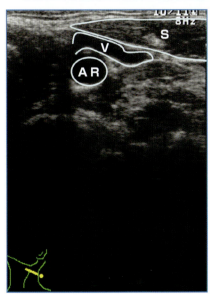

頸 部

S：胸鎖乳突筋
V：内頸静脈
AR：総頸動脈

図5-4

6 顎関節領域の正常解剖学的指標

顎関節領域の正常解剖

　顎関節部の骨性構成体の観察には，パノラマエックス線撮影法のほか，Schüller法（側斜位経頭蓋撮影法）や眼窩下顎枝方向撮影法が利用され，顎関節症患者においては，下顎頭の骨変化の有無が評価される．また，組織分解能に優れたMRIは関節円板などの軟組織描出に適した撮影法である．これらの撮影法で描出された顎関節部の正常解剖を示す．

MRIによる顎関節領域の正常解剖

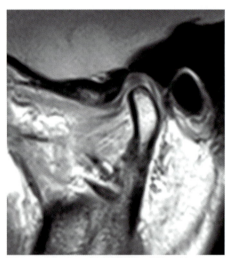
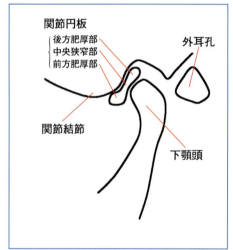

図6-1　プロトン密度強調像（閉口時）

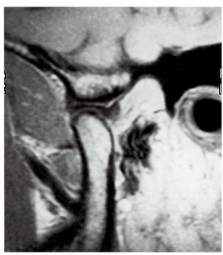
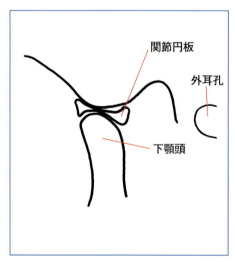

図6-2　プロトン密度強調像（開口時）

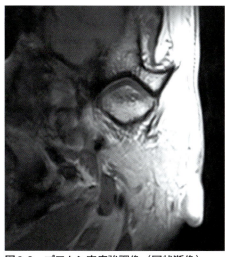
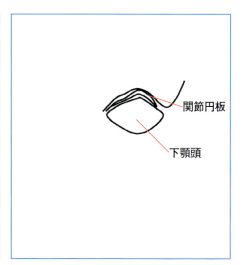

図6-3 プロトン密度強調像（冠状断像）

Schüller法による顎関節領域の正常解剖

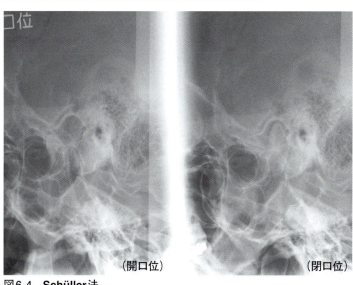
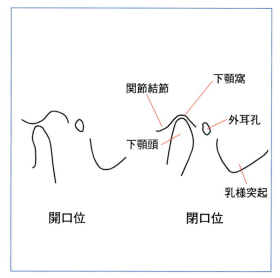

図6-4 Schüller法

眼窩下顎枝方向撮影法による顎関節領域の正常解剖

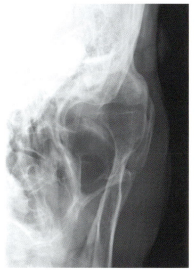
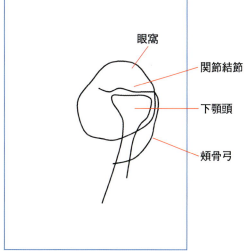

図6-5 眼窩下顎枝方向撮影法

7 | レントゲンサイン

Ball in hand appearance
手のひらのボール状所見

唾液腺造影像における良性腫瘍のレントゲンサイン．
多形腺腫，Warthin 腫瘍等によくみられる．

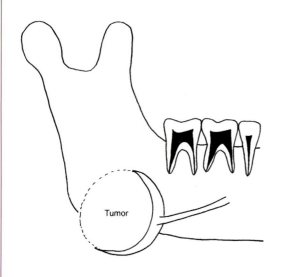

Cotton wool appearance
綿花状所見

線維性骨疾患でよく使われるレントゲンサイン．
綿花様のエックス線不透過像を表現したもの．
線維性異形成症，Paget 骨病等によくみられる．

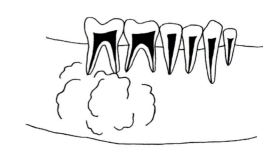

Egg-shell appearance
卵の殻状所見

骨が膨隆して皮質骨が菲薄化した所見．
良性腫瘍や嚢胞性疾患によくみられる．

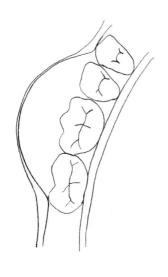

Floating tooth
浮遊歯

歯槽骨が急激に吸収，破壊された状態．
辺縁性歯周炎，歯肉癌等の悪性腫瘍，Langerhans組織球症等によくみられる．

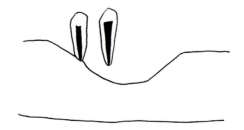

Ground glass appearance
すりガラス状所見

線維性異形成症, Paget骨病, セメント質骨形成線維腫.

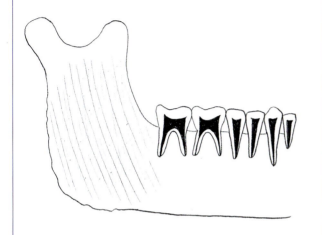

Honeycomb appearance
蜂巣状所見

非常に小さな多房性を示す所見.
良性腫瘍によくみられる.
エナメル上皮腫, 顎骨中心性血管腫.

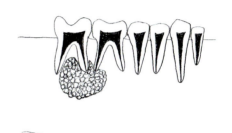

Scalloping appearance
ホタテ貝状所見

歯を避けるように発育した辺縁形態.
嚢胞性疾患のレントゲンサイン.
単純性骨嚢胞, 原始性嚢胞(歯原性角化嚢胞).

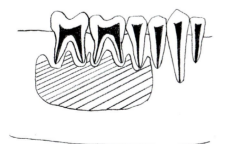

Soap bubble appearance
石けんの泡状所見

石けんの泡のような多房性所見.
エナメル上皮腫, 動脈瘤様骨嚢胞.

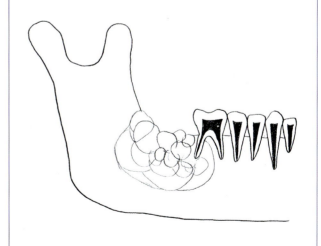

Tennis racket appearance　テニスラケット状所見	**Onion peel appearance**　玉ねぎの皮状所見
直線的な隔壁を持つ多房性所見． 歯原性粘液腫． 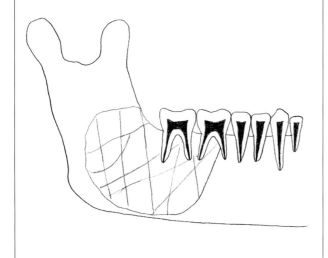	骨に沿った多層型の骨膜反応． 骨膜周囲に病的状態が存在し，骨膜にカルシウム沈着や骨新生をおこした状態．慢性骨髄炎． 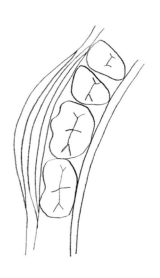
Sunray appearance　旭日状所見	**Moth eaten appearance（worm eaten appearance）**　虫喰い状所見
放散型の針状の骨膜反応． 骨肉腫． 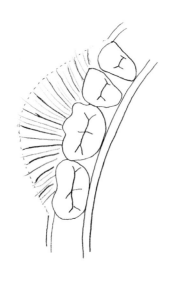	悪性腫瘍，転移性腫瘍，慢性骨髄炎． 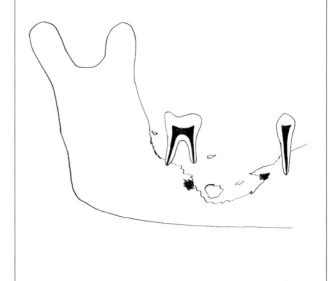

Permeated type
浸潤型

悪性腫瘍，特に歯肉癌のレントゲンサインによくみられる．

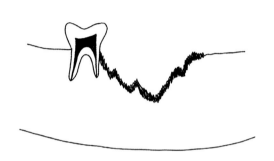

Pressure type
圧迫型；舟底状，皿状

悪性腫瘍，特に歯肉癌のレントゲンサインによくみられる．

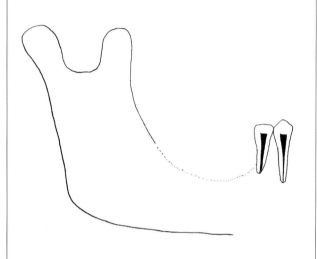

Punched out appearance
打ち抜き状所見

多発性骨髄腫で頭蓋骨によくおこる円形の境界明瞭な周囲に辺縁硬化像を伴わない骨破壊像．
多発性骨髄腫，Langerhans組織球症．

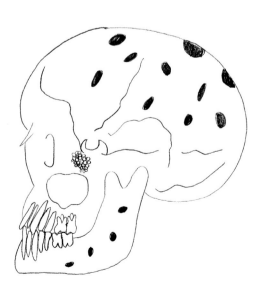

顎骨・口腔の疾患

　口腔は前方および側方を口唇，頰粘膜，上方を口蓋，下方を主に筋性の底面によって囲まれた空間であり，消化管の最上部をなし，食物の咀嚼や発声器および味覚器として重要な役目を果たしている．一方，顎骨は歯を植立し，顎骨から由来する病変は歯原性，非歯原性を含め多彩な成分で構成されている．よってこれら顎骨および口腔の組織から発生する病変は種々の病理組織像を呈するため，単純エックス線写真やパノラマエックス線写真から得られる情報は限られている．近年コンピュータの発達によりCT，MRIが顎口腔領域に応用されるようになり，鑑別診断の向上のみならず，治療方針や予後にも大きな役割を担っている．診断や処置方針の決定は顎口腔領域疾患の特徴を熟知し，治療効果や予後判定も含め，効果的な画像診断法を選択することが肝要である．

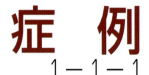

症例 1-1-1

35歳，女性．
上顎右側前歯部の腫脹を主訴に来院した．
口腔内所見にて，上顎右側側切歯は大きなレジンの充填処置が施されていた．

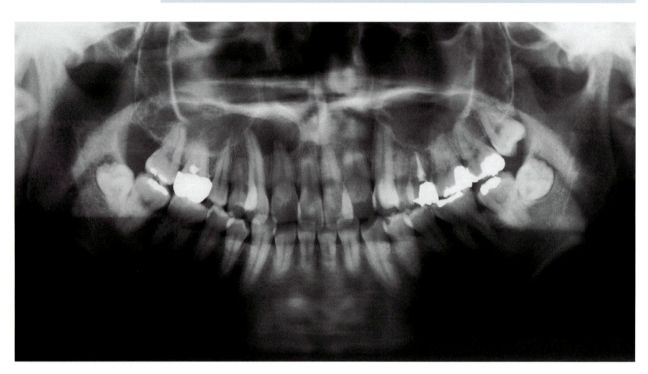

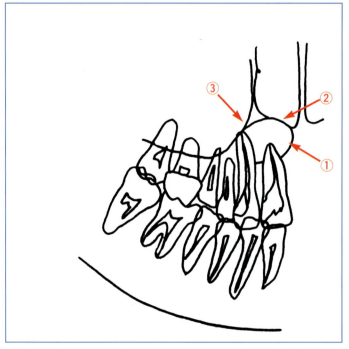

パノラマエックス線所見

上顎右側側切歯根尖部に，根尖を含む境界明瞭な類円形，単房性のエックス線透過像をみとめる（①）．病変は鼻腔底（②）をやや挙上し，上顎洞（③）にも近接している．

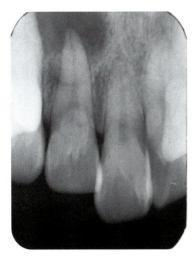 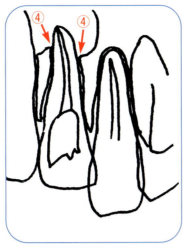

口内法エックス線所見

病変は上顎右側側切歯の歯根膜腔と連続している（④）．

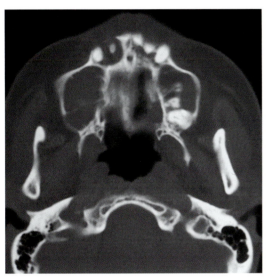 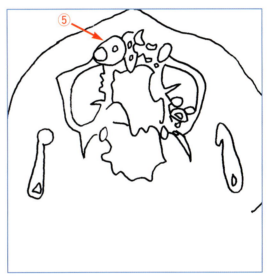

エックス線CT所見

上顎右側側切歯部に根尖を含む1.8×1.2cm程度の境界明瞭な類円形の低濃度域を呈する病変部をみとめる．同病変の唇側皮質骨は軽度に膨隆，菲薄化し，一部吸収もみられる（⑤）．

鑑別診断 → 歯根囊胞，根尖性歯周炎，初期の骨性異形成症（限局性），原始性囊胞，顔裂性囊胞

Ⅰ 顎骨・口腔の疾患 （1）囊胞

診断 1-1-1 歯根囊胞
Radicular cyst

画像診断のポイント

1	原因歯の根尖を含む歯根膜腔と連続する境界明瞭，単房性のエックス線透過像．
2	失活歯（大きな齲蝕，充填物，補綴物等）．
3	上顎に生じる歯根囊胞は鼻腔底や上顎洞底部を挙上することもある．
4	病巣周囲に歯槽硬線と連続する辺縁骨硬化像．

歯根囊胞

解説 病変の原因となる上顎右側側切歯には，歯冠部に大きな充填物があり，失活歯の可能性がある．病変は大きく，やや膨隆し，歯根膜腔と連続しており，根尖性歯周炎，初期の骨性異形成症（限局性），原始性囊胞の可能性は低い．また，顔裂性囊胞としては発現部位が異なる．以上より，歯根囊胞の可能性が最も高い．

MEMO　画像検査法の選択にあたって

　エックス線検査は被曝を伴う検査法のため，最小限の被曝で最大限のエックス線検査の効果をあげるよう，エックス線撮影法やその組み合わせを十分考慮する必要がある．
　またMRIでは強磁場を用いるため，ペースメーカー装着者や脳動脈瘤の術後の磁性体の有無等に注意しなければならない．

歯根嚢胞について

- 根尖膿瘍や歯根肉芽腫など慢性根尖性歯周炎に続発する炎症性歯原性嚢胞である．
- 上皮はMalassez（マラッセ）上皮遺残に由来する．
- 10～60歳代の幅広い年齢層にみられる．
- 性差がない．
- 好発部位は上顎切歯および下顎第一大臼歯など齲蝕罹患率の高い部位に一致する．

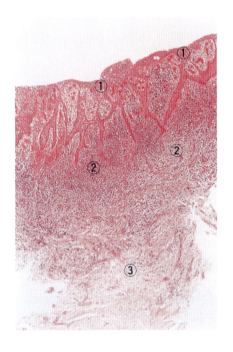

病理組織学的所見

嚢胞壁は内側から上皮層，炎症性肉芽組織層，線維性結合織層の3層構造で構成される．上皮層は非角化型重層扁平上皮よりなり（①），まれに粘液細胞や線毛上皮，硝子体が混在する．上皮突起の形態は，比較的平坦なものや，左図のように著明に延長したものなど，炎症の程度によりさまざまである．上皮下には種々の程度のリンパ球や形質細胞を主体とした慢性の炎症性細胞浸潤，毛細血管の拡張・増生，線維芽細胞増生よりなる肉芽組織形成が観察され（②），組織球，コレステリン針状結晶，異物型巨細胞，ラッセル小体（形質細胞胞体内のγ-グロブリンよりなる球状好酸性硝子体）などの出現を伴うことも多い．最外層には炎症性変化の少ない線維性結合織がみとめられる（③）．嚢胞腔内には帯黄色透明で漿液性ないし粘稠性の滲出液をみとめ，剝離した上皮細胞，炎症性細胞，コレステリン結晶などを含有している．

処置

小さな嚢胞の場合，根管治療で治癒することがある．大きいものはPartschの第Ⅰ法または第Ⅱ法（325ページ）によって摘出される．その際に，原因歯の保存が可能であれば根尖切除術を併用する．保存が不可能であれば嚢胞摘出と同時に原因歯を抜去する．摘出した周囲の骨は，骨バーなどで十分削除し，嚢胞壁の残存と術後の再発を防ぐ．きわめてまれに嚢胞壁上皮から扁平上皮癌が発生することがあるといわれている．

症例 1-1-2

50歳，女性．
某歯科医院でのパノラマエックス線検査にて下顎右側臼歯部のエックス線透過像を指摘され，下顎の精査依頼で来院した．

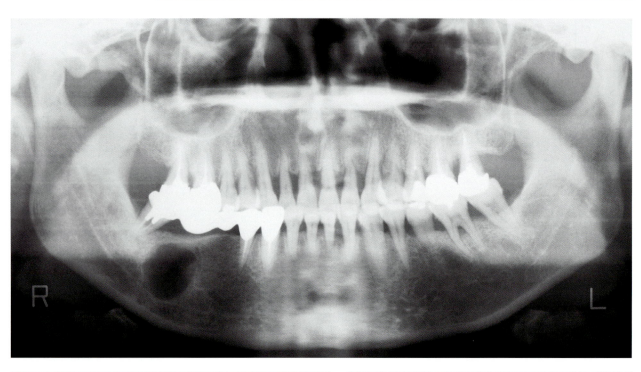

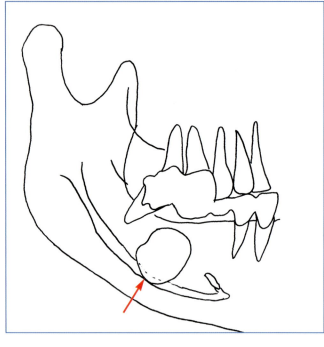

パノラマエックス線所見

下顎右側第二小臼歯から第二大臼歯は欠損しており，同部下顎骨に境界明瞭な類円形，単房性のエックス線透過像をみとめる．病巣周囲に骨硬化像をみとめ，下顎管は下方に圧迫されている（矢印）．

鑑別診断 → 残留嚢胞，単純性骨嚢胞，静止性骨空洞，歯原性角化嚢胞，血管腫

Ⅰ 顎骨・口腔の疾患 (1) 囊胞

診 断 1-1-2
残留囊胞
Residual cyst

画像診断のポイント	
①	病巣周囲に辺縁硬化像を伴う境界明瞭，単房性のエックス線透過像．
②	原因歯の欠損および抜歯の既往の有無．

残留囊胞

解 説 本症例は下顎管より上方に病変が存在するため，静止性骨空洞の可能性は否定できる．また，病変は下顎管と連続していないため，顎骨中心性の血管腫の可能性も低い．残留囊胞，単純性骨囊胞，歯原性角化囊胞歯原性腫瘍の鑑別は，このパノラマエックス線写真のみでは困難である．

残留囊胞について

- 歯根囊胞において原因歯が抜去されたため，顎骨内に取り残された囊胞である．
- 残遺囊胞ともよばれる．
- 好発部位は歯根囊胞と同様である．

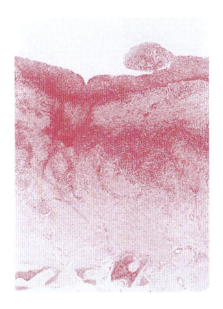

病理組織学的所見
歯根囊胞と同様であるが，その経過により炎症が軽減すれば，肉芽組織が減少し，線維化をきたす．

処 置
治療は基本的には歯根囊胞と同様であるが，原因歯がないため顎骨内の囊胞摘出術のみおこなう．

症例 1-1-3

35歳，男性．
左側頰部の違和感を主訴に来院した．
口腔内にて下顎左側第三大臼歯は未萌出であった．

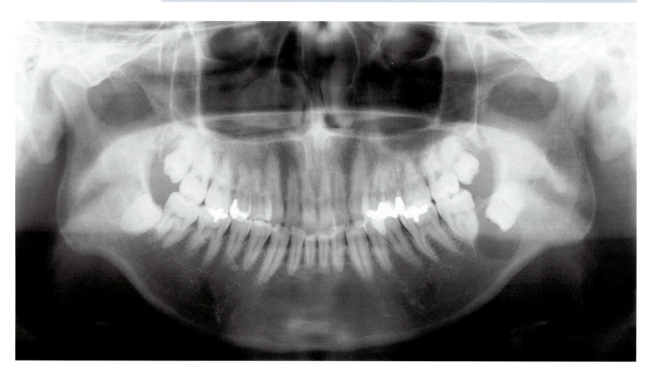

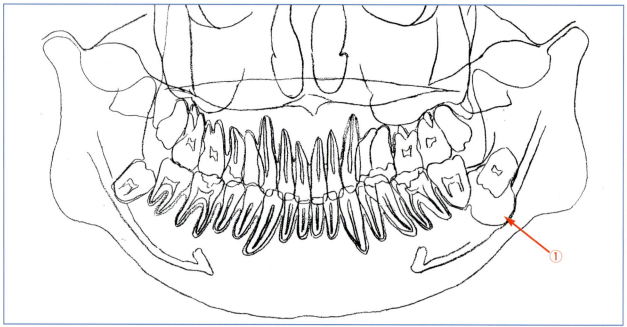

パノラマエックス線所見

下顎骨左側大臼歯部に下顎左側第三大臼歯埋伏歯の歯冠を含む境界明瞭な類円形の単胞性のエックス線透過像をみとめる（①）．

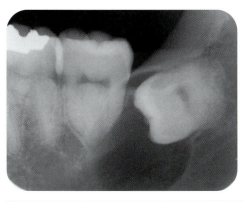 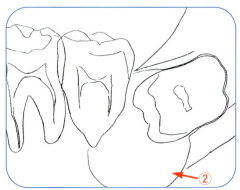

口内法エックス線所見

下顎左側第三大臼歯埋伏歯の歯冠を含む境界明瞭な類円形のエックス線透過像をみとめる．同部と下顎管との重複もみとめる（②）．

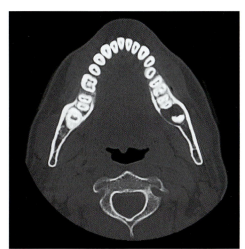 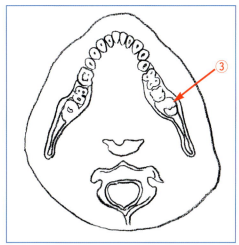

骨表示横断像

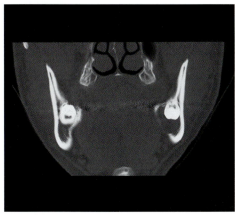 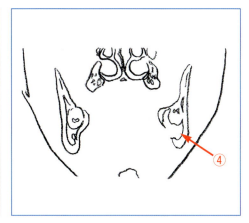

冠状断像

エックス線CT所見

下顎左側第三大臼歯歯冠を含む大きさ1.6×1.5cm程度の境界明瞭な低濃度域をみとめる．病変により舌側皮質骨に軽度の膨隆がみとめられる（③，④）．

鑑別診断 → 含歯性囊胞，歯原性角化囊胞，エナメル上皮腫，石灰化上皮性歯原性腫瘍，腺腫様歯原性腫瘍

Ⅰ 顎骨・口腔の疾患 （1）囊胞

診断 1-1-3 含歯性囊胞
Dentigerous cyst

画像診断のポイント

1. 埋伏歯の歯冠を含む．

2. 境界明瞭な単房性のエックス線透過像．

3. 増大すると骨の膨隆を示すことが多い．

含歯性囊胞

解説 病変は第三大臼歯の歯冠を含み，内部に石灰化物のみられない均一なエックス線透過像を呈しているため，石灰化上皮性歯原性腫瘍，腺腫様歯原性腫瘍の可能性は低い．また，膨隆が軽度であることから，歯原性角化囊胞やエナメル上皮腫の可能性もやや低い．

MEMO 口内法およびパノラマエックス線検査

歯と病変の関係を観察するのに有効な検査法である．

顎骨病変に対する口内法とパノラマエックス線検査は，病変の有無を検査するスクリーニングとしても有効な検査である．特にパノラマエックス線検査は1回の撮影で上下顎全ての歯と顎骨，顎関節および上顎洞の検査がおこなえるため，歯顎の広範囲の検査に優れている．しかしながらパノラマエックス線検査は，1）断層撮影であり種々の障害陰影が生じること，2）拡大像であること，3）病変の皮質骨の頰舌的な膨隆や破壊の状態，下顎管との関係等において十分な検査法ではなく，読影には注意が必要である．

含歯性嚢胞について

- 腔内に埋伏歯歯冠を含む嚢胞である．
- 濾胞性歯嚢胞〔follicular (dental) cyst〕ともよばれる．
- 歯冠形成終了後の埋伏歯歯冠周囲に残存する退縮エナメル上皮から発生した発育性嚢胞である．
- 10～30歳代の比較的若年者が好発年齢で，特に10歳代に多い．
- 性差はないか，若干男性に多い．
- 好発部位は下顎智歯部，上顎犬歯部など埋伏歯の発生頻度が高い部である．

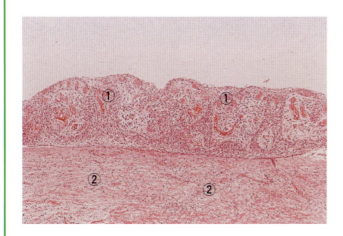

病理組織学的所見

嚢胞壁内面は主として数層の非角化性重層扁平上皮，時に立方上皮，歯原性上皮などに被覆され（①），上皮脚が比較的平坦である．これら上皮は埋伏歯歯冠表面の退縮エナメル上皮に連続する．上皮下にはやや菲薄な線維性結合織が観察される（②）．二次的に炎症を生じると，裏装上皮に変性・離開，脚の延長，角化性変化，腔内の絮状物質の出現がみられ，また上皮下結合織に炎症性変化がみとめられる．

処置

埋伏歯とともに嚢胞の全摘出が一般におこなわれているが，嚢胞が大きい場合はPartsch第Ⅰ法（325ページ）や開窓術が適用されている．上顎洞内に広がっている嚢胞に対しては，上顎洞炎の手術に準じたものが適用されることがある．

症例 1-1-4

8歳，男児．
右側頬部の腫脹を主訴に来院した．自発痛はなかった．

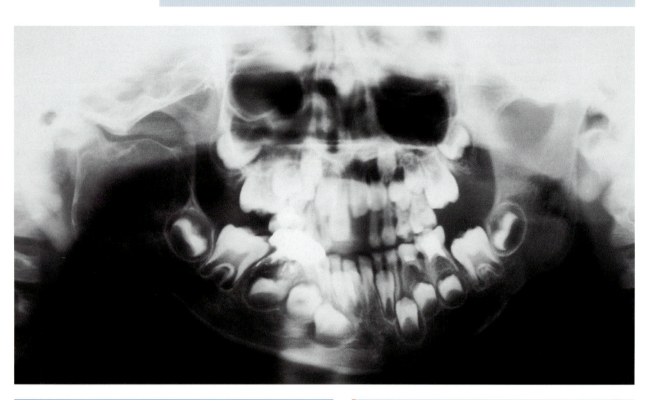

パノラマエックス線所見

右側下顎角部から下顎枝部および下顎孔（①）に重複する境界明瞭な単房性のエックス線透過像をみとめる．右側筋突起から下顎切痕部は病変部の著しい膨隆により変形している（矢頭）．また，右側下顎角部皮質骨は病変の膨隆により一部菲薄化している（②）．

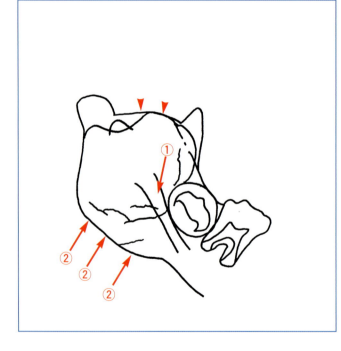

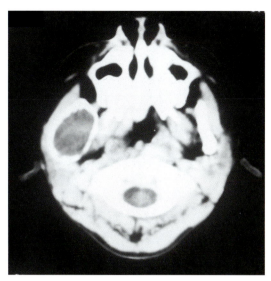 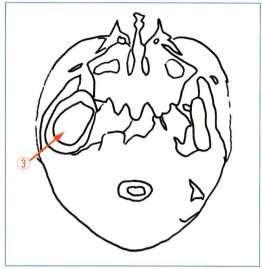

エックス線CT所見

右側下顎枝部に境界明瞭な3.0×2.0cm程度の類円形，単房性の内部不均一な低濃度域を呈する病変部をみとめる(③)．病変部の周囲骨の破壊はみられず，下顎枝は著しく膨隆している．

鑑別診断 → 動脈瘤様骨嚢胞，エナメル上皮腫，原始性嚢胞，血管腫，歯原性角化嚢胞

I 顎骨・口腔の疾患 (1) 嚢胞

診断 1-1-4　動脈瘤様骨嚢胞
Aneurysmal bone cyst

画像診断のポイント

1. 境界明瞭なエックス線透過像.
2. 皮質骨は膨隆し風船様（balloon-like appearance）を呈し，波動を触れることが多い．
3. 病巣は単房性または多房性を呈する．
4. 周囲の骨破壊はみられない．

脈瘤性骨嚢胞

解説　嚢胞性病変が疑われる．下顎管と連続していないことから，血管腫の可能性は低い．原始性嚢胞にしては膨隆が強いので脈瘤性骨嚢胞が疑われるが，エナメル上皮腫，歯原性角化嚢胞との鑑別は困難である．

MEMO　エックス線CT

　顎骨の骨吸収，骨硬化，皮質骨の膨隆や破壊または石灰化の描出に優れた検査法である．
　CTは人体の輪切り像である断層像であることが大きな特徴である．また，この輪切り像である断層像はスライス厚という厚みを有する断層像である．顎骨病変は病変が小さいことが多く，歯との関連性が重要なため，必ず立体的に最低2方向から観察する必要があり，病変の観察しやすい軟組織および骨組織表示画像の2つの適切なウィンドで観察することが必須である．

動脈瘤様骨嚢胞について

- 壁内面に上皮による裏装をみない偽嚢胞（pseudocyst）で長管骨に好発し，顎骨での発生はまれである．
- 顎骨では20歳以下の若年者の下顎骨に多い．

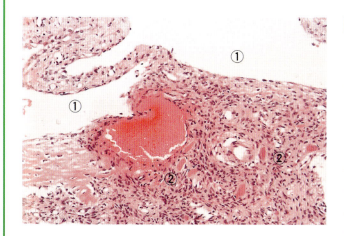

病理組織学的所見

新鮮な血液成分を充満する多胞性の腔がみとめられ（①），壁内面は線維性組織で構成される．嚢胞壁は毛細血管の拡張・増生が目立つ細胞成分の豊富な肉芽組織よりなり（②），新生骨梁，多核巨細胞（破骨細胞），骨芽細胞，出血巣やヘモジデリン色素などをみとめることもある．
線維芽細胞および線維骨の形成が多い部は骨形成線維腫，巨細胞の多い部が中心性巨細胞肉芽腫と類似した組織像を呈するため，線維性骨病変との鑑別が必要である．嚢胞壁の組織の増殖が活発であるため，腫瘍状病変と分類する人も多い．

処置

姑息的な嚢胞摘出や掻爬は，出血や再発をおこしやすい．比較的太い血管が存在するため，大量出血に注意しながら顎切除や凍結療法が適用される．

症例 1-1-5

■20歳，男性．
右側小臼歯部の精査にて来院した．
齲蝕治療によって受診した歯科医院にて偶然発見，指摘され紹介来院したという．

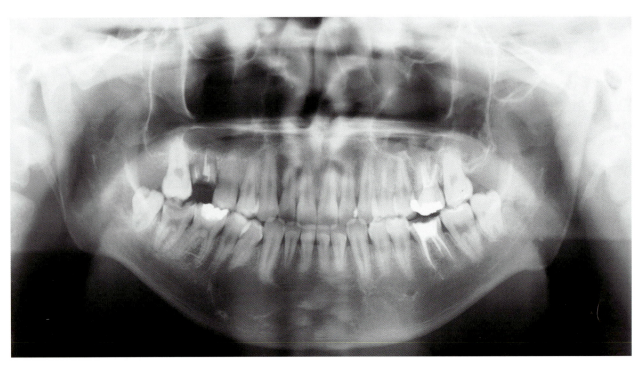

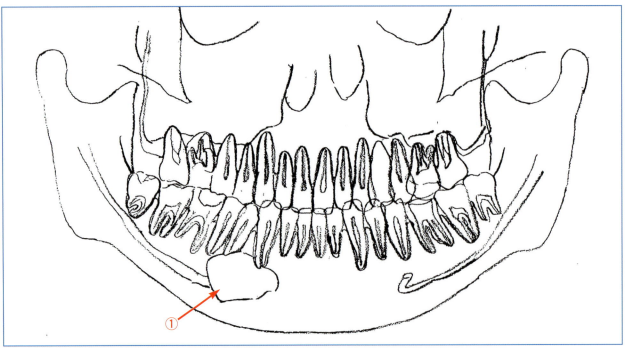

■パノラマエックス線所見

下顎骨骨体部（下顎右側犬歯，第一小臼歯根尖部）に境界明瞭なエックス線透過像をみとめる（①）．

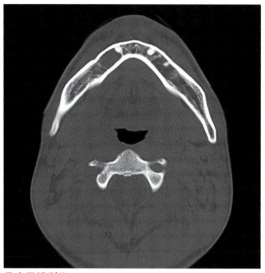
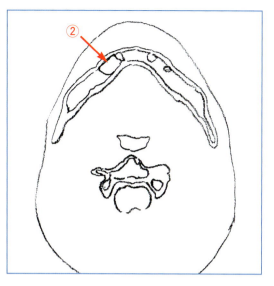

骨表示横断像

エックス線CT所見

下顎右側犬歯，第一小臼歯相当部に境界やや明瞭な1.8×1.0cm程度の低濃度域を呈する病変をみとめる（②）．病変部の皮質骨の膨隆，吸収はみられない．

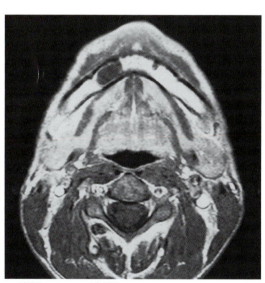
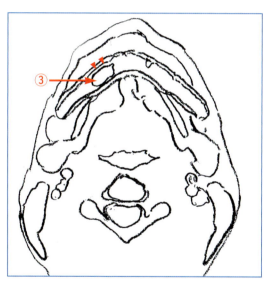

T1強調Gd-DTPA造影像

MRI所見

下顎右側犬歯，第一小臼歯根尖相当部に境界明瞭な1.8×1.0cm程度のT1強調Gd-DTPA造影像にて低信号を呈する病変をみとめる（③）．病変はGd-DTPAにて周囲に一層の造影効果をみとめる（矢頭）．

鑑別診断 → 単純性骨嚢胞，エナメル上皮腫，血管腫，原始性嚢胞，歯原性角化嚢胞

Ⅰ 顎骨・口腔の疾患 (1) 嚢胞

診断 1-1-5　単純性骨嚢胞
Simple bone cyst

画像診断のポイント

1. 境界明瞭または不明瞭な単房性のエックス線透過像.
2. ホタテ貝状の病巣辺縁，隣在歯は生活歯で根尖の吸収はまれである.
3. 病変は下顎管より上方に存在する.
4. エックス線像にて歯原性角化嚢胞との鑑別は困難.

単純性骨嚢胞

解説 本病変は隣在歯の根尖の吸収がみられず，膨隆がなく，下顎管との連続もないことから，エナメル上皮腫や血管腫の可能性は低い．エックス線写真で原始性嚢胞，歯原性角化嚢胞との鑑別は困難である．

参考症例)

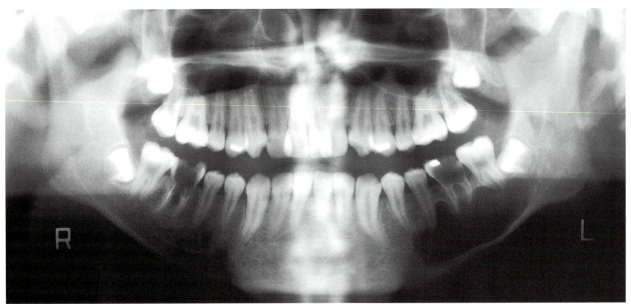

パノラマエックス線所見

下顎左側第一小臼歯から第三大臼歯根尖部に境界明瞭なホタテ貝状の辺縁を有する単房性のエックス線透過像をみとめる（矢印）．第一大臼歯根尖の歯根膜腔は確認できる．

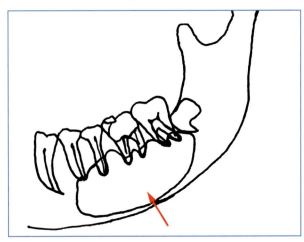

単純性骨嚢胞（孤立性，外傷性，出血性）について

- 単純性骨嚢胞は，孤立性骨嚢胞（solitary bone cyst），外傷性骨嚢胞（traumatic bone cyst），出血性骨嚢胞（hemorrhagic bone cyst）ともよばれる．
- 外傷により骨髄内血腫が生じ，凝血が器質化障害によって液化して形成された偽嚢胞である．しかし，外傷の既往のないものも多い（約50％）．
- 長管骨に好発する．
- 顎骨では10歳代，やや男性に多くみられる．
- 下顎犬歯〜上行枝骨体部が好発部位である．

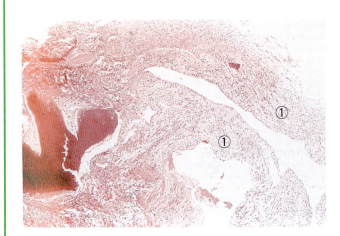

病理組織学的所見

嚢胞壁内面に上皮裏装はない．
細胞成分の少ない薄い線維性結合織により被覆裏装される（①）．
嚢胞腔内は空虚なことが多いが，新しいものでは漿液性液体や血液性物質を容れることもある．

処置

嚢胞裏装上皮はみられないので，治療は外科的に嚢胞腔内の開窓あるいは内部の肉芽組織を掻爬する．予後は良好である．再発は少ない．

症例 1-1-6

45歳，男性．
下顎左側の精査依頼にて来院した．同部に痛みやしびれはなかった．

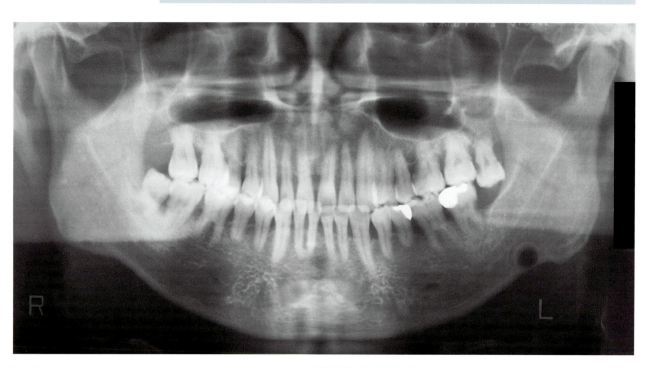

パノラマエックス線所見

左側下顎下縁部，下顎管の下方に境界明瞭な円形，単房性のエックス線透過像をみとめる（①）．

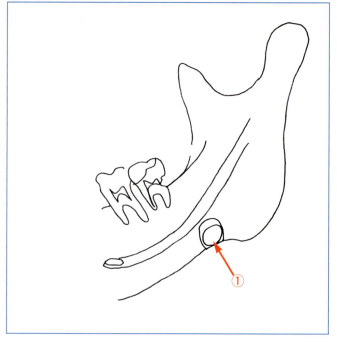

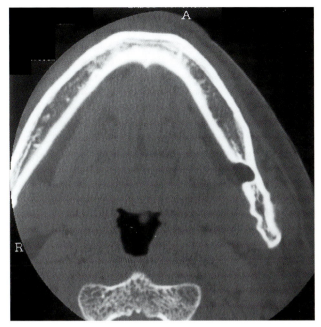 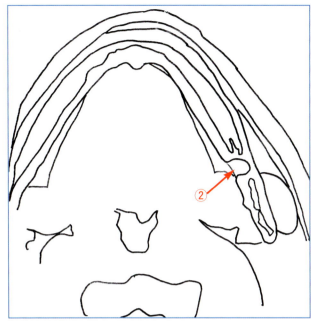

エックス線CT所見

左側下顎下縁部に1.0×0.75cm程度の境界明瞭な脂肪と同程度の低濃度域を呈する病変部をみとめる（②）．病変部辺縁は舌側皮質骨に連続し，舌側皮質骨の陥凹様所見を呈している．

鑑別診断 → 静止性骨空洞，単純性骨囊胞，唾液腺腫瘍による顎骨吸収

Ⅰ 顎骨・口腔の疾患 (1) 囊胞

診断 1-1-6 静止性骨空洞
Static bone cavity

| **画像診断のポイント** | 静止性骨空洞 |

①	下顎管の下方に境界明瞭な単房性のエックス線透過像を呈する．
②	病巣と下顎骨下縁の皮質骨は連続している．
③	病巣周囲は辺縁硬化像にかこまれている．
④	CTやMRIにて病変内部は唾液腺や脂肪の迷入がみられる．

解説 本病変は下顎管より下方にあるため，単純性骨囊胞は否定できる．病変はエックス線CTにて脂肪と同程度の濃度を呈することから，唾液腺腫瘍による骨吸収も否定できる．顎骨が陥凹した静止性骨空洞と考えられる．

MEMO 造影CT検査 (Contrast enhancement)

　造影CT検査は悪性腫瘍の検査に望ましい検査である．
　造影CTは血管から水溶性ヨード系の造影剤を100ml前後静注した後，CTを撮影する．まれに唾液腺に造影を施してCTを撮影することもあるが，通常の造影CT検査は前者を指す．造影CT検査の主な目的は，1) 病変の検出能を高める，2) 病変内の病理的変化，血行動態の変化をCTで描出する，3) 正常解剖とくに血管との関係をよく描出することである．よって同検査は腫瘍の性状，浸潤状態や転移リンパ節の状態をみるのに有効である．
　単純CT検査と造影CT検査では病変や転移の検出能が異なるため悪性腫瘍の時には，造影CT検査は必須である．しかしながら造影CT検査は薬物によるアレルギーやアナフィラキシーショックによる死亡例が報告されており，喘息や薬物アレルギーの既往や腎臓や肝臓障害等，患者の全身状態の把握が必修である．

静止性骨空洞について

- 単にエックス線的に嚢胞を思わせる病変である．
- 特発性骨空洞（idiopathic bone cavity），潜在性骨空洞（latent bone cavity）ともよばれる．
- 下顎角部で下顎管より下方に発生したものはStafne嚢胞ともいわれる．
- 隣接する唾液腺などの肥大（過形成）や迷入による圧迫性骨吸収の結果生じる下顎骨の舌側皮質骨の限局性骨欠損と考えられている．
- 40〜50歳代の男性，下顎角部にみられることが多い．

病理組織学的所見

骨欠損部には唾液腺組織（約70％），特に顎下腺が存在することが多い．
舌下腺，リンパ組織，線維性組織，脂肪組織，筋組織のこともある．

処　置

骨欠損は，主として唾液腺の圧迫により生じたもので，病的意義はないので治療の対象にならない．しかし，他の嚢胞や腫瘍との鑑別診断が必要である．

症例 1-1-7

72歳，男性．
上顎正中部の無痛性膨隆を主訴に来院した．
口腔内所見にて口蓋正中部の軽度の膨隆をみとめる．

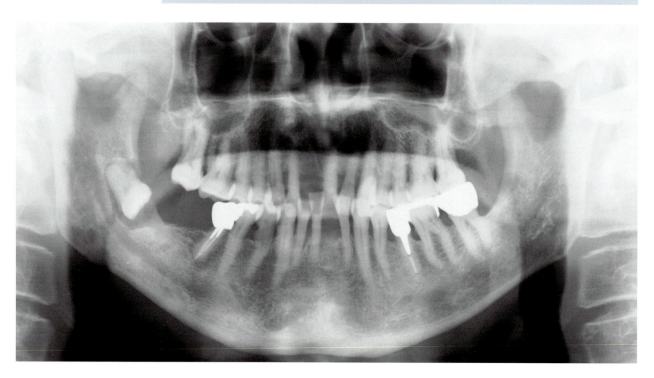

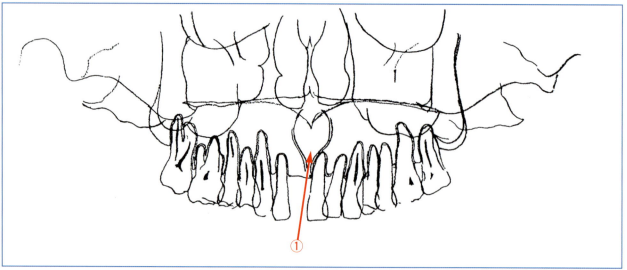

パノラマエックス線所見

上顎骨正中部に境界明瞭な類円形の単胞性のエックス線透過像をみとめる（①）．

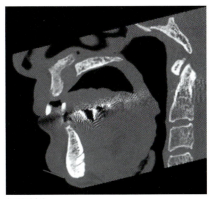 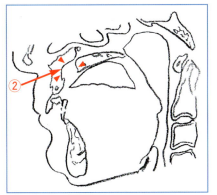
矢状断像

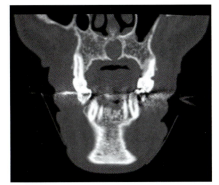 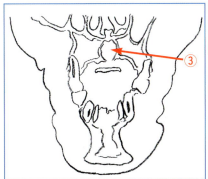
冠状断像

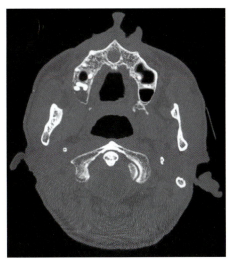 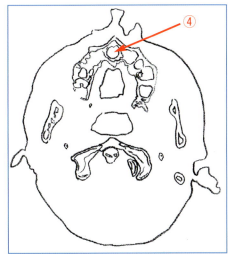
横断像

エックス線CT所見

上顎骨正中部に大きさ1.8×1.0cm程度の境界明瞭な低濃度域をみとめる．また，同部は鼻口蓋管を拡大させ（②，③，④），病変の唇，口蓋側方向の膨隆もみとめられる（矢頭）．

鑑別診断 → 鼻口蓋管嚢胞，歯根嚢胞，残留嚢胞，含歯性嚢胞，歯原性角化嚢胞

診断 1-1-7 鼻口蓋管嚢胞
Nasopalatine duct cyst

I 顎骨・口腔の疾患 (1) 嚢胞

画像診断のポイント	鼻口蓋管嚢胞
① 上顎前歯根尖部の境界明瞭なハート型または類円形の単房性のエックス線透過像.	**解説** 本症例は歯が欠損していることにより，含歯性嚢胞，歯根嚢胞は否定できる．残留嚢胞，歯原性角化嚢胞は否定できないが，発生部位より鼻口蓋管嚢胞の可能性が最も高い．
② 病巣周囲は辺縁硬化像を伴うことが多い.	
③ CTにて病変内部は水と同程度の濃度（water density）を呈する.	

MEMO　MRI（磁気共鳴画像）

　エックス線では撮影困難であった軟組織病変の診断や顎骨の骨髄変化，嚢胞および腫瘍の鑑別，また悪性腫瘍の顎骨の進展等に優れた検査法である．
　嚢胞と腫瘍の鑑別は造影MRIを用いることにより，容易に鑑別診断が可能である．欠点は顎骨の石灰化物や皮質骨の描出が劣るため，これらの描出にはエックス線検査を併用する必要がある．また骨髄疾患は従来のエックス線診断では検出困難であったが，骨髄を直接イメージングできるMRIの導入により，骨髄疾患の早期判定が可能となった．

鼻口蓋管嚢胞について

- 胎生期に左右の口蓋突起が癒合した後，硬口蓋前方に残る鼻口蓋管（切歯管）が閉鎖され，成人しても残存する鼻口蓋管上皮（胎生期の遺残上皮）に由来する非歯原性の発育性嚢胞である．
- 現在，顔裂性の発生機序は否定されている．
- 30～50歳代，男性に多い．

病理組織学的所見

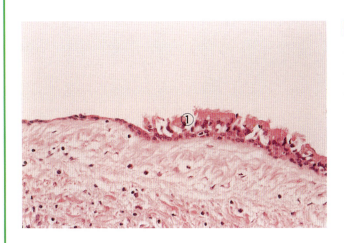

嚢胞壁内面は主として粘液細胞（杯細胞）を含有する線毛円柱上皮あるいは立方上皮により被覆されることが多い（①）．
上皮下には線維性結合織があり，一部に筋性血管や末梢神経束，口蓋腺がみとめられる．
炎症性変化は二次的によるもの以外みられない．

処 置

口蓋粘膜を剥離して嚢胞を摘出する．また，切歯管神経が嚢胞に接している場合には，摘出とともに知覚異常が出現することもある．予後は良好である．

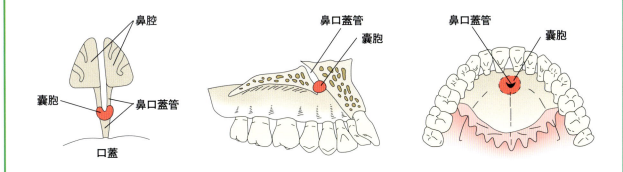

症例 1-1-8

65歳，男性．
右側臼歯部の膨隆にて来院した．
数年前から病変に気づいていたが，痛みがないため放置していたという．

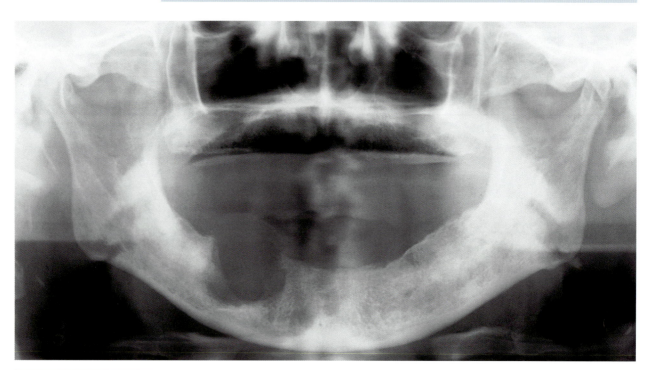

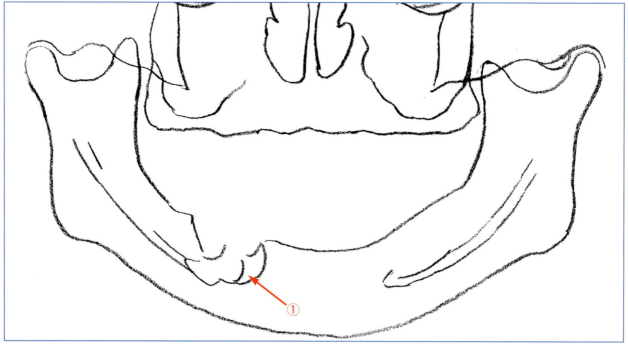

パノラマエックス線所見

下顎骨右側臼歯部に境界明瞭な多胞性のエックス線透過像をみとめる．病変内部には隔壁をみとめる（①）．

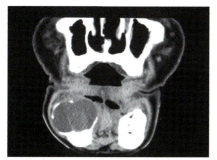
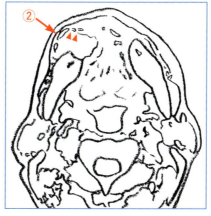

エックス線CT所見

下顎右側臼歯部に大きさ3.2×2.8cm程度の境界明瞭な低濃度域をみとめる（②，③）．

病変の内部濃度は筋肉より低い濃度を呈しており，一部不均一である．また，病変により皮質骨は膨隆し一部連続性の消失がみとめられる（矢頭）．

軟組織表示横断像

冠状断像

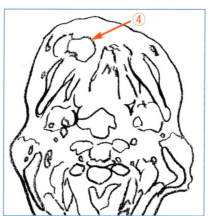

MRI所見

下顎右側臼歯部に膨隆を伴う大きさ3.2×2.8cm程度のT1強調像にて低〜中信号の境界明瞭な病変をみとめる．病変の内部信号は不均一で，Gd-DTPAにて一層の造影効果をみとめる（④，⑤）

造影T1強調像

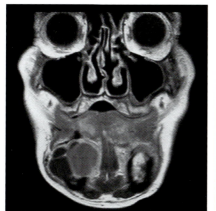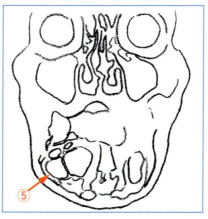

造影T1強調像

鑑別診断 → 歯原性角化囊胞，エナメル上皮腫，中心性巨細胞肉芽腫，単純性骨囊胞，動脈瘤様骨囊胞

Ⅰ 顎骨・口腔の疾患　(2) 良性腫瘍または腫瘍類似疾患

診断 1-1-8　歯原性角化嚢胞（角化嚢胞性歯原性腫瘍）
Odontogenic keratocyst

画像診断のポイント	歯原性角化嚢胞
1　境界明瞭な単房または多房性のエックス線透過像．	**解説**　病変の隣在歯の根尖の吸収はみられないこと，周囲に辺縁骨硬化像を伴うことから，エナメル上皮腫，中心性巨細胞肉芽腫の可能性は低い．動脈瘤性骨囊胞は強い膨隆を伴うことが多く，その可能性も低い．歯原性角化囊胞が疑われるが，エックス線像にて単純性骨囊胞との鑑別は困難である．
2　ホタテ貝状の病巣辺縁．	
3　隣在歯は生活歯で根尖の吸収はまれ．	
4　増大すると骨膨隆をおこす．	
5　病変周囲は辺縁骨硬化像を伴うことが多い．	
6　多発する症例は全身疾患（基底細胞母斑症候群）との関連性を検討する．	

MEMO　正常MR像

　正常顎骨のMR像にて歯および皮質骨はT1，T2強調像ともに無信号を呈する．下歯槽神経はT1，T2ともに低信号であり，造影にて軽度の造影効果がみられる．

　下顎骨の内部には骨髄を有する．出生時の下顎骨骨髄はすべて赤色骨髄のため低信号を呈しているが，椎体から離れた部分から加齢に伴い，前歯部から臼歯部，下顎枝方向に黄色骨髄（脂肪髄）が増えていき，25歳以降ではすべて黄色骨髄に置換する．よって成人の骨髄は脂肪に置換し脂肪髄となるため，T1，T2強調像ともに高信号を呈する．下顎骨の骨髄の信号は年齢を考慮して診断する必要があり，とくに血液疾患や骨髄疾患等のMRI検査時には年齢による骨髄分布を十分考慮する必要がある．

歯原性角化嚢胞について

- 顎骨内に発生する錯角化性重層扁平上皮に被覆された歯原性嚢胞である．
- 10〜20歳代の男性に多い．
- 智歯部から上行枝にわたる下顎骨体が好発部位である．

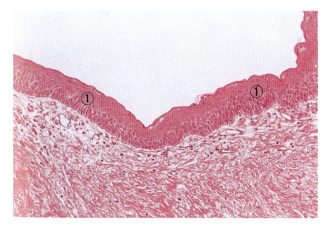

病理組織学的所見

壁内面が錯角化を呈する重層扁平上皮に被覆される（①）．

腔内には剝離した角質物が層状あるいは絮状物質としてみとめられる．また上皮下結合織に侵入して娘嚢胞や歯原性上皮島が形成される．

この娘嚢胞や歯原性上皮島の取り残しが再発の原因となる．

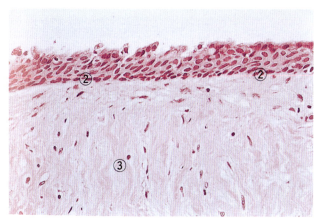

参）原始性嚢胞　primordial cyst

原始性嚢胞と同義とみなされていたが，2017年改訂のWHO分類では記載がない．しかし非角化性歯原性嚢胞と捉える考え方が主流である．

処置

嚢胞の全摘出が原則となる．上皮細胞の増殖能が高いこと，また娘嚢胞形成もあり，取り残しによる再発例の多いことが報告されている．手術にあたっては摘出後，嚢胞周囲の骨削除を十分におこなうことが必要である．また，開窓療法により嚢胞を縮小し，縮小後に全摘出し，骨面を削除する治療方法もおこなえる．

症例 1-1-9

16歳，女子．
下顎前歯部から左側下顎角部にかけての膨隆を主訴に来院した．
幼少時より徐々に膨隆していたが，無痛のため放置していた．

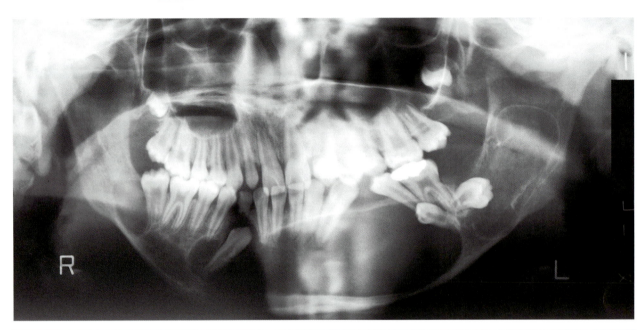

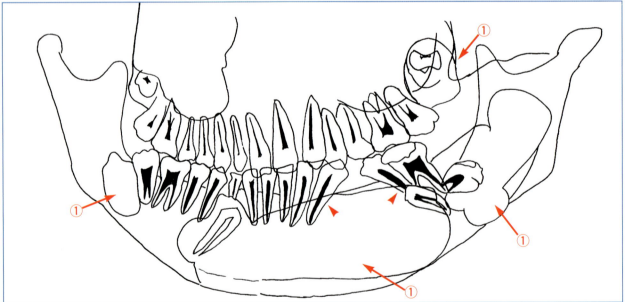

パノラマエックス線所見

下顎左右大臼歯部，下顎正中から左側臼歯部，上顎左側大臼歯部に多発する境界明瞭なエックス線透過像をみとめる（①）．下顎正中部から臼歯部の病変は，病変の圧迫により歯根の離開を呈する（矢頭）．隣在歯の吸収はみられない．

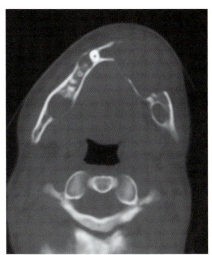
骨表示横断像

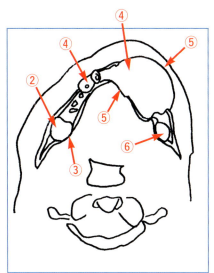

エックス線CT所見

骨表示横断像にて，右側下顎角部に1.0×1.0cm程度の境界明瞭な低濃度域を呈する病変部をみとめる（②）．病変部は頬舌的に膨隆しており，舌側皮質骨の菲薄化がみられる（③）．右側小臼歯部から左側大臼歯部にかけて内部に隔壁を有する7.5×2.0cm程度の境界明瞭な低濃度域を呈する病変部をみとめる（④）．病変部は頬側に著しく膨隆しており，頬舌側皮質骨は菲薄化している（⑤）．

左側下顎角から下顎枝にかけて内部に隔壁を有する2.5×1.0cm程度の境界明瞭な低濃度域を呈する病変部をみとめる（⑥）．

軟組織表示横断像にて，上顎左側臼歯部には直径2.0cm程度の埋伏歯を含む低濃度域を呈する病変をみとめる（⑦）．また大脳鎌の石灰化もみられる（⑧）．

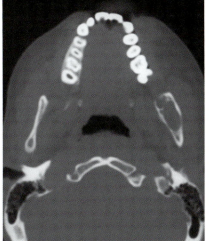
骨表示横断像

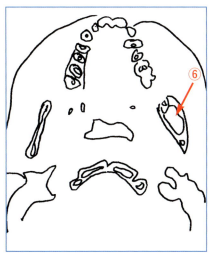

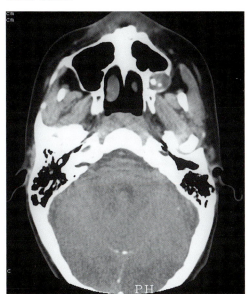
軟組織表示横断像

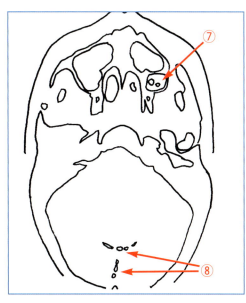

Ⅰ 顎骨・口腔の疾患　(2) 良性腫瘍または腫瘍類似疾患

診断 1-1-9　多発性歯原性角化囊胞を伴う基底細胞母斑症候群
Basal cell nerve syndrome with multiple odontogenic keratocysts

画像診断のポイント	多発性歯原性角化囊胞を伴う基底細胞母斑症候群
1　上下顎に多発する囊胞性エックス線透過像.	**解説**　多発した顎骨囊胞は基底細胞母斑症候群を最も疑う．全身骨格の異常については，他のエックス線検査を追加する必要がある．
2　単房性が主であるが多房性のものもある.	
3　埋伏歯がみられる場合もある.	
4　骨格系の異常（大脳鎌の石灰化，脳硬膜の石灰化，二分肋骨）.	

基底細胞母斑症候群について

- 上下顎に多発性顎嚢胞（主に角化嚢胞性歯原性腫瘍）が発生し，皮膚病変〔成人に至り基底細胞癌を生じる無数の母斑や掌蹠の小陥凹（skin pits；下図）〕，全身骨格の異常（二分肋骨や脊柱側彎など），中枢神経系の異常，大脳鎌や小脳テントの石灰化など多彩な症状を伴う．
- Gorlin症候群ともよばれる．
- 常染色体優性遺伝を呈する．

処 置

歯原性角化嚢胞の治療と同様で原則的には嚢胞の摘出である．再発をおこしやすいので，経過観察を定期的におこなう．本疾患は高頻度の発癌性遺伝疾患であり，常染色体優性遺伝をするので，遺伝カウンセリングが必要になる．

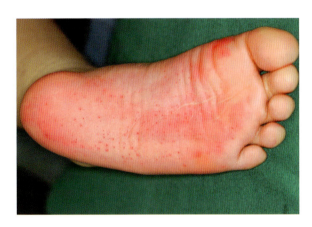

色素着色後の多数の足底部pits

症例 1-1-10

17歳，女子．
約1年半前に左側下顎部の腫脹に気づき，その後徐々に増大したため来院した．来院時の口腔内診査では，下顎左側第二小臼歯および第一大臼歯は失活歯であった．

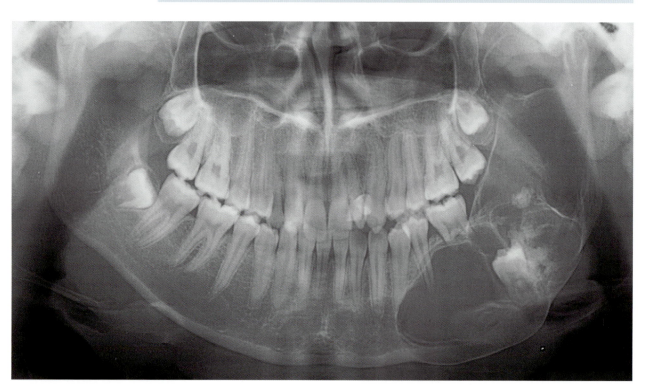

パノラマエックス線所見

左側下顎骨骨体部（小臼歯相当部）から下顎枝にかけて，境界明瞭な多房性のエックス線透過像がみとめられる．病変は上方では筋突起や下顎切痕まで及んでいる．病変に含まれる埋伏歯（左側第二大臼歯）は，病変による圧迫のために下顎下縁まで移動している（①）．病変の内部には大小の石灰化物が多数みとめられる（②）．病変と接する左側第一大臼歯には clear cut な歯根の吸収像がみとめられる（③）．第二小臼歯の根尖部にも軽度の歯根吸収がみられる．下顎管は下方に偏位している（④）．病変による皮質骨の菲薄化膨隆がみとめられる（⑤）．

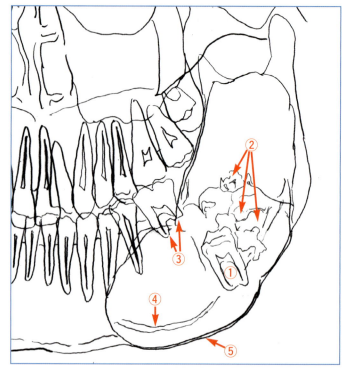

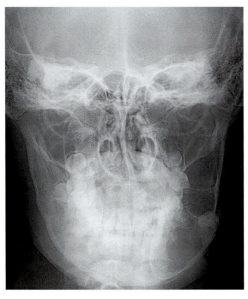
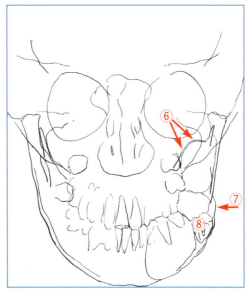

頭部正面（P-A）像エックス線所見

左側下顎骨骨体部から下顎枝にかけて，境界明瞭な多房性のエックス線透過像がみられる．この写真からは，左側下顎枝の内方および上方への著明な膨隆が明らかである（⑥）．外方（頬側）への膨隆もみとめられる（⑦）．埋伏歯は下顎骨の頬側に存在していることがわかる（⑧）．

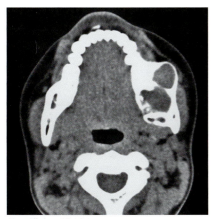

軟組織表示横断像

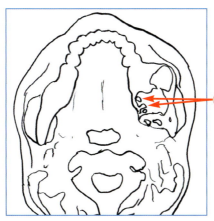

エックス線CT所見

左側下顎骨体部に，境界明瞭な多房性の病変がみとめられる．病変内部には細かい石灰化物がみとめられる（⑨）．皮質骨は菲薄化しており，頬舌側方向への膨隆が著明である（⑩）．

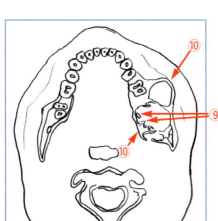

骨表示横断像

鑑別診断 → エナメル上皮腫，歯原性角化嚢胞，歯原性粘液腫，石灰化歯原性嚢胞，石灰化上皮性歯原性腫瘍

診断 1-1-10　石灰化歯原性囊胞（石灰化囊胞性歯原性腫瘍）
Calcifying odontogenic cyst

画像診断のポイント

1. 境界明瞭な，単房性または多房性のエックス線透過像．
2. 内部に石灰化物を含む（歯牙腫を含む場合もある）．
3. 顎骨の膨隆．
4. clear cutな歯根の吸収．
5. 埋伏歯を含むことが多い．
6. 下顎管の移動．

歯原性囊胞

解説　石灰化歯原性囊胞は内部に大小の石灰化物を含むことが特徴である．これらの石灰化物の中には歯牙腫が含まれる場合もあり，本症例のパノラマエックス線写真でみとめられるような大きな塊状の石灰化物はおそらく歯牙腫を形成するものと考えられる．本症例にみられる顎骨の著明な膨隆やclear cutな歯根の吸収，埋伏歯や下顎管の移動はエナメル上皮腫の典型像と一致するものであるが，内部に石灰化物を含む所見から，エナメル上皮腫の診断は除外しなければならない．

石灰化歯原性囊胞について

- 歯原性上皮に由来し，裏装上皮内に幻影細胞（ghost cell）の出現とその石灰化をみる比較的まれな囊胞状腫瘍である．
- 10～20歳代に多く，性差はみられない．
- 前歯部～第一大臼歯部が好発部位で，若干上顎に多い．

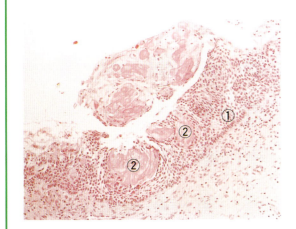

病理組織学的所見

壁内面は歯原性上皮に裏装されている（①）．
上皮内には，好酸性で腫大し，核が輪郭のみを残して消失した幻影細胞（ghost cell；②）の集塊と，その細胞内ないし周囲に石灰沈着がみとめられる．上皮下には線維性結合織がみられる．細胞，象牙質様石灰化物（異形成象牙質）や歯牙腫が合併することもある．

処　置

裏装上皮が腫瘍の性格を有するので，開窓療法などの保存療法は選択せずに，病変部は一塊で摘出する．摘出後に，周囲骨組織を十分に搔爬削除する．再発，悪性化した報告もあり厳重な経過観察を必要とする．

症例 1-2-1-1

23歳，男性．
半年くらい前に右側下顎部の腫脹に気づいた．痛みはなかったが，腫脹が徐々に増大するため来院した．来院時，右側下顎部の腫脹著明．口腔内より穿刺したところ，黄褐色の内容液20mlを吸引した．

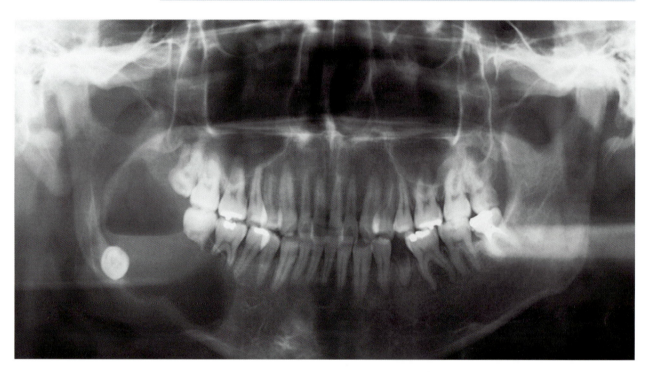

パノラマエックス線所見

右側下顎骨骨体部（大臼歯相当部）から下顎枝にかけて，境界明瞭な単房性のエックス線透過像がみとめられる．病変の内部に含まれた埋伏歯（下顎右側第三大臼歯）は，病変による圧迫のために下顎骨の下縁付近まで移動している（①）．病変と接する下顎右側第一・第二大臼歯には clear cut な歯根の吸収像がみとめられる（②）．病変による皮質骨の菲薄化膨隆がみとめられる（③）．

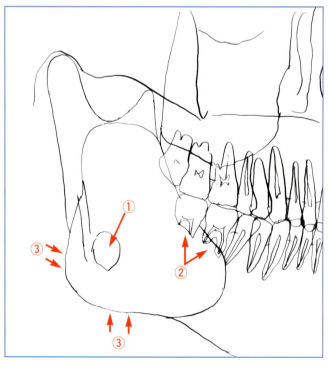

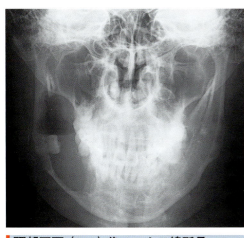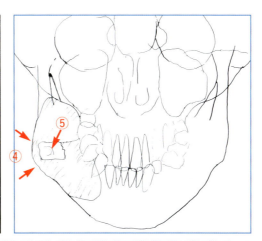

頭部正面（P-A）像エックス線所見

右側下顎骨骨体部から下顎枝にかけて，境界明瞭な単房性のエックス線透過像がみとめられ，頬側皮質骨は菲薄化膨隆している（④）．病変内部に含まれる埋伏歯（下顎右側第三大臼歯）は，病変による圧迫のために下方に大きく移動している（⑤）．

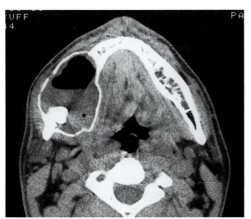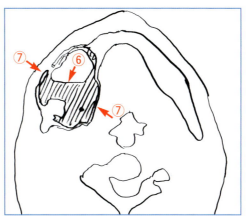

軟組織表示横断像

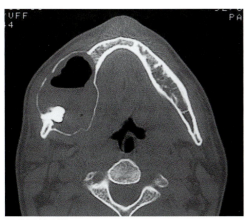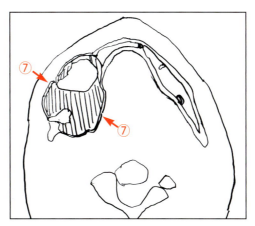

骨表示横断像

エックス線CT所見

右側下顎骨に埋伏歯を含む境界明瞭な病変があり，内部には液体の貯留（液面形成像）がみとめられる（⑥）．皮質骨は菲薄化しており，頬舌方向への膨隆が著明である（⑦）．

鑑別診断 → エナメル上皮腫，含歯性囊胞，動脈瘤性骨囊胞　（→解説は80, 81ページ）

症例 1-2-1-2

61歳，男性．
左側下顎部の無痛性の腫脹を主訴として来院した．口腔内は下顎左側犬歯・小臼歯相当部の頬側歯槽部から歯肉頬移行部にかけて骨様硬の膨隆をみとめた．

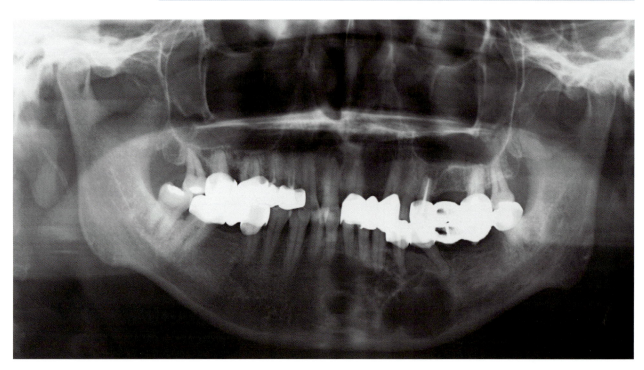

パノラマエックス線所見

下顎骨骨体部（前歯部〜左側小臼歯部）に境界明瞭な多房性のエックス線透過像がみとめられる．この透過像は左側犬歯・小臼歯根尖部付近では，隔壁によって多数の小胞に分けられており，いわゆる石けんの泡状の所見を示している（①）．病変は第一・第二小臼歯の歯根を離開している．病変は下方部では，弧線状辺縁とよばれる波状の辺縁を有している（②）．

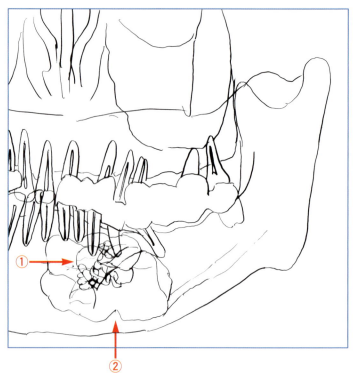

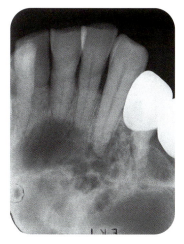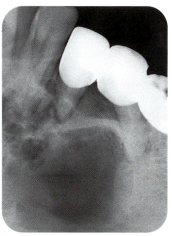

口内法エックス線所見

下顎骨（前歯部～左側小臼歯部）に境界明瞭な，多房性のエックス線透過像がみとめられる．病変は犬歯・第一小臼歯根尖部付近で，石けんの泡状の所見を示している（③）．病変に含まれる第一小臼歯の歯根は吸収されているようだが，これを除いて歯根吸収像はみとめられない．第一・第二小臼歯の歯根は，病変のために離開している．

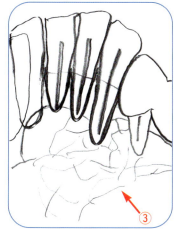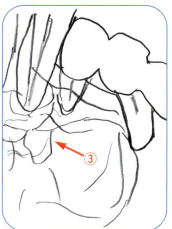

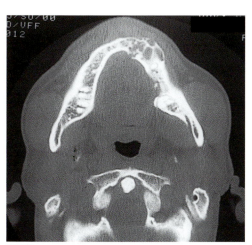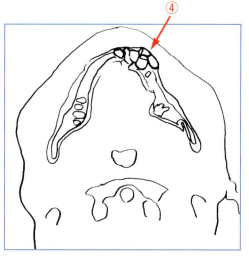

横断像

エックス線CT所見

下顎骨骨体部に，境界明瞭な多房性の病変がみとめられる．病変は大小の小胞から成っており，いわゆる石けんの泡状の所見を示している（④）．病変により，皮質骨は菲薄化し，頰舌方向に膨隆している．

鑑別診断 → エナメル上皮腫，歯原性粘液腫，歯原性角化囊胞，顎骨中心性血管腫，中心性巨細胞肉芽腫，顎骨中心性粘表皮癌　（→解説は80，81ページ）

I 顎骨・口腔の疾患　(2) 良性腫瘍または腫瘍類似疾患

診断 1-2-1-1 / 1-2-1-2　エナメル上皮腫
Ameloblastoma

画像診断のポイント

症例1-2-1-1
1. 境界明瞭な，単房性のエックス線透過像．
2. 顎骨の著明な膨隆．
3. clear cutな歯根の吸収．
4. 埋伏歯を含み，これを大きく移動させる．

症例1-2-1-2
1. 境界明瞭な，多房性のエックス線透過像．
2. 石けんの泡状所見 (soap bubble appearance)．
3. 弧線状辺縁．
4. 顎骨の膨隆．

エナメル上皮腫

解説　エナメル上皮腫のエックス線像は症例によって異なるが，その特徴的エックス線所見としては，1) 顎骨の著明な膨隆，2) clear cutな歯根の吸収，3) 石けんの泡状所見，4) 弧線状辺縁，5) 下顎管や埋伏歯の著しい移動，などがあげられる．これらはいずれもこの病変に特有の所見ではないが，顎骨の境界明瞭なエックス線透過像がこれらの所見を伴っている場合には，エナメル上皮腫が鑑別診断の第一にあげられることが多い．

一方，エナメル上皮腫，類腺型は，上述したエナメル上皮腫の特徴的所見とは異なり，エックス線透過像と不透過像とが混在した所見を示す（参考症例）．

参考症例）

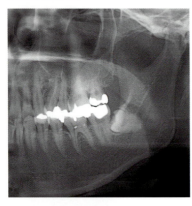
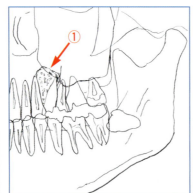

症例
43歳，女性．
約10年前より左上顎部の膨隆に気がついていた．最近になって増大傾向を自覚するようになったため，来院した．疼痛はなく，被覆粘膜は正常であった．

パノラマエックス線所見
左側上顎骨小臼歯部に，エックス線透過像と不透過像とが混在した病変がみとめられる（①）．境界はあまりはっきりしない．病変は犬歯と第一小臼歯の歯根を離開させている．

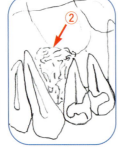

口内法エックス線所見
上顎左側犬歯と第一小臼歯との間に境界不明瞭な病変があり，これらの歯根を離開させている（②）．歯根吸収像はみとめられない．病変はエックス線透過像と不透過像とが混在した所見を示しており，エナメル上皮腫の典型像とは異なる．
診断：エナメル上皮腫，類腺型．

エナメル上皮腫について

- 20〜30歳代に多い．
- 下顎大臼歯部から下顎枝にかけての顎骨内に好発するが，まれに顎骨外の歯肉に発生するものもある（エナメル上皮腫，骨外型／周辺型）．
- 発育は一般的に緩やかで，経過が長い．
- 良性腫瘍であるが，被膜形成が明らかでなく，しばしば局所再発をきたし，再発を繰り返す場合はときに悪性化することがある．

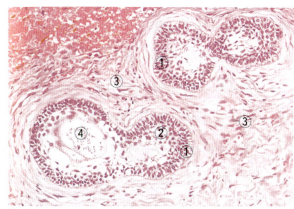

濾胞パターン

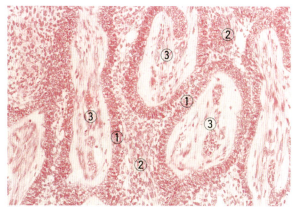

叢状パターン

病理組織学的所見

腫瘍実質はエナメル器に類似する上皮細胞の増殖からなる．間質に接して腫瘍実質の外側には内エナメル上皮（エナメル芽細胞）に似た円柱形ないし立方形の細胞（①）が柵状に配列し，内側は星状網様の多角形細胞（②）がやや疎に存在する．間質（③）は線維性ないし血管結合織からなる．なお，WHO分類（2005年）では以下に示すように，エナメル上皮腫の各組織型が独立した疾患名として取り扱われている．亜型として以下の3型がある．

1）エナメル上皮腫，通常型 顎骨外の歯肉あるいは歯槽部に発生するタイプで，腫瘍実質は，充実型／多嚢胞型と同様の病理組織学的特徴を示す．

2）エナメル上皮腫，類腱型 特異な臨床的，画像的および病理組織学的特徴を有するタイプで，病理組織学的には腫瘍間質の結合組織に線維化が目立つ．腫瘍実質は角張った，あるいは星型の極めて不規則な形態を示し，実質の外側には立方形の細胞が配列し，その内側および中心部には紡錘形ないし扁平上皮様細胞が渦巻状の配列を示す．実質に近接する間質にはときに粘液変性がみとめられ，類骨の形成をみる場合もある．

3）エナメル上皮腫，単嚢胞型 単嚢胞状にみとめられるタイプで，病理組織学的には嚢胞状腔内面が平坦で管状を示すものや，内腔に向かってやや乳頭状に増殖するタイプが存在する．

処　置

嚢胞性のエナメル上皮腫で若年者の場合は，まず開窓療法を施行し腫瘍の縮小と骨新生をまって，下顎骨の場合には下顎辺縁切除術をおこなう．上顎骨の場合は上顎骨部分切除をおこなう．開窓療法の効果がない症例や充実性の腫瘍では，下顎管に腫瘍が及んでいない場合は下顎骨辺縁切除，下顎下縁に及ぶ症例は区域切除，関節突起に及ぶものは下顎片側切除をおこなう（325ページ）．エナメル上皮腫，通常型では当該部の歯肉骨膜，下層の歯槽骨，骨体の一部も切除する．骨欠損部は腸骨などの移植による再建術が必要である．上顎骨の腫瘍では上顎骨部分切除をおこなう．不十分な摘出術は再発をおこしやすい．

症例 1-2-2

9歳，女児．
4か月くらい前より上顎前歯部の腫脹が出現し，その後次第に増大するため来院した．口腔内は，上顎前歯部唇側歯槽部から歯肉唇移行部にかけて骨様硬の膨隆を触知した．

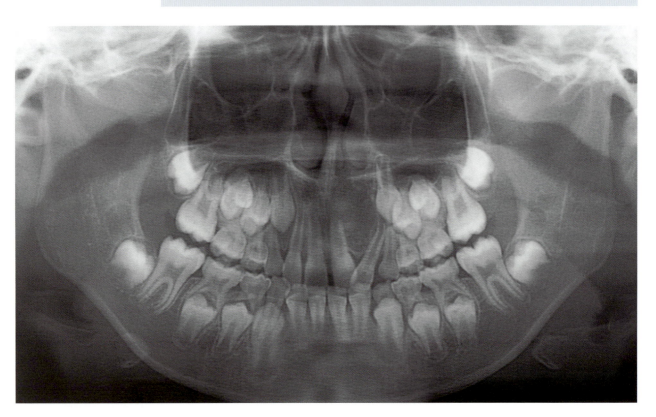

パノラマエックス線所見

左側上顎骨歯槽部（前歯相当部）に単房性，類円形のエックス線透過像がみとめられる（①）．境界はおおむね明瞭であるが，辺縁部の骨硬化像は完全にはみとめられない．病変の内部には，細かい石灰化物がみとめられる（②）．病変は左側中切歯・側切歯の歯根を離開させ，未萌出歯（犬歯）をやや上方に偏位させている．

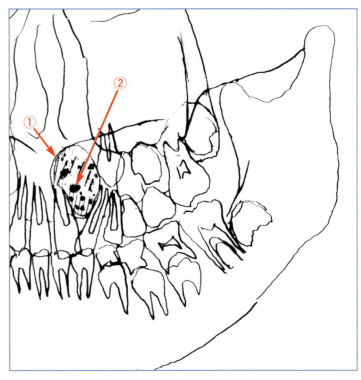

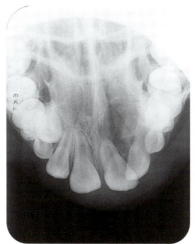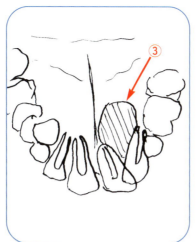

口内法（咬合法）エックス線所見

左側上顎骨歯槽部（前歯相当部）に単房性，類円形のエックス線透過像がみとめられる（③）．病変は中切歯と側切歯の歯根を離開させている．石灰化物の存在はこの写真からは明らかではない．

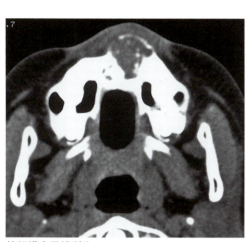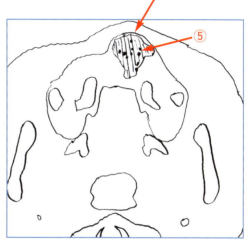

軟組織表示横断像

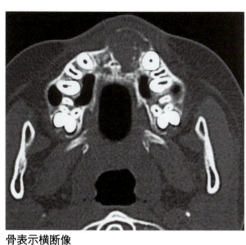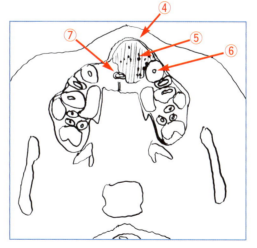

骨表示横断像

エックス線CT所見

左側上顎骨歯槽部（前歯相当部）に単房性の病変がみとめられ，唇側に膨隆している（④）．辺縁部の骨硬化像は完全にはみとめられない．病変内部には多数の細かい石灰化物がみとめられる（⑤）．⑥：左側犬歯，⑦：切歯管．

鑑別診断 → 石灰化歯原性嚢胞，石灰化上皮性歯原性腫瘍，腺腫様歯原性腫瘍

Ⅰ 顎骨・口腔の疾患　(2) 良性腫瘍または腫瘍類似疾患

診断 1-2-2　石灰化上皮性歯原性腫瘍（歯原性石灰化上皮腫）
Calcifying epithelial odontogenic tumor

画像診断のポイント	石灰化上皮性歯原性腫瘍
① 多数の細かい石灰化物を含むエックス線透過像．	**解説**　「多数の細かい石灰化物を含む境界明瞭なエックス線透過像」を示す病変としては，石灰化歯原性囊胞，石灰化上皮性歯原性腫瘍，腺腫様歯原性腫瘍の3つが代表的である．エックス線写真上でこれらを鑑別することは難しい．
② 境界はおおむね明瞭だが，辺縁の骨硬化像は完全にはみとめられない．	
③ 顎骨の膨隆．	
④ 歯根の離開．	

MEMO　正常CT像

正常下顎骨のCT像は，歯および皮質骨は高濃度を呈し，下顎骨内部の骨梁は網状にみられ，下顎骨骨髄は脂肪髄であるため低濃度を呈する．

石灰化上皮性歯原性腫瘍について

- 幅広い年齢層で発生する．
- 好発部位は下顎大臼歯部で，埋伏歯を伴うこともある．
- 無痛性，緩徐な発育を示すがときに局所浸潤性を呈し，再発傾向をみとめることもある．
- Pindborg腫瘍の別称もある．

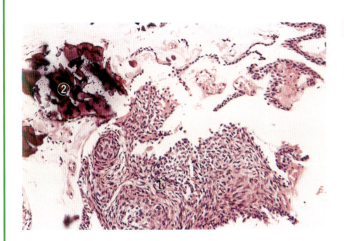

病理組織学的所見

腫瘍実質がしばしば細胞間橋を有する扁平上皮類似の多角形細胞の胞巣状増殖（①）からなる．アミロイド様物質や石灰化（②）を伴うことを特徴とする．

アミロイド様物質はコンゴレッド染色で赤橙色に染まり，偏光顕微鏡で観察すると緑色光を発する．

処　置

腫瘍切除術．本腫瘍は結合組織性被膜による被包が部分的に不完全なことがあり，再発することがある．したがって，健康部を含めて切除する．しかし，悪性ではなく転移はおこらない．

症例 1-2-3

16歳，女子．
1年ほど前より右下顎部の腫脹を自覚していたが，痛みがないため放置していた．学校の歯科検診にて下顎骨内の腫瘍または囊胞の可能性を指摘され，来院した．来院時，右側下顎骨に骨様硬の膨隆がみとめられた．

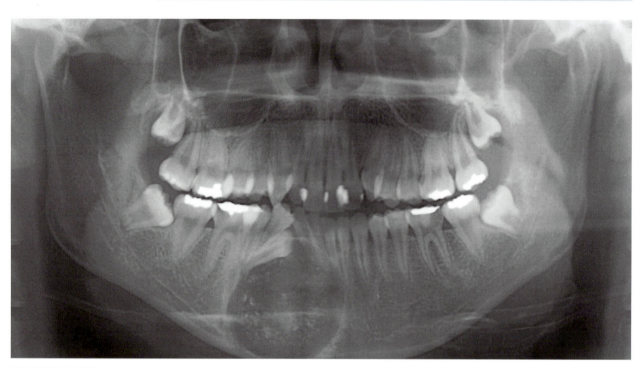

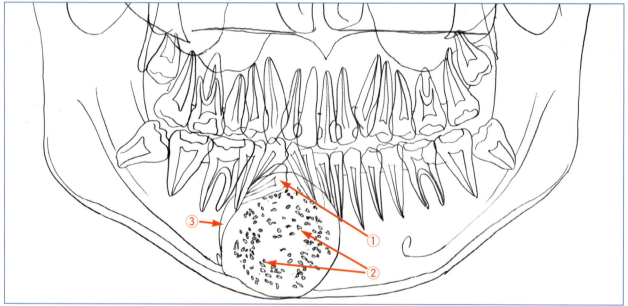

パノラマエックス線所見

下顎骨骨体部（前歯部～右側小臼歯部）に境界明瞭な，単房性のエックス線透過像がみとめられる．病変は，右側犬歯の埋伏歯を含んでいる（①）．病変内部には，多数の細かい石灰化物がみとめられる（②）．病変による歯根の離開がみられるが，歯根の吸収はみとめられない．病変の遠心側には下顎管が接している（③）．

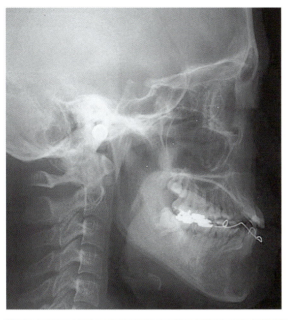
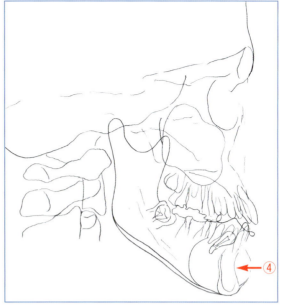

頭部側面（Lateral）像エックス線所見

下顎骨正中部に皿状の骨欠損像がみとめられる（④）．唇側の皮質骨は吸収されているように見える．

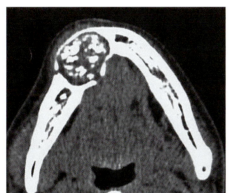

軟組織表示横断像

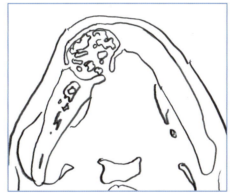

エックス線CT所見

右側下顎骨に境界明瞭な病変がみとめられる．病変の内部には細かい石灰化物が散在している（⑤）．病変によって皮質骨は菲薄化し，頬舌方向に膨隆している．舌側皮質骨の一部は消失している（⑥）．病変の後方には下顎管（オトガイ孔付近）が接している（⑦）．

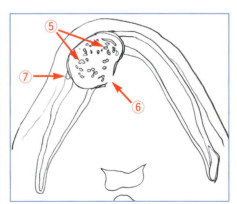

骨表示横断像

鑑別診断 → 腺腫様歯原性腫瘍，石灰化歯原性囊胞，石灰化上皮性歯原性腫瘍

診断 1-2-3 腺腫様歯原性腫瘍（腺様歯原性腫瘍）
Adenomatoid odontogenic tumor

I 顎骨・口腔の疾患　(2) 良性腫瘍または腫瘍類似疾患

画像診断のポイント

1. 境界明瞭な，単房性のエックス線透過像．
2. 多数の細かい石灰化物を含む．
3. 犬歯の埋伏歯を含む（歯冠だけでなく歯根まで含む）．
4. 顎骨の膨隆．
5. 歯根の傾斜や離開．

腺腫様歯原性腫瘍

解説　腺腫様歯原性腫瘍は前歯部に多く見られ，その典型的エックス線所見は，病変内部に多数の細かい石灰化物と，埋伏歯（多くは犬歯）を含んでいることである．このため一般には86，87ページに示したような石灰化物を含むエックス線透過性病変が鑑別診断の対象となる．一方，内部に石灰化物がみとめられない場合には含歯性囊胞との鑑別が必要となるが，含歯性囊胞が埋伏歯の歯冠のみを含むのに対して，腺腫様歯原性腫瘍は歯根の一部まで，または全部を含むことが多く，この点が両者を鑑別する上での手掛かりとなる（参考症例）．

参考症例）

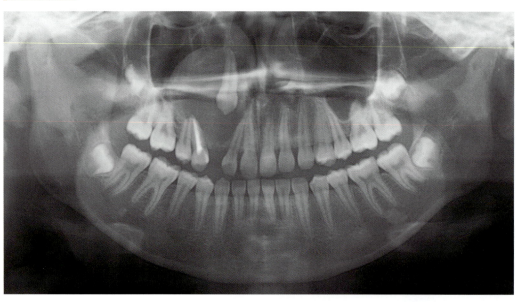

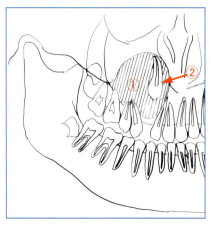

パノラマエックス線所見

14歳，女性．半年くらい前より右側上顎部（鼻翼基部）の腫脹を自覚．近歯科医院にて上顎右側第一小臼歯の根管治療等を受けていたが，改善しないため来院した．来院時，右側上顎部の腫脹著明．口腔内は，上顎右側小臼歯～前歯相当部頰側歯槽部から歯肉頰移行部にかけて骨様硬の膨隆を触知した．

パノラマエックス線写真で右側上顎骨（大臼歯～前歯相当部）に境界明瞭な単房性のエックス線透過像（注：上顎洞と比較するとややエックス線不透過性である）がみとめられる（①）．病変内部には埋伏歯（上顎右側犬歯）の歯冠から歯根までが含まれる（②）．明らかな石灰化物はみとめられない．病変は第一小臼歯と側切歯の歯根を離開させている．

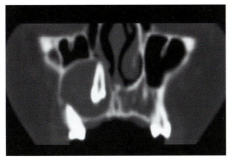
冠状断像

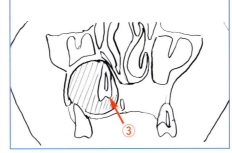

エックス線CT所見
右側上顎骨に犬歯の埋伏歯全体（③）を含む境界明瞭な病変がみとめられる．
診断：腺腫様歯原性腫瘍．

腺腫様歯原性腫瘍について

- 10～20歳代に好発し，やや女性に多い．
- 好発部位は上顎前歯部で，しばしば埋伏歯を伴う．
- 歯牙腫と合併することがある．

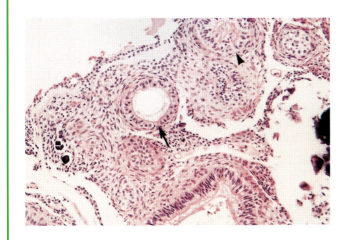

病理組織学的所見
腫瘍実質は上皮性細胞成分に富み，シート状に増殖する．
実質内に腺管様構造（偽腺管；矢印）や，それら細胞が互いに向き合って配列する花冠状構造（ロゼット形成；矢頭）がみとめられる．散在性で大小不同の塊状ないし粒状石灰化もみられる．

処置
摘出掻爬術などの顎骨保存療法がおこなわれている．本腫瘍は比較的厚い線維性組織で被覆されているので，摘出後の再発はほとんどみられない．エックス線像で含歯性嚢胞様を呈するため，誤って嚢胞と診断して開窓療法などの治療をすることは避けなければならない．予後は良好である．

症例 1-2-4

13歳，女子．
カリエス処置のために近歯科医院にてパノラマエックス線撮影をおこない，左上顎に病変のあることを指摘された．これまでに自覚症状は全くなく，初診時の口腔内所見にも異常をみとめなかった．

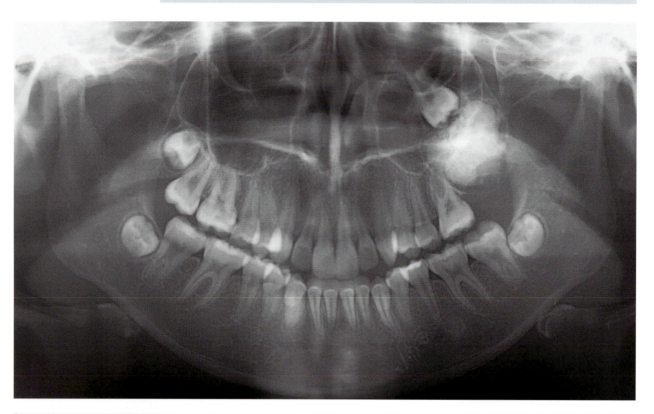

パノラマエックス線所見

左側上顎骨（大臼歯相当部）に境界明瞭な病変がみとめられ，上方では上顎洞に進展している（①）．病変の大部分は不均一なエックス線不透過像であるが，その周囲はエックス線透過帯によって囲まれている．病変の上方には第二大臼歯と考えられる埋伏歯が接している（②）．

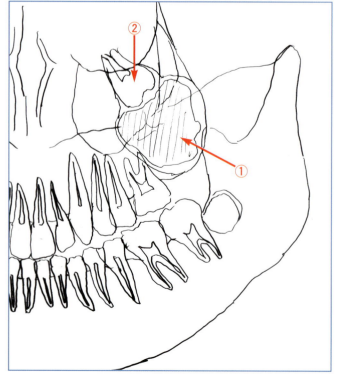

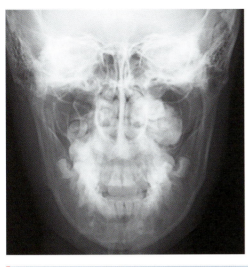
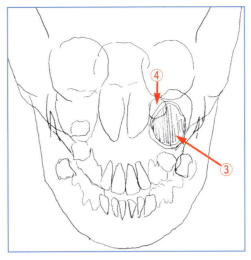

頭部正面(P-A)像エックス線所見

病変内部のエックス線不透過像はエックス線透過帯によって囲まれており，周囲との境界は明瞭である（③）．病変の上内方に埋伏歯（第二大臼歯）がみとめられる（④）．

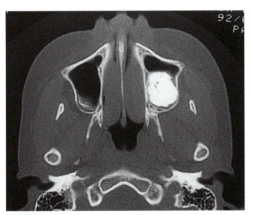
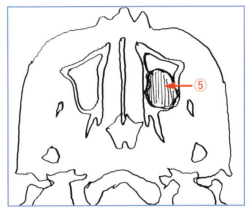

横断像

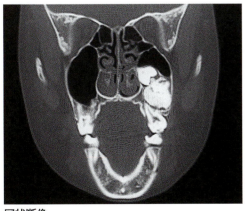
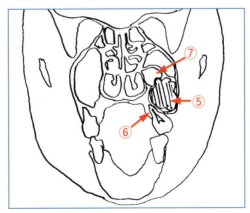

冠状断像

エックス線CT所見

左側上顎骨歯槽部から上顎洞にかけて，塊状の硬組織からなる病変がみとめられる（⑤）．この病変は下方では第一大臼歯の歯根（⑥）と接しており，上方では埋伏歯（第二大臼歯）の歯冠（⑦）と接している．

鑑別診断 → 歯牙腫，複雑型，セメント質骨形成線維腫，骨腫

I 顎骨・口腔の疾患　(2) 良性腫瘍または腫瘍類似疾患

診断 1-2-4　歯牙腫, 複雑型（複雑性歯牙腫）
Odontoma, complex type

画像診断のポイント　　歯牙腫, 複雑型

1. エックス線透過帯で囲まれた塊状のエックス線不透過像.
2. エックス線不透過像の内部はやや不均一.
3. 埋伏歯を伴う.

解説 歯牙腫は埋伏歯を伴うことが多く，典型像ではその歯冠に近接して病変がみられる．エックス線透過帯の存在は，骨腫や骨硬化症との鑑別点である．

参考症例）

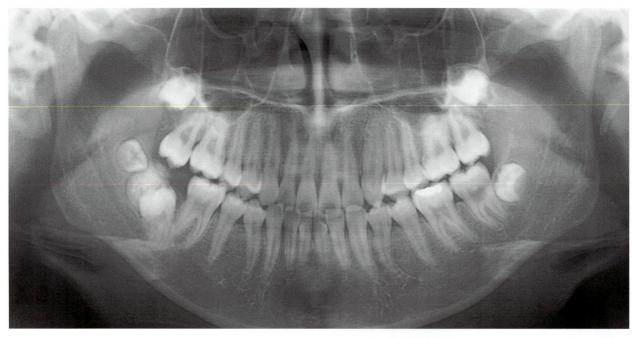

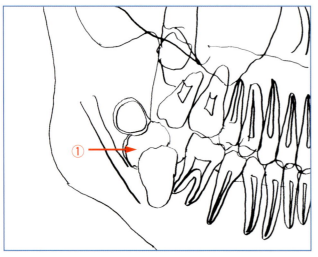

パノラマエックス線所見

16歳，女子．下顎右側第二大臼歯の未萌出と同部の歯肉の腫脹を主訴として来院した．来院時，同部の歯肉は腫脹しており，歯槽頂粘膜には上顎第二大臼歯による圧痕がみとめられた．

パノラマエックス線写真で右側下顎骨（大臼歯相当部）に，エックス線透過帯によって囲まれた，塊状のエックス線不透過像がみとめられる（①）．この病変は近心側では埋伏歯（第二大臼歯）の歯冠と接している．また遠心側では第三大臼歯の歯胚と接し，これを移動させている．

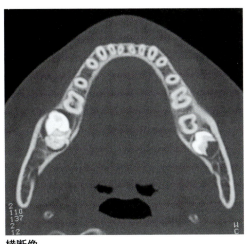 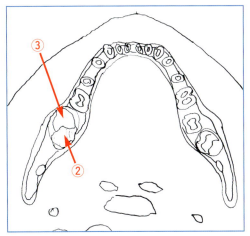

横断像

エックス線CT所見

硬組織塊の内部構造はやや不均一であり（②），埋伏歯（第二大臼歯）の歯冠（③）と接している．

診断：歯牙腫, 複雑型．

歯牙腫, 複雑型について

- 若年者に好発する．
- 下顎大臼歯部に好発する．
- 摘出物は塊状の硬固物としてみとめられる．

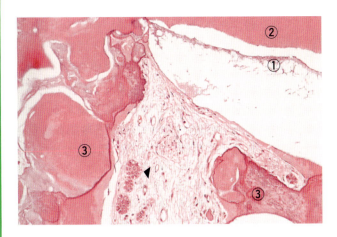

病理組織学的所見

小柱構造を有するエナメル質様（①），細管構造をもつ象牙質様（②），層板状構造をもつセメント質様あるいは骨様硬組織（③）が不規則塊状に増殖する．歯髄様の線維性結合織も含まれる．また歯堤様の上皮性成分（矢頭）が介在することもある．

処置

小さいものは，容易に摘出でき腫瘍摘出術をおこなうが，大きくなると顎骨切除をあわせておこなうことが必要となる．予後は良好である．しかし，発育途上の腫瘍は軟組織が多く（軟性歯牙腫），摘出が不完全な場合は再発する．

症例 1-2-5

23歳，男性．
右側下顎部の無痛性腫脹を主訴として来院した．来院時，触診により，下顎右側小臼歯部の頰側歯槽部から歯肉頰移行部にかけて骨様硬の膨隆を触知した．

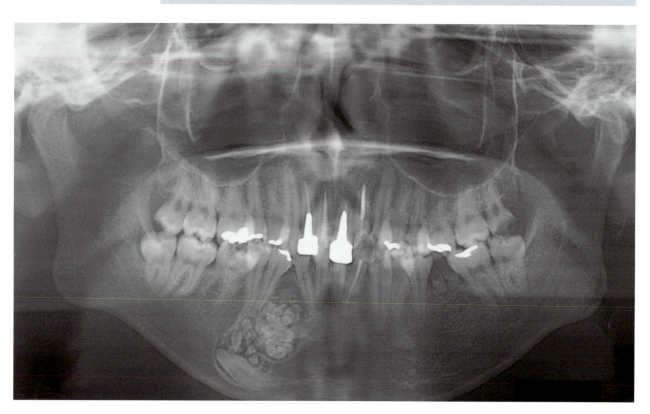

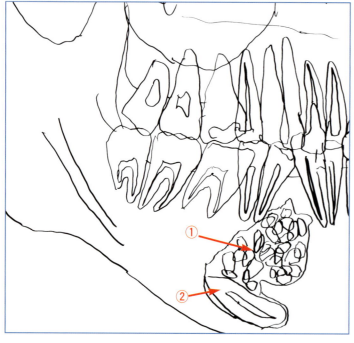

パノラマエックス線所見

右側下顎骨骨体部（小臼歯相当部）に境界明瞭な病変がみとめられる．病変の内部には数多くの小塊状のエックス線不透過像がみとめられ，その周囲はエックス線透過帯によって囲まれている（①）．それぞれの不透過像はよく見ると小さな歯牙のように見える．病変は第一小臼歯と側切歯の歯根を離開させている．病変の下方部には犬歯が埋伏しており，病変と接している（②）．

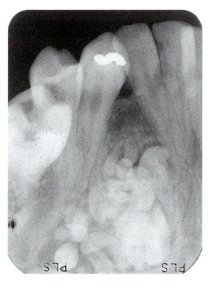
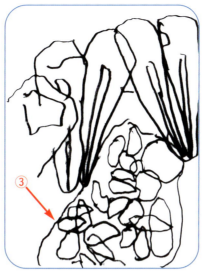

口内法エックス線所見

病変内部には多数の小塊状のエックス線不透過像が集合しており，そのそれぞれが小さな歯牙様構造を持っているようである（③）．

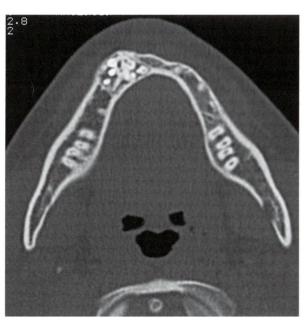
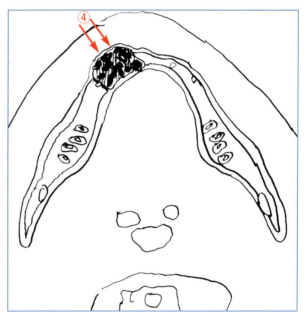

横断像

エックス線CT所見

右側下顎骨骨体部（小臼歯相当部）に，多数の小塊状硬組織を含む，境界明瞭な病変がみとめられる．個々の硬組織塊は歯牙様構造を持っており，歯髄腔やエナメル質の存在が確認できる．病変により頬側皮質骨は菲薄化膨隆している（④）．

鑑別診断 → 歯牙腫，複雑型，セメント質骨形成線維腫，骨腫

I 顎骨・口腔の疾患　(2) 良性腫瘍または腫瘍類似疾患

診断 1-2-5　歯牙腫, 集合型（集合性歯牙腫）
Odontoma, compound type

画像診断のポイント　　　　　　　　　　　　歯牙腫, 集合型

1. エックス線透過帯で囲まれた, 小塊状のエックス線不透過像の集合.
2. 個々のエックス線不透過像は歯牙様構造を持っている.
3. 埋伏歯を伴う.

解説　本症例や参考症例のように, 小塊状のエックス線不透過像が密に集合し, さらにこれらの中に歯髄腔等の歯牙様構造が確認できれば, 歯牙腫, 集合型の診断は容易であり, 他の病変との鑑別診断が問題となることはほとんどない.

参考症例）

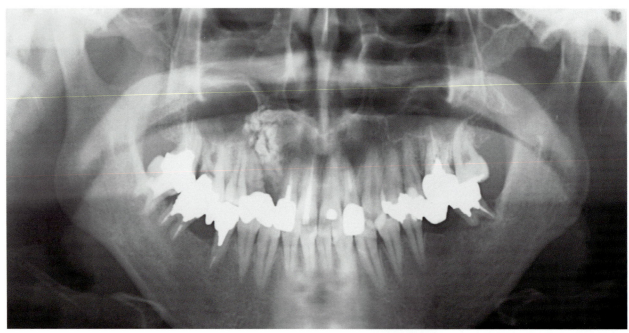

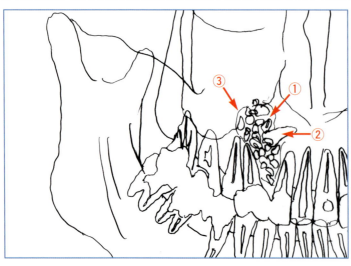

パノラマエックス線所見

29歳, 男性. カリエス処置のために近歯科医院にてパノラマエックス線撮影をおこない, 右側上顎に病変のあることを指摘された. 自覚症状はなく, 口腔内にも異常所見をみとめなかった.
パノラマエックス線写真で, 右側上顎骨（犬歯～小臼歯相当部）に, 多数の小塊状エックス線不透過像を含む病変がみとめられる（①）. 病変は犬歯の埋伏歯を伴っている（②）. 病変の一部は上顎洞に進展している（③）.

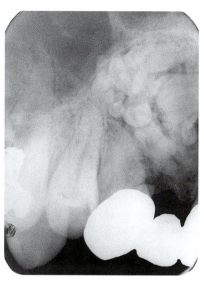 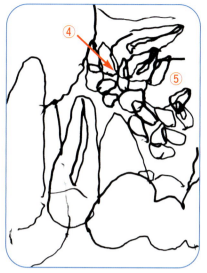

口内法エックス線所見

個々のエックス線不透過像は，歯牙様の形態と内部構造を持っている（④）．これらの不透過像の周囲はエックス線透過帯によって囲まれており，周囲との境界は明瞭である．病変の近心側には埋伏歯（犬歯）がみとめられる（⑤）．

診断：歯牙腫，集合型．

歯牙腫，集合型について

- 若年者に多い．
- 上顎前歯部に好発する．
- 摘出物は矮小歯が多発した所見を示し，その数が数個から多いもので数百個に及ぶものもある（下図）．

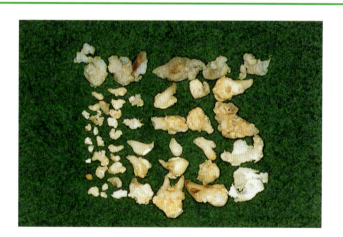

病理組織学的所見

個々の歯牙様硬組織はエナメル質，象牙質，セメント質および歯髄がほぼ正常な歯と類似している．

処置

腫瘍の摘出．境界は比較的明瞭で，エックス線所見により病変の位置を確認しておけば，摘出は容易である．予後は良好である．

症例 1-2-6

34歳，女性．
左側上顎骨歯槽部（前歯相当部）の疼痛を主訴として近歯科医院を受診し，エックス線撮影をおこなったところ，同部にエックス線透過像がみとめられたため来院した．来院時，同部の腫脹はみとめられず，被覆粘膜は正常であった．

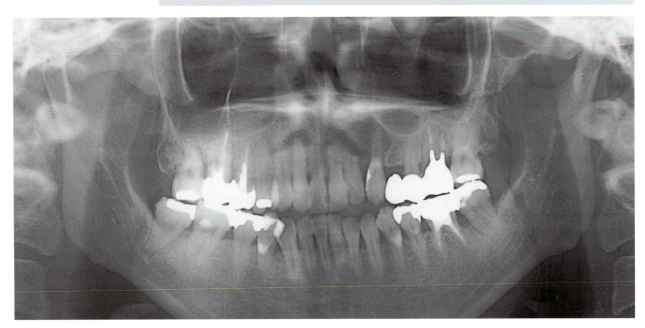

パノラマエックス線所見

左側上顎骨歯槽部（前歯相当部）に単房性のエックス線透過像がみとめられる（①）．辺縁部の骨硬化像は，はっきりとはみとめられない．病変は上顎左側切歯および犬歯の歯根を含んでいるが，これらのうち側切歯の歯根は吸収されている（②）．病変は上方では上顎洞と接している（③）．

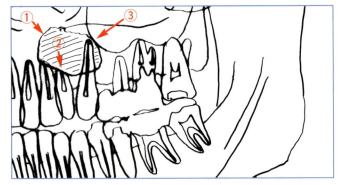

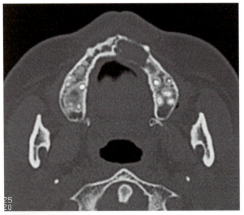

横断像

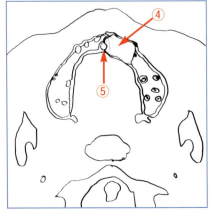

エックス線CT所見

左側上顎骨歯槽部（前歯相当部）に不整形の病変がみとめられる（④）．病変の周囲に明らかな辺縁骨硬化像はみとめられない．病変により皮質骨は菲薄化しているが，膨隆はみとめられない．病変は近心側では切歯管（⑤）に及んでいる．

鑑別診断 ➡ エナメル上皮腫，歯原性角化囊胞，歯根囊胞，歯原性線維腫

Ⅰ 顎骨・口腔の疾患　(2) 良性腫瘍または腫瘍類似疾患

診 断 1-2-6
歯原性線維腫
Odontogenic fibroma

画像診断のポイント

1. エックス線透過像．
2. 境界はおおむね明瞭だが，辺縁骨硬化像は完全にはみとめられない．
3. 歯根の吸収．

歯原性線維腫

解説 顎骨中心性に生じる歯原性線維腫はまれであり，その典型的エックス線像は必ずしも明らかではない．一般には境界明瞭なエックス線透過像を示し，石灰化物を含む場合もあるとされている．

歯原性線維腫について

- 20歳以下の若年者に好発する．
- 下顎大臼歯部が主な発生部位である．

病理組織学的所見

歯乳頭に類似する線維芽細胞様細胞および線維性結合織が束状に増殖する．小塊状の歯原性上皮の散在することが多い．

処置

周辺性の歯原性線維腫は顎骨の辺縁切除ないしは部分切除をおこなう．顎骨中心性の歯原性線維腫では，エナメル上皮腫などの場合と同様に，腫瘍が下顎管に及んでいない場合は下顎骨辺縁切除，下顎下縁に及ぶ症例は区域切除，関節突起に及ぶものは下顎片側切除をおこなう（325ページ）．骨欠損部は腸骨などによる移植再建術が必要である．上顎骨の腫瘍では，部分切除をおこなう．不完全な摘出術は再発をおこしやすい．

症例 1-2-7

16歳，男子．
右側下顎部の乳歯残存と歯列不正を主訴として矯正歯科を受診した．エックス線写真を撮影したところ，同部に病変がみとめられた．

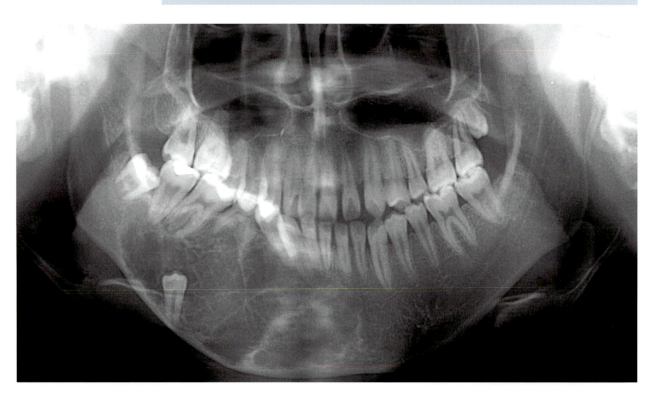

パノラマエックス線所見

下顎骨骨体部（右側大臼歯部〜左側前歯部）に多房性のエックス線透過像がみとめられる．境界はやや不明瞭である．病変内部には隔壁構造がみとめられるが，これらは直線的であり格子状に交わっている部分も見られ，いわゆるテニスラケット状の所見を示している（①）．病変は内部に第二小臼歯と考えられる埋伏歯を含み，これを下顎下縁まで移動させている（②）．前歯から右側大臼歯の歯根は病変に含まれ，傾斜している．歯根の吸収は明らかにはみとめられない．下顎骨下縁の皮質骨は菲薄化している（③）．④：第二乳臼歯の晩期残存．

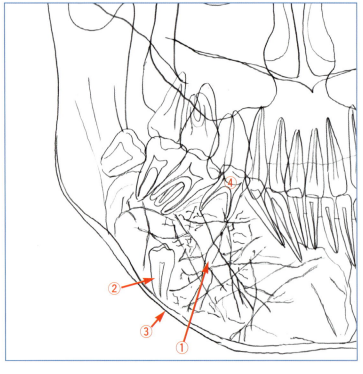

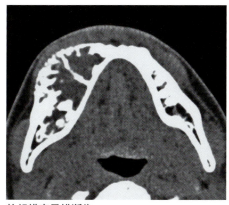
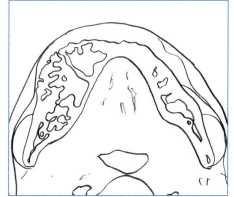
軟組織表示横断像

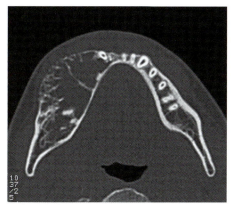
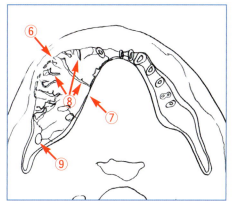
骨表示横断像

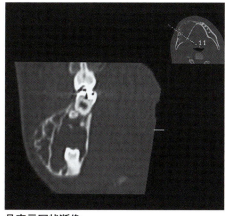
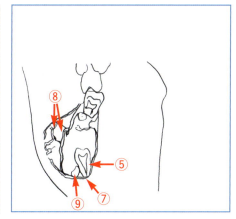
骨表示冠状断像

エックス線CT所見

右側下顎骨体部に埋伏歯（⑤）を含む病変がみとめられる．頬側皮質骨の菲薄化と膨隆が著明であり（⑥），舌側および下顎骨下縁の皮質骨も菲薄化している（⑦）．病変の内部には，直線的な骨性の隔壁構造が多数みとめられる（⑧）．隔壁の多くは部分的で短いが，長さの長いものもみられる．⑨：下顎管．

鑑別診断 → 歯原性粘液腫，エナメル上皮腫，歯原性角化囊胞，顎骨中心性血管腫

Ⅰ 顎骨・口腔の疾患　(2) 良性腫瘍または腫瘍類似疾患

診断 1-2-7　歯原性粘液腫
Odontogenic myxoma

画像診断のポイント

1. 境界明瞭なまたはやや不明瞭な，多房性のエックス線透過像．
2. テニスラケット状所見（tennis racket appearance）．
3. 顎骨の膨隆．
4. 埋伏歯を伴うことが多い．
5. 歯根の傾斜や離開．
6. 歯根吸収がみられることもある．

歯原性粘液腫

解説　歯原性粘液腫の特徴的なエックス線所見は，格子状に交わる直線的な隔壁構造が病変内部にみとめられることであり，これはテニスラケット状所見とよばれている．鑑別診断としてはエナメル上皮腫や顎骨中心性血管腫等があげられるが，エックス線写真上で典型的なテニスラケット状所見がみとめられた場合には，歯原性粘液腫の可能性がかなり高いと考えてよい．

参考症例）

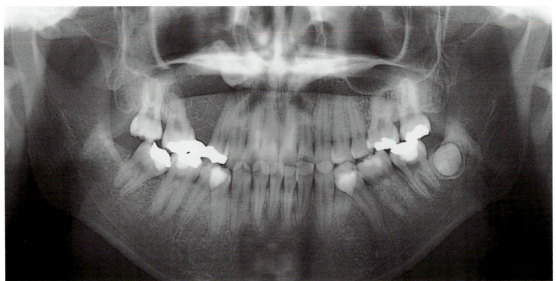

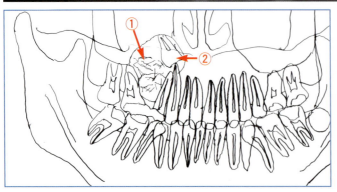

症例

19歳，女性．
2,3か月前より，⑥5④|ブリッジの動揺および周囲の歯肉腫脹が発現し，その後症状が改善しないため来院した．

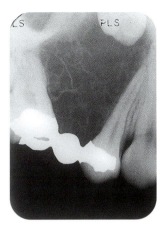
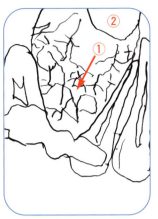

パノラマエックス線所見，口内法エックス線所見

右側上顎骨（大臼歯～犬歯相当部）に境界やや不明瞭なエックス線透過像がみとめられる．病変内部には繊細な隔壁構造がみとめられ，テニスラケット状の所見を示している（①）．病変は埋伏歯（第二小臼歯）を含んでいるが，これは病変によって圧迫され，上方に移動している（②）．病変は，下方では歯槽頂まで進展している．

診断：歯原性粘液腫．

歯原性粘液腫について

- 10〜50歳代（平均約30歳）に発生し，女性にやや多い．
- 主に下顎臼歯部に発生する．
- 粘液線維腫（myxofibroma）ともよばれる．

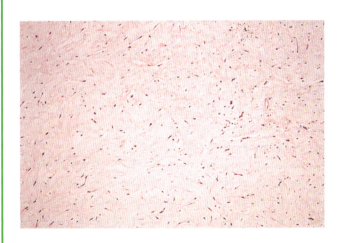

病理組織学的所見

ヘマトキシリンに淡青染する粘液基質成分を背景に，紡錘形ないし星状の細胞が散在性に増殖する．
小塊状の歯原性上皮がみられることもある．

処置

本腫瘍は骨内で浸潤増殖傾向がみられるので，局所再発をおこしやすい．したがって，下顎骨区域切除や腫瘍が大きい場合は片側切除をおこない（325ページ），周囲の骨は十分に削除して再発を防止する．予後は完全に摘出できれば良好であるが，再発や場合によっては悪性化することもある．

症例 1-2-8

15歳, 女子.
半年くらい前より下顎左側第一大臼歯の疼痛と腫脹を自覚した. 近歯科医院にて同歯を抜歯したが, その後も症状が改善しないため来院した. 口腔内は下顎左側大臼歯部頰側歯槽部から歯肉頰移行部にかけて骨様硬の膨隆を触知した.

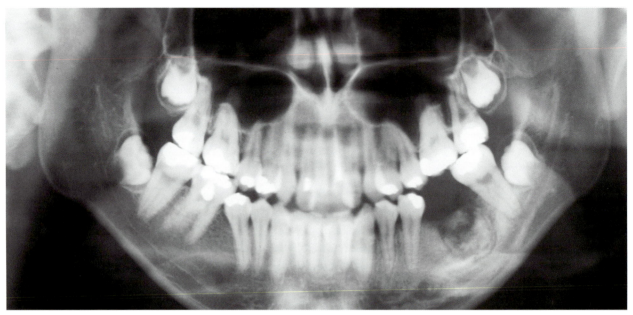

パノラマエックス線所見

左側下顎骨 (第一大臼歯相当部) に, 内部不均一なエックス線不透過像がみとめられる (①). この不透過像と周囲の下顎骨との間には1層のエックス線透過帯がみとめられ (②), 両者の境界は明瞭である.

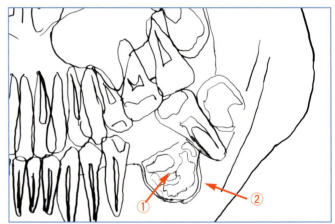

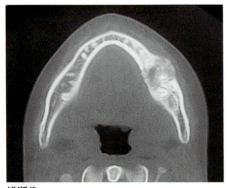

横断像

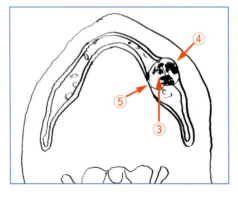

エックス線CT所見

下顎左側第一大臼歯相当部に内部不均一な病変がみとめられる (③). 病変は頰側に膨隆しており, 頰側の皮質骨はほとんど吸収されている (④). 舌側の皮質骨も菲薄化している (⑤).

鑑別診断 → セメント芽細胞腫, 骨芽細胞腫, セメント質骨形成線維腫, 歯牙腫, 複雑型, 慢性化膿性骨髄炎 (腐骨)

診断 1-2-8 セメント芽細胞腫（良性セメント芽細胞腫）
Cementoblastoma

画像診断のポイント

1. 内部不均一，または均一なエックス線不透過像（通常は歯根と連続している）．
2. エックス線不透過像の周囲は，1層のエックス線透過帯によって囲まれている．
3. 顎骨の膨隆．

セメント芽細胞腫

解説 セメント芽細胞腫は歯根と一塊となっていることが特徴であるが，本症例のように関連する歯がすでに抜歯されている場合には，他の病変との鑑別が難しい．

セメント芽細胞腫について

- 若年者に好発し，若干女性に多いとされる．
- 下顎大臼歯部に好発する．

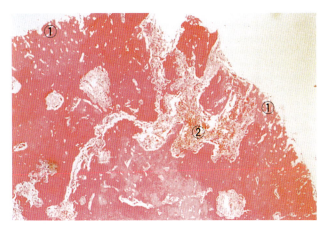

病理組織学的所見

辺縁が放射状構造（①）をなし，不規則な層板状の改造線を有する有細胞セメント質類似の硬組織が梁状あるいは塊状に増殖する．
増殖するセメント質様硬組織辺縁には芽細胞が配列し，破骨細胞様の多核巨細胞も出現する．硬組織間には線維性結合織（②）が介在する．

処置

罹患した歯根に連続して腫瘍が発生するので，罹患歯とともに腫瘍を摘出する．予後は良好である．

症例 1-2-9

13歳，男子．
4年くらい前より右側下顎部の腫脹を自覚し，その後徐々に増大するため来院した．

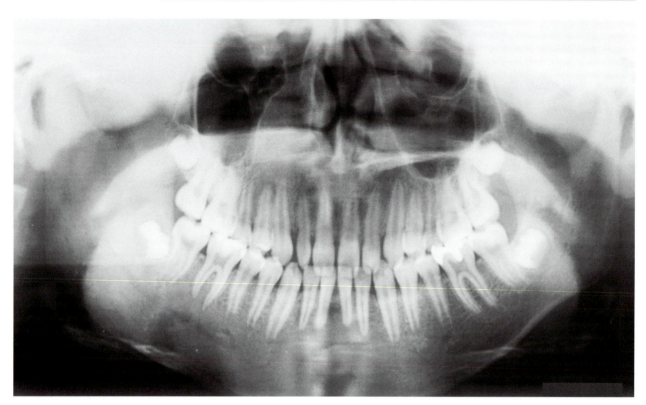

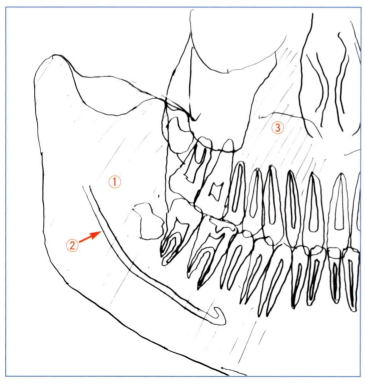

パノラマエックス線所見

右側下顎枝から下顎骨骨体部にかけて，境界不明瞭なエックス線不透過像がみとめられる（①）．病変の内部はほぼ均一で骨梁構造のみられない，いわゆるすりガラス状の所見を呈している．病変による歯根の吸収や移動はみられない．下顎管の偏位もみとめられない（②）．右側上顎骨にも同様の境界不明瞭なエックス線不透過像がみとめられ，上顎洞を変形させている（③）．

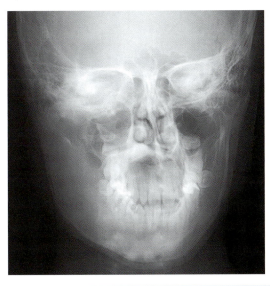
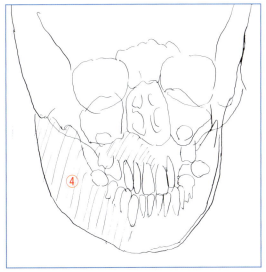

頭部正面（P-A）像エックス線所見

右側下顎骨全域にすりガラス状のエックス線不透過像がみとめられる（④）．皮質骨は菲薄化または消失している．

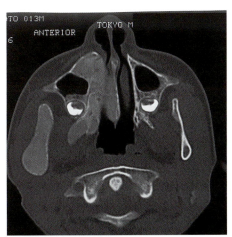

下顎枝レベルの横断像

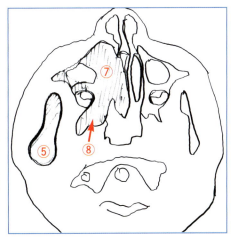

エックス線CT所見

病変による右側下顎枝および下顎骨骨体部の膨隆が著明であり（⑤，⑥），皮質骨は菲薄化または消失している．右側上顎骨（⑦）や蝶形骨翼状突起（⑧）にも同様の病変があり，多骨性の病変であることがわかる．

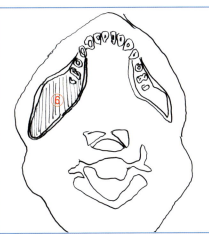

下顎骨体レベルの横断像

鑑別診断 → 線維性異形成症，骨形成線維腫，慢性硬化性骨髄炎，Paget 骨病

Ⅰ 顎骨・口腔の疾患　(2) 良性腫瘍または腫瘍類似疾患

診断 1-2-9 線維性異形成症（線維性骨異形成症）
Fibrous dysplasia

画像診断のポイント

1. すりガラス状のエックス線不透過像（ground glass appearance）．
2. 境界不明瞭．
3. 顎骨の著明な膨隆．
4. 多骨性に生じる場合がある．
5. 歯根の吸収や歯の移動はほとんどみられない．

線維性異形成症

解説　線維性異形成症の典型的エックス線所見は，すりガラス状所見とよばれる内部均一で無構造なエックス線不透過像である．しかし病変内部の硬組織の形成量に応じて，エックス線不透過像と透過像とが混在した斑紋状所見（mottled appearance）とよばれる像や，あるいは囊胞様のエックス線透過像を呈する場合もある．単骨性（参考症例）または多骨性に生じ，境界不明瞭な所見や，病変が増大しても歯の移動や歯根の離開を伴わない点などが骨形成線維腫との鑑別点となる．

参考症例）

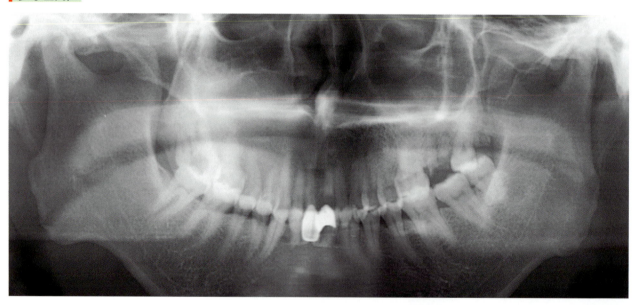

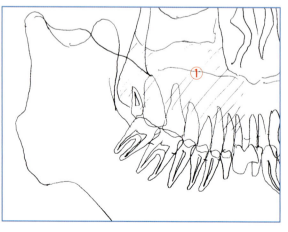

パノラマエックス線所見

51歳，男性．10年くらい前より右側上顎部の腫脹を自覚していたが，無痛性のため放置していた．その後徐々に腫脹が増大し，疼痛を生じてきたため来院した．

パノラマエックス線写真で，右側上顎骨に境界不明瞭なエックス線不透過像がみとめられる（①）．病変の内部は均一，無構造であり，いわゆるすりガラス状の所見を呈している．病変のために右側上顎洞の輪郭は不明瞭である．

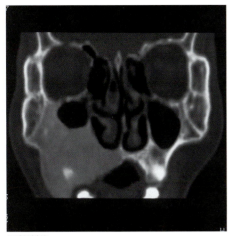
冠状断像

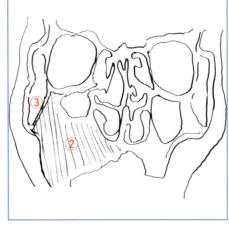

エックス線CT所見
病変（②）は右側上顎骨のほぼ全域を占めているが，隣接する頰骨（③）には進展しておらず，単骨性の病変であることがわかる．
診断：線維性異形成症．

線維性異形成症について

- 若年者の上顎に好発する．
- 非腫瘍性疾患である．
- 関連症候群：女性の性的早熟を呈し，皮膚のメラニン色素沈着や骨奇形を伴うAlbright症候群の部分症として発症することもある．

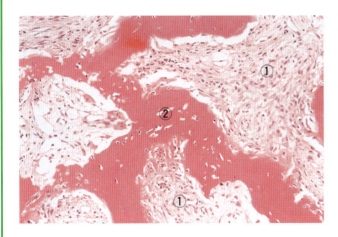

病理組織学的所見
顎骨が線維芽細胞様細胞および線維性結合織の増生（①）により置換され，その内部に塊状あるいは梁状の骨形成（②）がみられる．
被膜の形成は不完全あるいは欠失している．既存の友質骨と連続移行し，これがセメント質・骨形成線維腫との鑑別点となる．

処置
境界が不明瞭なため，摘出術は一般にはおこなわれない．上顎骨に発生することが多く，顔面の変形を訴える場合は，顔面形成術（いわゆるfacectomy）をおこなう．Albright症候群は多骨性に発生する場合が多く，機能障害や審美的障害のみられる症例では障害のある部位の骨削除がおこなわれる．骨格の成長終了後におこなわれることが多い．根治手術ではないため，再発することがある．なお，本症はまれに悪性転化するとの報告もあり，経過観察が必要となる．

症例 1-2-10

17歳，男子．
3年くらい前より，左側下顎部の腫脹を自覚していた．痛みがないため放置していたが，その後腫脹が徐々に増大してきたため来院した．来院時，下顎骨骨体部には頰舌的に骨様硬の著明な膨隆がみとめられた．

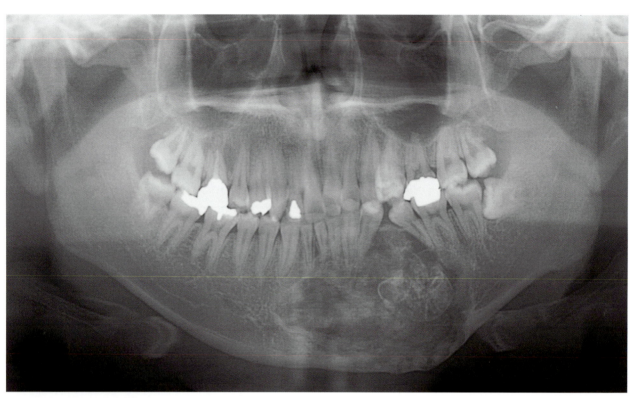

パノラマエックス線所見

下顎骨骨体部（右側犬歯～左側大臼歯相当部）に，境界明瞭な病変がみとめられる（①）．病変の内部は不均一であり，エックス線不透過性の部分と透過性の部分とが混在している．病変によって左側第一小臼歯と第二小臼歯の歯根は離開している．病変は下方では下顎骨下縁まで及び，皮質骨を菲薄化膨隆させている（②）．

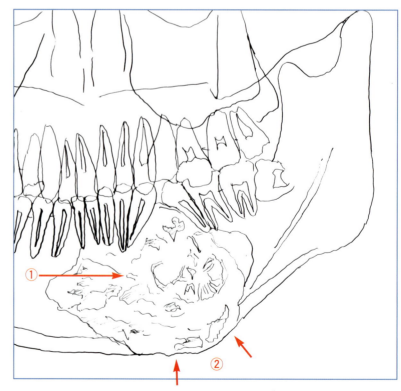

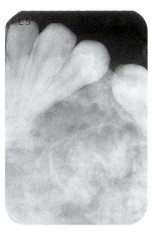 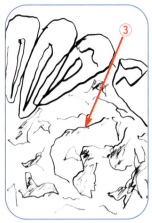 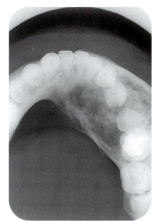 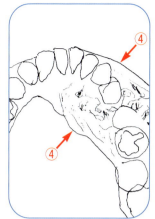

口内法(等長法)エックス線所見

下顎左側小臼歯部相当部に,エックス線不透過性の部分と透過性の部分とが混在する病変がみとめられる(③).

口内法(咬合法)エックス線所見

病変により皮質骨は菲薄化し,頰舌方向に著明に膨隆している(④).

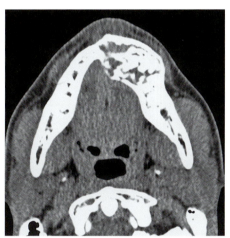 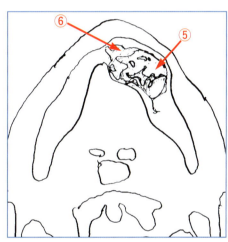

軟組織表示横断像

エックス線CT所見

下顎骨骨体部に境界明瞭な病変がみとめられる.病変の内部は不均一であり,硬組織成分(⑤)と軟組織成分(⑥)とが混在している.病変により,同部の頰舌側皮質骨は著明に菲薄化膨隆している.

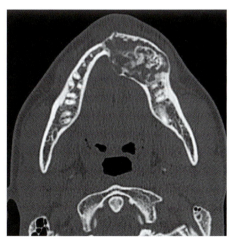 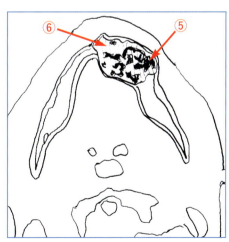

骨表示横断像

鑑別診断 → 骨形成線維腫,線維性異形成症,石灰化上皮性歯原性腫瘍

Ⅰ 顎骨・口腔の疾患　(2) 良性腫瘍または腫瘍類似疾患

診断 1-2-10　骨形成線維腫（セメント質骨形成性線維腫）
Ossifying fibroma

画像診断のポイント　　セメント質骨形成線維腫

1. 内部は不均一で，エックス線不透過像とエックス線透過像とが混在している．
2. 周囲の骨との境界は明瞭．
3. 顎骨の膨隆．
4. 歯根の離開．

解説　セメント質骨形成線維腫の特徴的エックス線所見はエックス線不透過像と透過像との混在であり，斑紋状所見（mottled appearance）とよばれる．同様の所見は線維性異形成症でもみられる場合があるが，両者の鑑別点は108ページに述べた．病変内部におけるエックス線不透過像と透過像の割合は形成された硬組織の量によって異なり，硬組織が多いほど不透過性が強く，少ないほど透過性が強い．時には顎嚢胞に類似した，完全なエックス線透過像を示す場合もある．

参考症例)

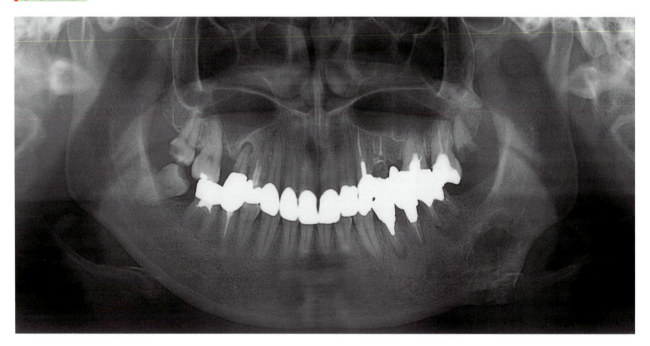

パノラマエックス線所見

33歳，女性．
半年くらい前に左側下顎部の腫脹を友人より指摘された．その後，来院時まで増大傾向はなかった．
パノラマエックス線写真で左側下顎骨骨体部（大臼歯相当部）にエックス線不透過性の部分と透過性の部分とが混在する病変がみとめられる（①）．病変は下顎骨下縁部の皮質骨を菲薄化膨隆させている（②）．
診断：骨形成線維腫．

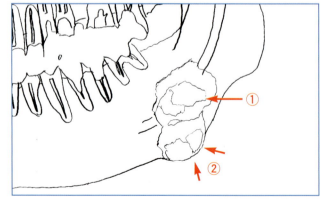

セメント質骨形成線維腫について

- 好発部位は下顎臼歯部である．
- 緩徐に膨張性発育を示す．

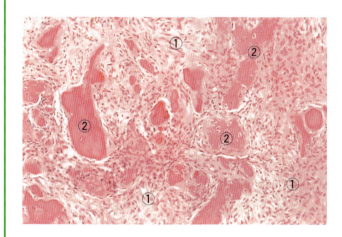

病理組織学的所見

線維芽細胞様の紡錘形細胞および線維性結合織の束状あるいは結節状の増殖からなる線維腫（①）が存在する．
その内部に放射状あるいは層板状構造を有するセメント質ないし骨類似の硬組織（②）が塊状ないし梁状に形成され散在する．
組織学的にも本腫瘍は隣接組織と明瞭に区分され，骨の線維性異形成症との重要な鑑別点となる．

処　置

摘出術が原則であるが，大きいものでは腫瘍切除術．境界は比較的明瞭で摘出は容易である．予後は良好である．

症例 1-2-11

53歳，女性．
半年ほど前より，下顎左側大臼歯部の腫脹と疼痛を自覚．近歯科医院にて下顎左側第二大臼歯を抜歯したが，症状が改善しないため来院した．来院時，同部頬側歯槽部に若干の腫脹あり．抜歯窩は閉鎖しており，被覆粘膜は正常であった．

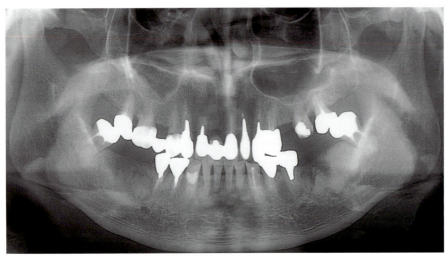

パノラマエックス線所見

左側下顎骨骨体部（大臼歯相当部）に，境界ほぼ明瞭な病変がみとめられる（①）．その一部は第三大臼歯の歯根と連続している．病変の内部は不均一であり，大部分はエックス線不透過性であるが，透過性の部分もみとめられる．同様の病変が，下顎右側第三大臼歯根尖部（②），下顎右側第一大臼歯根尖相当部（③），下顎前歯根尖部（④），上顎右側大臼歯根尖部（⑤）にもみとめられる．これらと周囲の骨との境界は明瞭または不明瞭である．

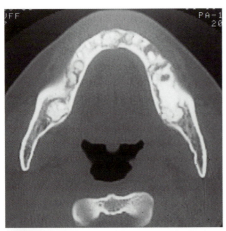
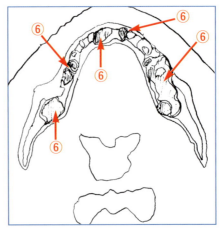

横断像

エックス線CT所見

下顎骨体部に多発性の病変がみとめられる（⑥）．いずれも病変の内部は硬組織成分であるが，その周囲は1層の軟組織によって取り囲まれている．病変と骨との境界はおおむね明瞭である．皮質骨は部分的に菲薄化または消失している．

鑑別診断 → 家族性巨大型セメント質腫，セメント質骨異形成症，慢性化膿性骨髄炎（腐骨），Paget 骨病，Gardner 症候群

Ⅰ 顎骨・口腔の疾患　(2) 良性腫瘍または腫瘍類似疾患

診 断
1-2-11

家族性巨大型セメント質腫
（骨性異形成症（開花状））
Familia gigantform cementoma

画像診断のポイント	家族性巨大型セメント質腫
①	多発性または対称性に生じる．
②	内部不均一なエックス線不透過像．
③	エックス線不透過像の周囲は，エックス線透過帯によって囲まれていることが多い．

家族性巨大型セメント質腫

- 顎骨の数か所で発症し，顎骨の膨隆がみられる．
- ときに，家族性に発生する．
- 巨大型セメント質腫，家族性多発性セメント質腫ともよばれる．

病理組織学的所見
封入細胞の乏しい原生セメント質類似の緻密な硬組織が塊状ないし融合性，分葉状に増殖する．線維性結合織の介在はわずかである．

処置
原則は腫瘍摘出であるが，多発性に生じた腫瘍では，炎症を繰り返したり急速に大きくならない限り摘出はおこなわずに経過観察をすることが多い．予後は摘出した場合は良好である．多発性の症例では，摘出によって骨折の危険性を生ずることがある．

症例 1-2-12

20歳, 女性.
下顎右側第一大臼歯のカリエス処置を希望して近歯科医院を受診しエックス線撮影をおこなったことろ, 根尖部に病変がみとめられたため, 来院した. 腫脹や疼痛などの自覚症状はなかった.

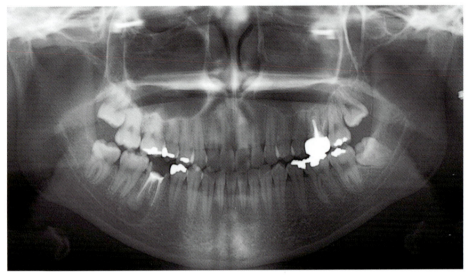

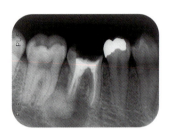

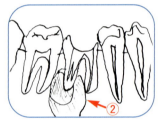

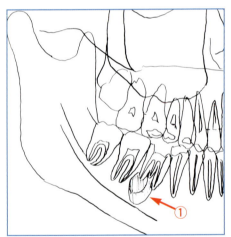

パノラマエックス線所見

下顎右側第一大臼歯根尖部に境界明瞭な病変がみとめられる（①）. 病変の内部は不均一であり, エックス線不透過性の部分と透過性の部分とが混在している.

口内法エックス線所見

下顎右側第一大臼歯根尖部に, 境界明瞭な病変がみとめられる（②）. 病変内部は不均一であり, エックス線透過像の中に塊状のエックス線不透過像が含まれている. 病変と第一大臼歯遠心根との間には歯根膜腔の介在がみとめられる.

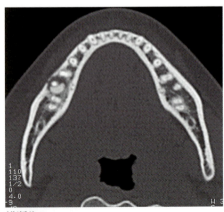

横断像

エックス線CT所見

病変の内部は不均一であり, 塊状の硬組織を含んでいる（③）. この硬組織と第一大臼歯遠心根（④）との境界は明瞭である. 頬側皮質骨は, 病変によって菲薄化している.

鑑別診断 → セメント質骨異形成症, セメント芽細胞腫, 骨形成線維腫

Ⅰ 顎骨・口腔の疾患　(2) 良性腫瘍または腫瘍類似疾患

診 断 1-2-12 セメント質骨性形成症（骨性異形成症（限局性））
Cemento — osseous dysplasia

画像診断のポイント
セメント質骨性異形成症（限局性）

1. 根尖部に生じる．

2. 境界明瞭なエックス線透過像の中に塊状のエックス線不透過像が含まれている（第Ⅱ期）．

3. 不透過像の占める割合は発育の時期によって異なり，エックス線写真上で全くみとめられないものから病変のほぼ全体を占めるものまでさまざまである．

解説 セメント質骨性異形成症のエックス線像は，その発育の時期により，第Ⅰ期：完全なエックス線透過像，第Ⅱ期：エックス線透過像の中に塊状のエックス線不透過像が含まれる，第Ⅲ期：エックス線透過帯で囲まれたエックス線不透過像，の3つに分けられる．本症例は第Ⅱ期に相当し，鑑別診断は比較的容易であるが，第Ⅰ期では歯根肉芽腫や歯根嚢胞との鑑別，第Ⅲ期では骨腫や骨硬化症等との鑑別が問題となる．骨性異形成症（限局性）ではしばしば多発性に病変がみられるが，その場合，それぞれの病変が異なるstageのエックス線像を示すことも少なくない．

セメント質骨性異形成症について

- 主に中年女性の下顎前歯根尖にみられる．
- しばしば数歯に多発する．

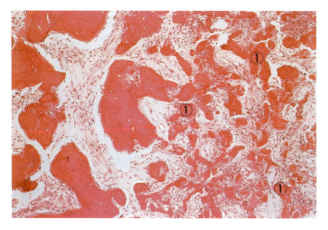

病理組織学的所見
病変の初期には線維芽細胞および線維性結合織の増生が主体を占めるが，進行につれ放射状あるいは層板状構造を有する塊状ないし梁状のセメント質様硬組織（①）が形成される．

処 置
必要であれば罹患歯の歯根とともに摘出術を施行する．症状のない場合は経過観察する．摘出により，予後は良好である．

症例 1-2-13

6歳，男児．
下顎右側第一大臼歯が頬側寄りに萌出してきたので近歯科医院を受診しエックス線撮影をおこなったところ，右側下顎部にエックス線透過像がみとめられたため来院した．来院時，右側下顎骨（大臼歯相当部）に骨様硬の膨隆を触知した．

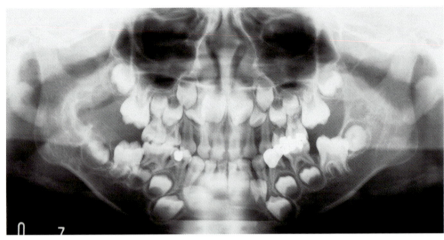

パノラマエックス線所見

右側下顎骨骨体部から下顎枝にかけて，多房性のエックス線透過像がみとめられる（①）．病変の境界は明瞭であり，弧線状辺縁とよばれる波状の辺縁を有する（②）．

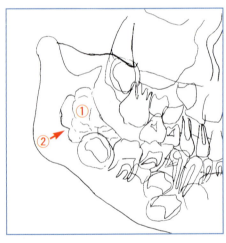
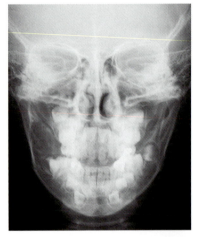
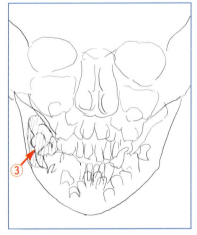

頭部正面（P-A）像エックス線所見

右側下顎枝に内部に隔壁構造を伴う多房性のエックス線透過像がみとめられる（③）．

エックス線CT所見

右側下顎枝に病変がみとめられる（④）．病変は頬舌方向および前方に膨隆しており，皮質骨は菲薄化または消失している．

横断像

鑑別診断 → エナメル上皮腫，中心性巨細胞肉芽腫，動脈瘤性骨嚢胞，顎骨中心性血管腫

Ⅰ 顎骨・口腔の疾患 (2) 良性腫瘍または腫瘍類似疾患

診断 1-2-13 中心性巨細胞肉芽腫（巨細胞肉芽腫）
Central giant cell granuloma

画像診断のポイント　　中心性巨細胞肉芽腫

1. 境界明瞭な，多房性のエックス線透過像（しばしば石けんの泡状所見を呈する）．
2. 弧線状辺縁．
3. 顎骨の膨隆．

中心性巨細胞肉芽腫について

- 腫瘍状病変に分類され，その本態は反応性肉芽腫性疾患とされる．
- 顎骨では上顎に比して下顎に多く，犬歯部あるいは小臼歯部に好発する．
- 顎骨内に生じるものは中心性巨細胞肉芽腫，歯肉部にみとめられるのが周辺性巨細胞肉芽腫または巨細胞性エプーリスとよばれる．
- 中心性巨細胞肉芽腫は30歳以下の女性に多く，周辺性巨細胞肉芽腫ないし巨細胞性エプーリスが20歳以上の女性に多い．
- 家族性に発症する顎骨の巨細胞肉芽腫はケルビズムとよばれ，両側性にみとめられる．

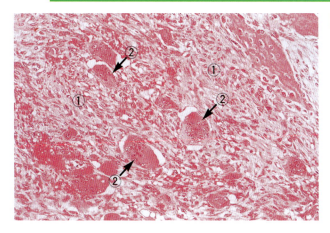

病理組織学的所見

毛細血管の拡張・増生や線維芽細胞および線維性結合織の増生（①），出血，ヘモジデリン沈着等からなる肉芽腫内に大小不同の破骨細胞に類似する多核巨細胞（②）が散在する．
再発傾向や悪性化の可能性もある巨細胞腫との鑑別を要する．巨細胞腫よりも中心性巨細胞肉芽腫は巨細胞の出現が少量，大きさは小型で核数も少ないことで鑑別される．

処 置

周辺性巨細胞肉芽腫は摘出．顎骨中心性の巨細胞肉芽腫は，大きさに応じて下顎骨の辺縁切除術や区域切除術がおこなわれる（325ページ）．再発することは少なく，予後は良好である．

症例 1-2-14

21歳，女性．
カリエス治療のために近歯科医院にてパノラマエックス線撮影をおこなったところ，両側下顎骨にエックス線透過像がみとめられたため，来院した．

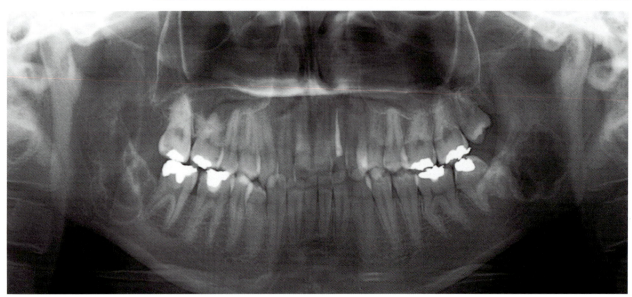

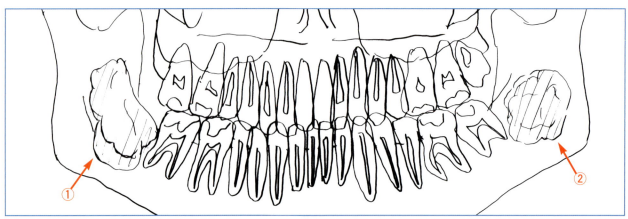

パノラマエックス線所見

左右下顎枝に，境界明瞭なエックス線透過像が対称性にみとめられる（①，②）．いずれも多房性で，弧線状辺縁を有する．

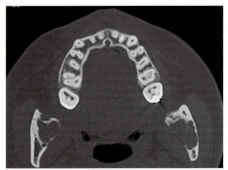

横断像

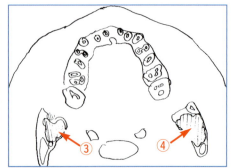

エックス線CT所見

左右下顎枝に対称性に病変がみとめられる（③，④）．病変により皮質骨は菲薄化膨隆または消失している．

鑑別診断 → ケルビズム，中心性巨細胞肉芽腫，エナメル上皮腫，顎骨中心性血管腫，動脈瘤性骨B胞

Ⅰ 顎骨・口腔の疾患　(2) 良性腫瘍または腫瘍類似疾患

診断 1-2-14　ケルビズム（中心性巨細胞肉芽腫）
Cherubism

画像診断のポイント	ケルビズム
①	左右下顎枝に対称性に生じる.
②	境界明瞭な，多房性のエックス線透過像.
③	弧線状辺縁.
④	顎骨の膨隆.

コメント：本症例は，生検による病理組織学的診断は中心性巨細胞肉芽腫であったが，病変が家族性にみられたこと，および両側性対称性に発現していたことをあわせて，ケルビズムと診断された．

ケルビズムについて

- 顎骨，特に下顎骨の両側性膨隆や顔面の変形をきたす家族性疾患である．

病理組織学的所見
顎骨の病変は中心性巨細胞肉芽腫である（中心性巨細胞肉芽腫の項参照）．

処置
思春期近くになると病状の進行は停止し，腫脹は消退してくるので，治療は特に必要ない．骨変形が強い場合，掻爬術がおこなわれることがある．

症例 1-2-15

32歳，女性．
10年ほど前より左下顎部の腫脹を自覚していたが，痛みがないため放置していた．来院時，左側顎角部付近に，骨様硬の半球状腫瘤を触知した．同部の皮膚は正常であった．

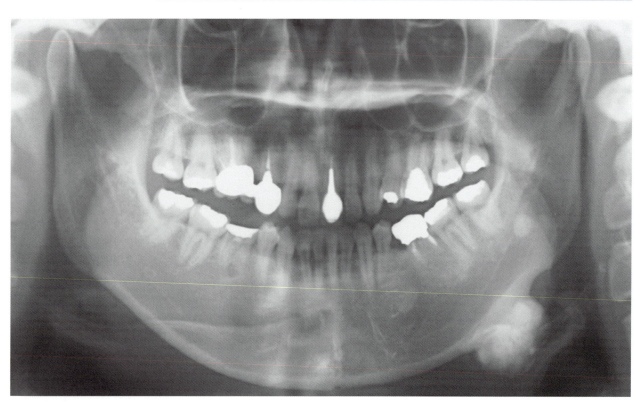

パノラマエックス線所見

左側下顎骨顎角部のやや前方に，境界明瞭な分葉状の硬組織塊があり，これは下顎骨下縁の皮質骨と連続している（①）．この硬組織塊は非常に強いエックス線不透過性を示している．

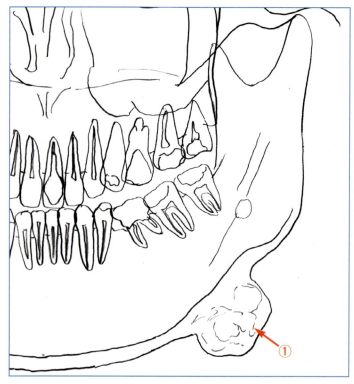

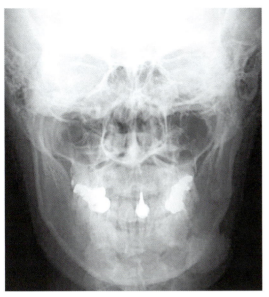
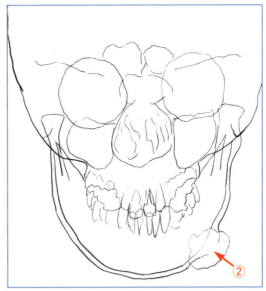

頭部正面（P-A）像エックス線所見

左側下顎骨体の下方に，境界明瞭な類円形のエックス線不透過像がみとめられる（②）．内部はほぼ均一である．この不透過像は下顎骨下縁の皮質骨と連続しているようである．皮質骨の吸収像はみとめられない．

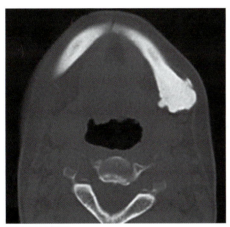
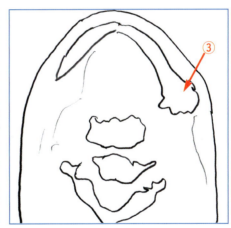

エックス線CT所見

左側下顎骨体の下方に，皮質骨と連続する不整形の硬組織塊が突出している（③）．この内部はほぼ均一で，皮質骨と同等の濃度を示している．

骨表示横断像

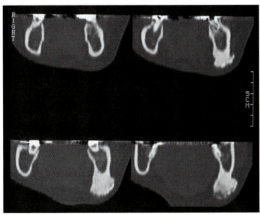
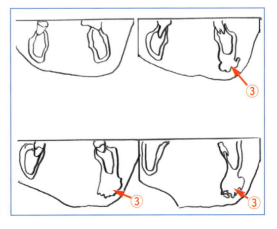

骨表示冠状断像

鑑別診断 → 骨腫，骨形成線維腫，線維性異形成症，歯牙腫，複雑型，顎下腺唾石症

Ⅰ 顎骨・口腔の疾患 （2）良性腫瘍または腫瘍類似疾患

診断 1-2-15 骨腫（周辺性骨腫）
Osteoma

画像診断のポイント

骨　腫

1. 顎骨から突出する硬組織塊.
2. 皮質骨との連続.
3. 内部がほぼ均一な，強いエックス線不透過像.

解説 骨腫は発生部位によって，骨膜性に生じる周辺性骨腫（本症例）と，骨内部に生じる中心性骨腫（参考症例）とに分類される. いずれもエックス線写真上では内部ほぼ均一なエックス線不透過像を示し，不透過性の程度は非常に強い不透過性を示すものから周囲の海綿骨とそれほど変わらないものまで様々である. 周辺性骨腫は，一般に皮質骨と連続して外向性に突出する腫瘤としてみとめられる. 表面は必ずしも平滑ではない.

参考症例）

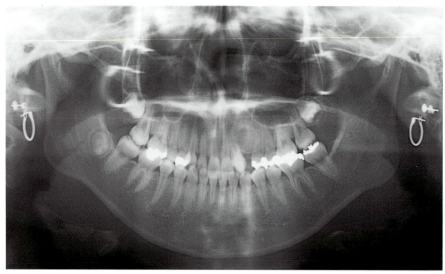

症　例
16歳，女子. 10か月くらい前より左側上顎の腫脹を自覚し，その後同部の歯の移動も生じてきたため来院した.

パノラマエックス線所見
左側上顎骨（犬歯相当部）に，周囲の骨よりもややエックス線不透過性の強い，境界明瞭な病変がみとめられる（①）. 病変によって犬歯と第一小臼歯の歯根は離開している. ②：左右のピアスによる障害陰影.

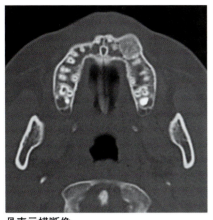 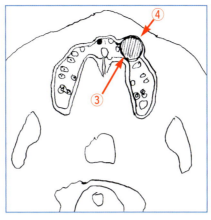

骨表示横断像

エックス線CT所見

左側上顎骨に，周囲の海面骨よりやや高い濃度を示す病変がみとめられる（③）．内部はほぼ均一である．病変の周囲は骨硬化縁によって取り囲まれている．頬側の皮質骨は菲薄化膨隆している（④）．
診断：骨腫（中心性骨腫）．

骨腫について

- 若年者に多い．
- 頭蓋骨ないし顎骨に好発する．
- まれに舌などの軟組織に発生することもある（軟組織の骨腫）．
- 関連症候群：多発性大腸ポリポーシスや皮膚の類皮嚢胞を合併するGardner症候群の部分症として出現することもある．

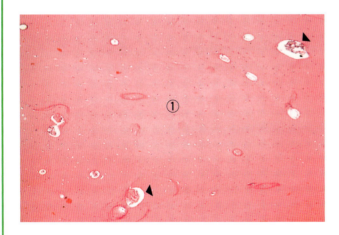

病理組織学的所見

正常骨質に類似した成熟層板骨ないし皮質骨様硬組織（①）が結節性ないし塊状に増殖する．増殖する骨硬組織間（矢頭）には血管結合織，線維性結合織や脂肪織の介在がみられる．

処置

その症状，障害の出現の性質，度合いに応じて外科的摘出あるいは削除をおこなう．障害がなければ放置し，経過観察でも可である．境界は比較的明瞭であり，摘出は容易である．腫瘍が大きい場合は，顎骨の区域切除や片側切除が必要となる（325ページ）．予後は良好である．

症例 1-2-16

62歳，男性．
5年前に下顎左側第一大臼歯を抜歯，その後自覚症状はなかった．カリエス処置のために近歯科医院にてパノラマエックス線撮影をおこなったところ，左側下顎骨に偶然エックス線透過像が見つかったため，来院した．来院時，口腔内に異常所見はみられなかったが，左側下唇に知覚鈍麻がみとめられた．

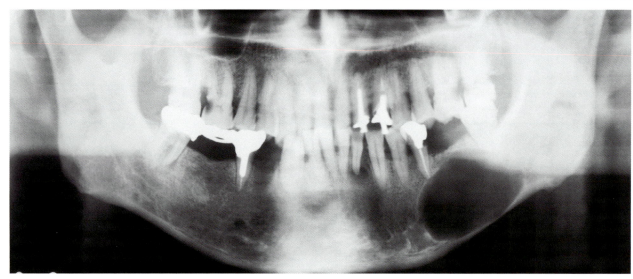

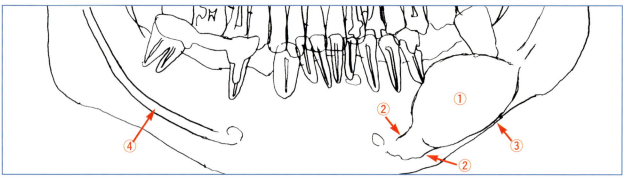

パノラマエックス線所見

左側下顎骨骨体部（小臼歯〜大臼歯相当部）に，境界明瞭な単房性のエックス線透過像がみとめられる（①）．病変を取り囲む辺縁骨硬化像は，近心側では下顎管の上壁および下壁と連続しており（②），病変が下顎管を膨らませているような所見を示している．病変は，下方では皮質骨を菲薄化している（③）．④：右側の下顎管．

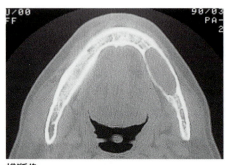

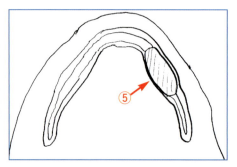

エックス線CT所見

病変は舌側皮質骨を菲薄化し軽度膨隆させている（⑤）．病変と下顎管との関係は，この写真からははっきりしない．

鑑別診断 → 神経鞘腫，神経線維腫，歯原性角化嚢胞，残留嚢胞，エナメル上皮腫

Ⅰ 顎骨・口腔の疾患　(2) 良性腫瘍または腫瘍類似疾患

診断 1-2-17　神経鞘腫
Neurilemmoma

画像診断のポイント

1. 境界明瞭な，単房性のエックス線透過像．
2. 病変を取り囲む辺縁骨硬化像は下顎管壁と連続している．

神経鞘腫

解説　病変周囲の骨硬化像と下顎管壁との連続は，病変が下顎管の中に発生したことを示している．すなわちこの特徴的な所見は，下歯槽神経由来の腫瘍（神経鞘腫または神経線維腫）の診断を強く示唆するものである．

神経鞘腫について

- 幅広い年齢層で発生するが，青年期に多い傾向を有する．
- 口腔では舌，頰粘膜，口蓋，口腔底，歯肉に発生し，まれに顎骨内にも生ずる．
- Schwann細胞に由来する発生起源が想定され，Schwann腫とも称される．

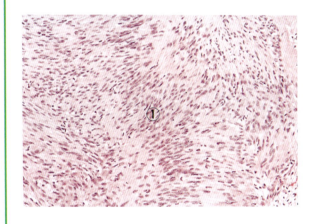

病理組織学的所見

Antoni A型とAntoni B型の2つの組織型がある．Antoni A型は特徴的な組織所見を呈し，Schwann細胞由来の腫瘍細胞が核の柵状配列（観兵式様配列，①）を示して束状に増殖する．その際，細胞質部分はVerocay体とよばれる集合体様の構造がみられる．
Antoni B型は腫瘍細胞が網状に増殖し，核の柵状配列やVerocay体の形成がみられない．腫瘍細胞は粘液基質の沈着を伴って離開傾向を示し粗に配列しており，出血や囊胞化，炎症性細胞浸潤あるいは線維硝子化をみとめることがある．
腫瘍周囲は線維性被膜により囲まれ既存組織との境界が明瞭である．
免疫組織化学染色において，腫瘍細胞は神経系マーカーである抗S-100蛋白抗体に陽性である（褐色に染まる）．

処置

外科的に容易に摘出できるが，巨大なものは下顎骨部分切除術をおこなう（325ページ）．再発は比較的少なく，予後は良好である．

症例 1-2-17

19歳，男性．
生後半年頃より左側頬部の腫脹がみとめられていた．これまでに同部の腫瘍減量手術を2回受けている．

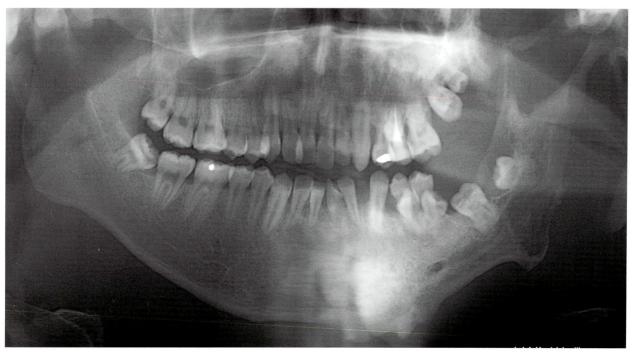

パノラマエックス線所見

下顎骨の形態は左右非対称であり，左側下顎骨（下顎枝から骨体部）は萎縮変形している．変形は上方では関節突起や筋突起まで及んでいる（①）．下顎骨下縁部には不整形の骨の隆起がみとめられる（②）．骨内部については，下顎枝ではエックス線透過性が亢進している（③）が，骨体部では逆にエックス線不透過性が亢進している（④）．左側上顎骨（⑤）や頬骨（⑥）も萎縮変形している．⑦：下顎管．

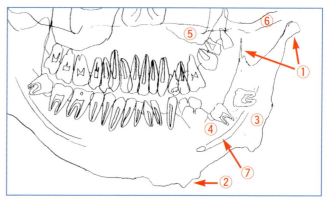

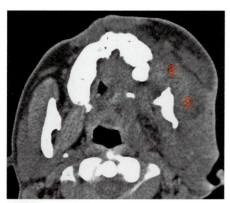
横断像

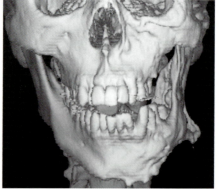
3DCT像

エックス線CT所見

横断像では，左側下顎枝と上顎左側歯槽骨の変形が著明である．これらと接する軟組織の中には，境界不明瞭な腫瘍が広がっている（⑧）．
3DCT像では左側上下顎骨の変形を立体的に把握できる．

鑑別診断 → 神経線維腫症（Von Recklinghausen病），血管腫やリンパ管腫等の先天性疾患

Ⅰ 顎骨・口腔の疾患 (2) 良性腫瘍または腫瘍類似疾患

診 断 1-2-17 神経線維腫症（von Recklinghausen病）
Neurofibromatosis

画像診断のポイント　　神経線維腫症

1. 片側の下顎骨が変形萎縮している．
2. 変形した部位はエックス線透過性または不透過性が亢進している．
3. 上顎骨や頬骨にも変形がみとめられる．
4. CTやMRIでは，骨と接する軟組織の中に腫瘍がみとめられる．

神経線維腫症（von Recklinghausen病）について

- 孤立性の本腫瘍は幅広い年齢層に発生する．
- 口腔では舌や頬粘膜でみとめられるが，まれに顎骨内に発生することもある．
- 関連症候群：本腫瘍が全身に多発し，皮膚のメラニン色素斑（カフェ・オ・レ スポット），骨病変（脊柱側彎，後彎，ときに頭蓋骨の形成異常），中枢神経症状（知能低下，運動障害，視覚障害），消化管ポリープを合併したものはvon Recklinghausen病とよばれる（常染色体優性遺伝）．

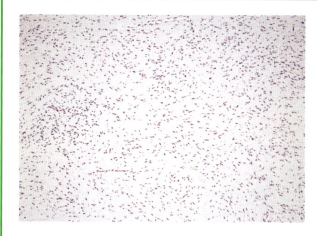

病理組織学的所見
紡錘形ないし波状の核を有する紡錘形細胞が膠原線維様の細線維を伴って不規則束状に増殖し，核の柵状配列やVerocay体の形成はみとめられない．間質は粘液変性を伴うことが多い．
免疫組織化学染色では腫瘍細胞の多くあるいは一部が抗S-100蛋白抗体に陽性である．
von Recklinghausen病の多発性神経線維腫はときに悪性化する．

処 置
顔面領域で審美的な障害や顎口腔領域で本腫瘍による機能障害がある場合は，外科的切除が必要になる．根治療法ではないので再発することがある．腫瘍が神経線維肉腫に悪性転化することがある．

症例 1-2-18

52歳，女性．
以前より右側上顎部の鈍痛を自覚していた．近歯科医院にて上顎右側大臼歯を抜歯した際に大量の出血があった．

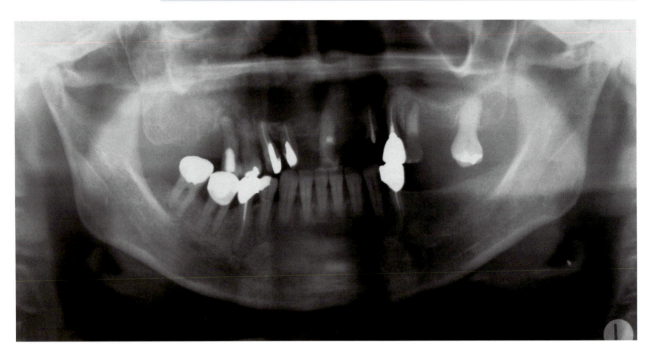

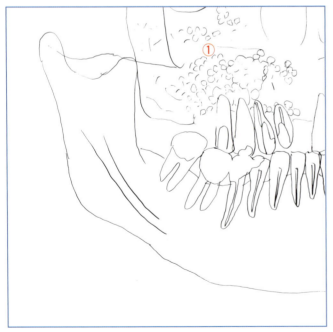

パノラマエックス線所見

右側上顎洞の構造は消失しており，同部は境界不明瞭な多房性の病変によって占められている（①）．病変の内部は細かい隔壁構造によって比較的大きさの等しい小胞に分けられており，いわゆる蜂巣状とよばれる所見を示している．

口内法エックス線所見

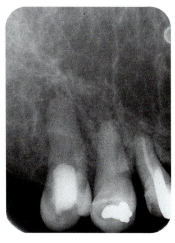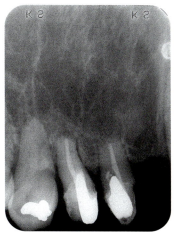
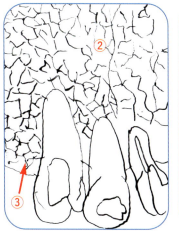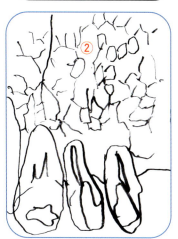

上顎骨右側前歯部から臼歯部にかけて，蜂巣状とよばれる，多房性のエックス線透過像が広がっている（②）．病変の境界は不明瞭であるが，下方では歯槽頂まで病変が及んでいるようである（③）．

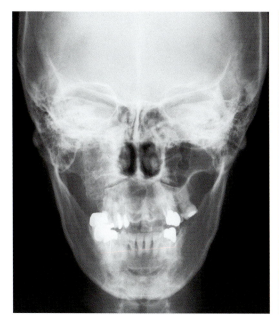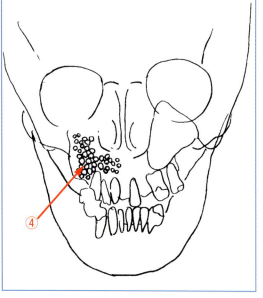

頭部正面（P-A）像エックス線所見

右側上顎洞の構造は消失しており，蜂巣状の所見を示している（④）．

鑑別診断 → エナメル上皮腫，顎骨中心性血管腫，歯原性粘液腫

Ⅰ 顎骨・口腔の疾患　(2) 良性腫瘍または腫瘍類似疾患

診断 1-2-18　顎骨中心性血管腫
Hemangioma of the jaw

画像診断のポイント	顎骨中心性血管腫
1　多房性のエックス線透過像.	**解説**　顎骨中心性に生じた血管腫は，蜂巣状または石けんの泡状とよばれる多房性エックス線透過像を示すことが多い．
2　蜂巣状所見（honeycomb appearance）．	
3　境界は不明瞭．	

顎骨中心性血管腫について

- 本腫瘍の発生はまれであるが上下顎骨ともに発生し，下顎にやや多い．
- 20歳以下の女性に好発する．
- きわめてまれに多骨性に発生することがある．

病理組織学的所見

軟組織に発生する血管腫（291ページ参照）と同様に，毛細血管が結節性ないし分葉状に増殖する毛細血管腫と，著しく拡張した血管の拡張が蛇行・増生する海綿状血管腫が存在する．海綿状血管腫を示す症例が多いが，毛細血管腫の組織型を示すものや両者が混在する症例も報告されている．腫瘍血管腔内に血栓を形成することもあり，石灰沈着による静脈石の形成や骨形成を生じたりする．

処 置

出血時の対応はガーゼなどをあてがい，手指または咬合による圧迫止血が有効である．止血確認後，ガーゼタンポンを充塡し，縫合あるいは床副子で圧迫する．顎骨中心性血管腫の治療法は，顎骨切除，凍結療法，組織硬化剤の注入，カテーテル塞栓法がある．腫瘍と安全域を十分に含めて下顎骨部分切除術をおこなう方法が確実である．カテーテル塞栓法は脳神経外科などで応用されるようになり，有効な治療方法である．予後は治療法によって異なるが，完全摘出が困難な場合が多く，再発をおこしやすい（軟組織の血管腫については293ページ参照）．

症例 1-2-19

56歳，女性．
下顎右側第一小臼歯は10年以上前に抜歯した．3年くらい前より同部歯槽部に腫脹が生じ，その後次第に増大するため来院した．来院時，下顎右側小臼歯相当部歯槽頂に半球状の腫瘤がみとめられた．腫瘤表面には上顎小臼歯による圧痕がみとめられたが，他は平滑で正常粘膜色であった．

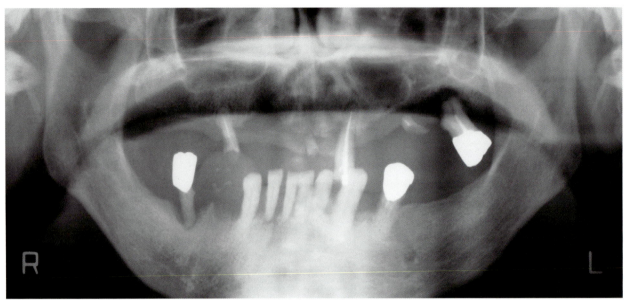

パノラマエックス線所見
右下顎歯肉部（小臼歯相当部）に，類円形の軟組織陰影がみとめられる（①）．その内部には少量の硬組織が散在している（②）．病変のために第二小臼歯は遠心側に移動している．

口内法エックス線所見
病変の内部には，硬組織が散在している（③）．これらの硬組織は歯槽骨から遊離したもののようにみえる．病変によって歯槽骨頂部は皿状に吸収されている（④）．

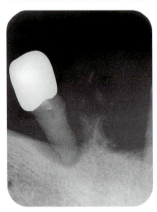 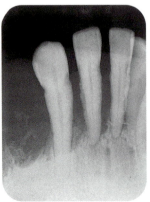 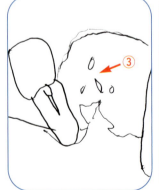 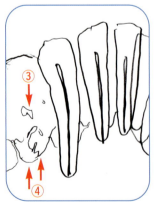

鑑別診断 → 骨形成性エプーリス，セメント質骨形成線維腫（周辺性），骨肉腫

Ⅰ 顎骨・口腔の疾患　（2）良性腫瘍または腫瘍類似疾患

診断 1-2-19

骨形成性エプーリス
Epulis osteoplastica

画像診断のポイント　骨形成性エプーリス

① 歯肉部に生じる類円形の軟組織陰影．

② 内部に硬組織を含む．

③ 歯槽骨を皿状に吸収する．

骨形成性エプーリスについて

- エプーリスの一亜型であり，歯肉の反応性増殖からなる非腫瘍性病変である．
- 30〜40歳代に多く，女性に多い傾向がある．
- 歯肉のいずれからも発生するが，上顎前歯部ないし下顎臼歯部に好発する．
- 骨形成性エプーリスは球状の腫瘤として出現し，線維化や骨形成を反映して硬い．

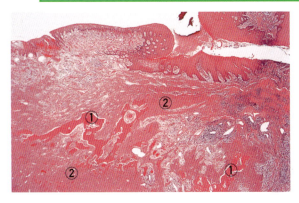 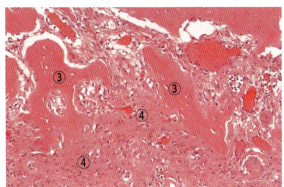

病理組織学的所見
歯肉粘膜上皮下には梁状ないし塊状の比較的成熟した骨組織（①）と線維芽細胞および線維性結合織の増生（②）からなる．骨組織は線維性骨（③）が多く，封入窩の形成をみとめ，不規則層状の改造線が観察される．骨梁間にはやや細胞成分に富んだ線維性結合織（④）が介在する．形成される硬組織は骨組織の他，層状ないし放射状構造を呈する塊状のセメント質や明らかな組織構築像を示さない粒状の石灰化物をみることがある．セメント質が形成される場合はセメント質形成性エプーリスとよばれる．

処置
摘出．原則的には病変の基底部に接している歯をエプーリスとともに除去し，周囲歯槽骨を十分削除する．しかしエプーリスに近接する歯の骨植が良い場合は，エプーリス摘出後に基部の歯根膜や歯槽骨を十分に掻爬して歯を保存する．エプーリスの基部の摘出が不十分であれば再発をおこしやすい．

症例 1-3-1-1

55歳，男性
半年くらい前より下顎正中部の歯肉が腫脹してきた．その後腫脹は増大し，下顎前歯はすべて自然脱落した．来院時，口腔内には下顎右側大臼歯部から左側大臼歯部の範囲に及ぶ肉芽型の腫瘤がみとめられた．

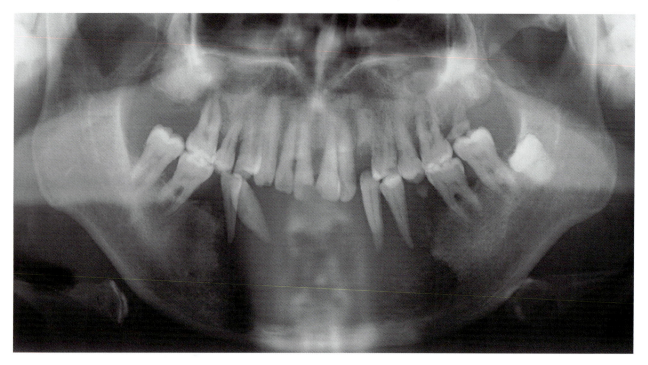

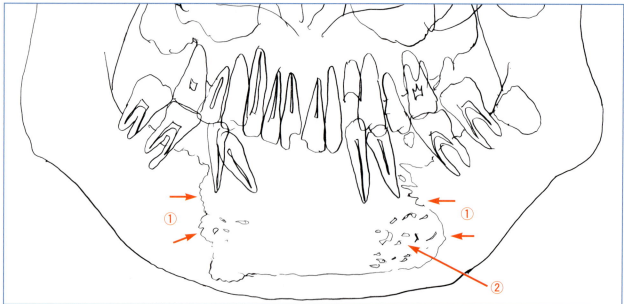

パノラマエックス線所見

下顎骨骨体部に広範な，浸潤型の骨破壊像がみとめられる（①）．骨破壊像は境界不明瞭または辺縁不整であり，辺縁部に骨硬化像を伴っていない．病変の内部には，喰い残された小骨片が残存している（②）．右側犬歯，左側犬歯・第一小臼歯は歯槽骨によって支持されておらず，いわゆる浮遊歯の状態である．

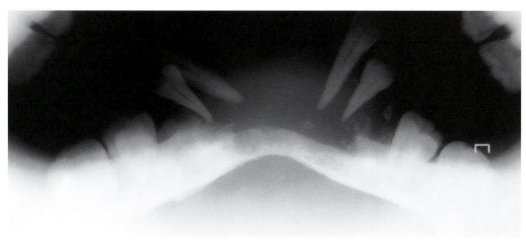

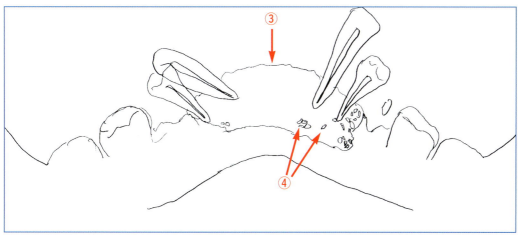

口腔内線源方式パノラマエックス線所見

下顎正中部に病変と一致する軟組織陰影（半透過像）がみとめられる（③）．病変の内部には，喰い残された小骨片が散在している（④）．右側犬歯，左側犬歯・第一小臼歯は歯根の全体が病変の中にあり，いわゆる浮遊歯の状態である．歯根の吸収はみとめられない．

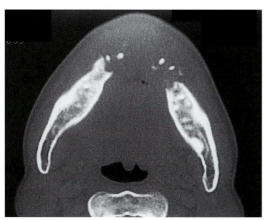

横断像

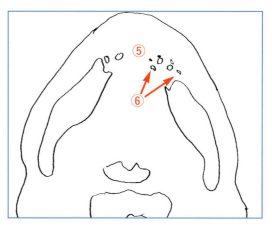

エックス線CT所見

下顎正中部の骨は，病変によって破壊され消失している（⑤）．病変の内部には，右側第一小臼歯・犬歯，左側犬歯・第一小臼歯歯根の他に，喰い残された小骨片（⑥）がみとめられる．

鑑別診断 → 歯肉癌（扁平上皮癌），転移癌，肉腫など　　（→解説は140, 141ページ）

症例 1-3-1-2

78歳, 女性.
半年前より下顎左側臼歯部の歯肉腫脹に気づいていた. 痛みがないため放置していたが, 腫脹が増大し, 義歯が使用できなくなってきたため来院した.

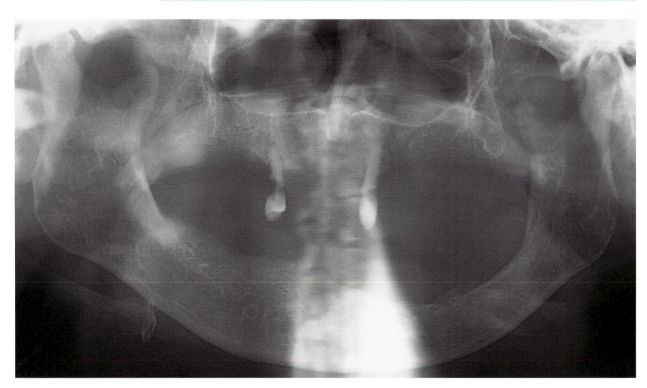

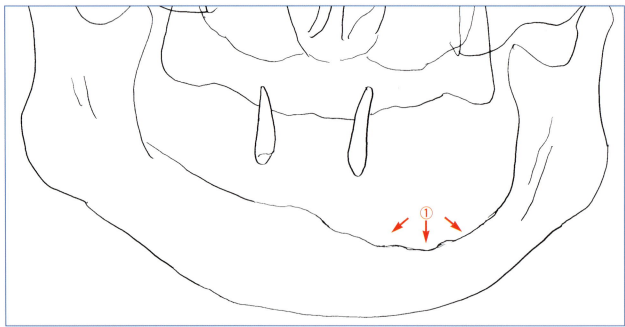

パノラマエックス線所見

左側下顎骨歯槽部（前歯〜大臼歯相当部）に圧迫型の骨破壊像がみとめられる（①）.
骨破壊の形態は舟底状であり, その辺縁は比較的平滑である.

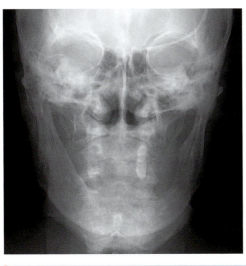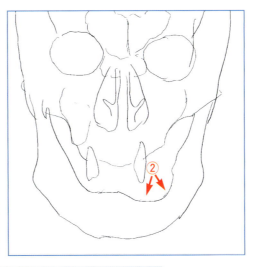

頭部正面（P-A）像エックス線所見

歯槽部の骨破壊は舟底状であり，その辺縁は比較的平滑である（②）．

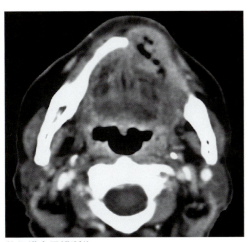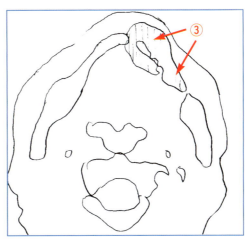

軟組織表示横断像

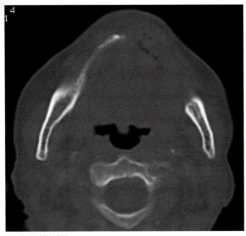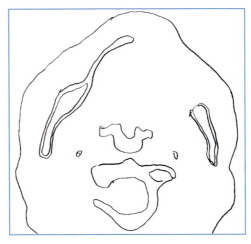

骨表示横断像

エックス線CT所見

左側下顎歯槽部に病変があり，同部の下顎骨を破壊している（③）．

鑑別診断 → 歯肉癌（扁平上皮癌），エプーリスによる骨吸収

Ⅰ 顎骨・口腔の疾患 （3）悪性腫瘍

診 断 1-3-1-1 / 1-3-1-2　歯肉癌（扁平上皮癌）
Carcinoma of gingiva

画像診断のポイント

歯肉癌

【浸潤型】症例1-3-1-1

1. 境界不明瞭または辺縁不整な骨破壊像．
2. 病変内部に，喰い残された小骨片がみられる．
3. 浮遊歯（歯肉癌に特有ではなく，高度の歯周疾患でもみられる）．

【圧迫型】症例1-3-1-2

1. 舟底状の骨破壊像．
2. 骨破壊像の辺縁は比較的平滑である．

解 説　歯肉癌による骨破壊のエックス線像は浸潤型（症例1-3-1-1）と圧迫型（症例1-3-1-2）の2型に分類されている．前者は境界不明瞭または辺縁不整な骨破壊であり，病巣内に小骨片の残存がみられたり，顎骨内に虫喰い状に浸潤することが特徴である．後者は舟底状の形態を示す骨破壊であり，その辺縁は比較的平滑に見えることが多い．浸潤型は典型的な悪性エックス線所見であるが，圧迫型の所見は歯周疾患による骨吸収像と類似している．したがって圧迫型の骨破壊が歯根周囲にみられた場合には，エックス線写真だけで辺縁性歯周炎と鑑別することは難しい．

歯肉癌の進展例では，浸潤型，圧迫型のいずれにおいても，しばしば浮遊歯がみられる．しかし浮遊歯は高度の歯周疾患でもみとめられる場合があり，歯肉癌に特有の所見ではない．

参考）

TNM分類

T—原発腫瘍（口唇および口腔）

- T1　最大径が2cm以下の腫瘍
- T2　最大径が2cmをこえるが4cm以下の腫瘍
- T3　最大径が4cmをこえる腫瘍
- T4　口唇：隣接組織たとえば骨髄質，舌，頸部皮膚に浸潤する腫瘍
　　　口腔：隣接組織たとえば骨髄質，舌深層の筋肉（外舌筋），上顎洞，皮膚に浸潤する腫瘍

N—所属リンパ節転移

- N0　所属リンパ節転移なし
- N1　患側の単発性リンパ節転移で最大径が3cm以下
- N2　患側の単発性リンパ節転移で最大径が3cmをこえるが6cm以下のもの
　　　または患側の多発性リンパ節転移で最大径が6cm以下のもの
　　　または両側または対側の多発性リンパ節転移で最大径が6cm以下のもの
　　　N2a　患側の単発性リンパ節転移で最大径が3cmをこえるが6cm以下のもの
　　　N2b　患側の多発性リンパ節転移で最大径が6cm以下のもの
　　　N2c　両側または対側の多発性リンパ節転移で最大径が6cm以下のもの
- N3　最大径が6cmをこえるリンパ節転移
- NX　所属リンパ節転移の評価が不可能*

　　＊：所属リンパ節転移を判定するための最低必要な検索がおこなわれなかったとき．
　　　または，すでに生検がおこなわれて評価できないとき．

M—遠隔転移

- M0　遠隔転移をみとめない
- M1　遠隔転移をみとめる
- MX　遠隔転移の評価が不可能*

　　＊：転移のための最低必要な検索がおこなわれなかったとき．

（日本頭蓋部腫瘍学会，「頭頸部癌取扱い規約」より）

歯肉癌について

- 口腔癌のなかで，歯肉癌は舌癌に次いで頻度が高い．
- 年齢的には中〜高年者に多い．
- 性別では他の口腔癌と同様に男性に多く生じている．
- 上下顎別では下顎に多く，部位的には上下顎ともに臼歯部に好発する．
- 肉眼的には，腫瘤型，疣贅型，潰瘍型など，種々の所見を呈するが，潰瘍型であることが多い．また，比較的早期に顎骨の浸潤破壊をきたすことが多く，上顎では上顎洞に浸潤する．病巣部に歯が含まれていると，歯槽を伝わって顎骨体部に波及するとともに，歯の動揺をきたす．このような場合，抜歯することによりしばしば癌の浸潤増殖が促進される．病変が進行すると，病的骨折や顔面皮膚に潰瘍形成をきたすことがある．

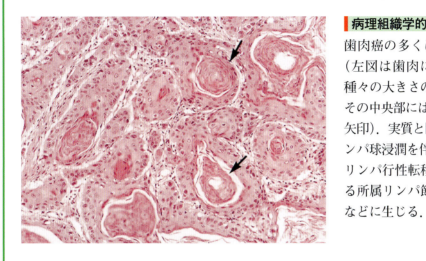

病理組織学的所見

歯肉癌の多くは高分化型の扁平上皮癌である（左図は歯肉に生じた高分化型扁平上皮癌）．種々の大きさの癌胞巣が形成され（腫瘍実質），その中央部には角質変性物がみられる（癌真珠；矢印）．実質と間質との境界は明瞭で，間質はリンパ球浸潤を伴う線維性結合組織からなる．
リンパ行性転移は，顎下リンパ節をはじめとする所属リンパ節に，血行性転移は，肺，骨，肝などに生じる．

処　置

治療の第一選択は外科的切除であり，補助的に放射線療法ならびに化学療法がおこなわれる．下顎歯肉癌では腫瘍の進展範囲により辺縁切除，区域切除あるいは半側切除等がおこなわれ，欠損範囲が大きい場合は骨移植または血管柄付き骨移植さらに遊離骨皮弁を含めて使用し再建する．上顎では部分切除あるいは片側切除がおこなわれ，欠損部の再建には遊離骨皮弁または顎補綴が用いられている．
術前後の化学療法としてシスプラチンと5-FUによるNAC(Neo-Adjuvant Chemotherapy)療法がおこなわれている．
予後は，頸部リンパ節転移のない場合の5年生存率は60〜70%，転移がある場合では約50%といわれている．

症例 1-3-2

63歳，女性．
3～4か月前より，左側上顎歯槽部の腫脹と骨様物の露出に気づいていたが，放置していた．

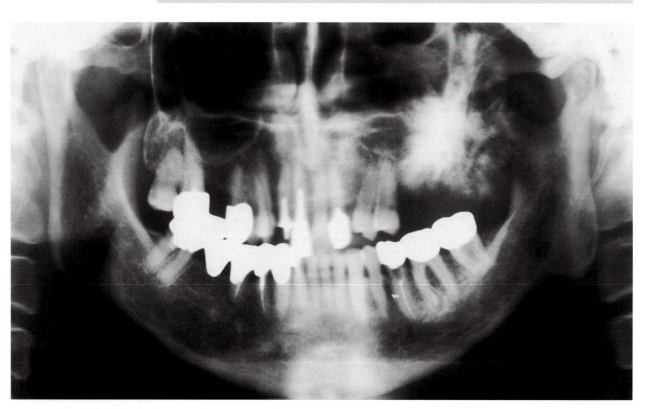

パノラマエックス線所見

左側上顎骨に，辺縁不整なエックス線不透過性を示す病変がみとめられる（①）．病変内部には針状の新生骨が放射状に形成されており，いわゆる旭日状所見（sunray appearance）を示している．病変のために，左側上顎歯槽骨，上顎洞底から上顎洞後壁の正常構造は消失している．

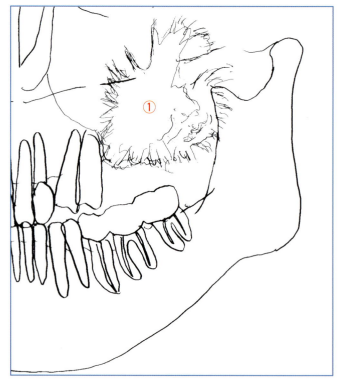

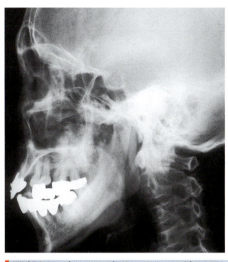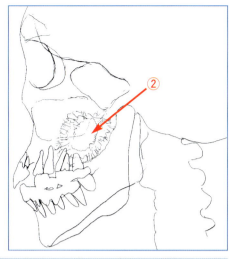

頭部側面（Lateral）像エックス線所見

上顎骨の下方部を中心として，旭日状所見を呈するエックス線不透過像がみとめられる（②）．

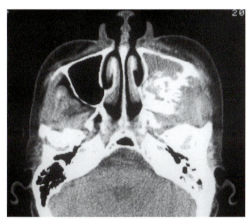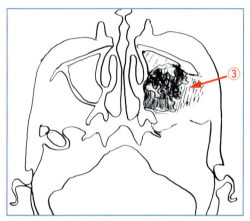

軟組織表示横断像

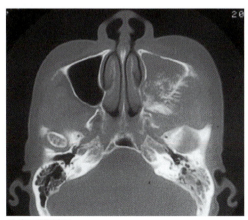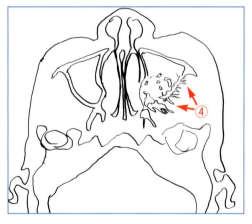

骨表示横断像

エックス線CT所見

左側上顎洞に病変があり隣接する軟組織まで浸潤しているが，病変と正常組織との境界ははっきりしない（③）．病変は多量の硬組織塊を含んでいるが，これは主に針状に形成された新生骨である（④）．

鑑別診断 → 骨肉腫，骨腫，線維性異形成症，骨形成線維腫

Ⅰ 顎骨・口腔の疾患　(3) 悪性腫瘍

診断 1-3-2 骨肉腫
Osteosarcoma

画像診断のポイント

1. 境界不明瞭または辺縁不整なエックス線不透過像．
2. 旭日状所見（sunray appearance）．
3. 骨破壊像．
4. 隣接する軟組織への浸潤．

骨肉腫

解説　一般に骨肉腫のエックス線所見は，
1) ほぼ完全なエックス線不透過像（本症例）
2) エックス線不透過像を伴ったエックス線透過像（参考症例）
3) 完全なエックス線透過像

の3つに分けられており，これは病変内部における骨の形成程度と対応している．旭日状所見（sunray appearance）は，放射状に広がって形成される多数の針状新生骨によるものであり，骨肉腫を強く疑うエックス線所見である．

参考症例）

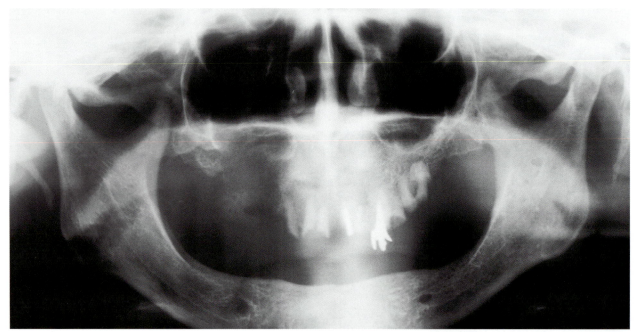

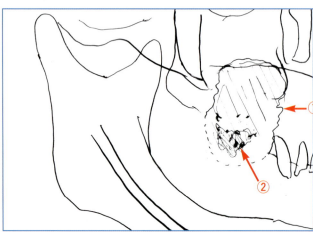

パノラマエックス線所見

69歳，女性．3か月前に右側上顎臼歯部口蓋側の軟らかい腫瘤に気づいた．近歯科医院にてエプーリスと診断され切除術を受けたが，治癒が良好でないため，来院した．

パノラマエックス線所見で右側上顎に病変があり，歯槽骨（小臼歯〜大臼歯相当部）および上顎洞底は破壊されている（①）．病変の境界は不明瞭であり，辺縁部に骨硬化像はみとめられない．病変の内部にはやや不明瞭ではあるがエックス線不透過像が散在している（②）．

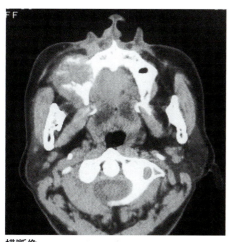
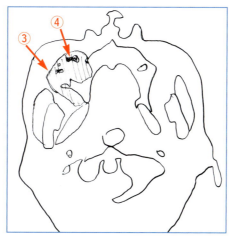

エックス線CT所見

右側上顎の病変は歯槽骨を破壊し、頰部の軟組織に浸潤している（③）。腫瘍は内部に硬組織塊を含んでいる（④）。

診断：骨肉腫．

横断像

骨肉腫（骨原性肉腫）について

- 骨原性間葉組織に由来する骨組織を形成する肉腫で，骨原発の悪性腫瘍としては一般的なものである．骨肉腫全体の10％前後が顎骨原発性のものといわれている．
- 顎骨に生じる骨肉腫の好発年齢は40歳以上といわれているが，あらゆる年齢層に生じ得る．
- 性差はほとんどない．
- 顎骨における好発部位は，上下顎とも臼歯部の歯槽部〜体部だが，前歯部や臼後部にも生じる．
- 臨床的には，局所の腫脹ないし腫瘤で初発し，疼痛，歯の弛緩や知覚異常を伴うこともある．増大するにつれて，周囲組織に浸潤する．
- 転移は肺に血行性に生じることが多く，ときにリンパ行性転移もみられる．
- 病因は明らかでないが，ときにPaget骨病や線維性異形成症を基盤として生じることがある．また，顎顔面領域の悪性腫瘍の治療を目的とした放射線の大量照射後に生じることもある．

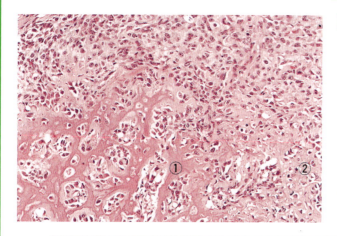

病理組織学的所見

組織学的には多彩な所見を呈する．定型的所見では，異型性を呈する間葉系細胞（細胞外形が多角形，細胞が不揃い，核・細胞質比が大，核が濃染性，明瞭な核小体，核分裂像）が密に増殖し，その中に梁状あるいは網状の骨組織（①）や類骨組織（骨基質；②）が種々の程度に形成されている（図は下顎臼歯部に生じた骨肉腫）．形成された骨組織や類骨組織のなかにも腫瘍細胞がみられる．

処置

顎骨切除を含めた広範切除が主体であるが，放射線治療や化学療法が併用される場合もある．顎骨の骨肉腫，特に上顎骨ではしばしば術後1年以内に局所再発をきたすことが多い．転移は比較的後期にみられ，肺や脳に現れる．長管骨の骨肉腫に比べて比較的予後はよいが，5年生存率は31.8％と報告されている．下顎骨原発に比べ，上顎骨や頭蓋骨に生じたものは予後不良である．

症例 1-3-3

71歳，女性．
左側上顎歯槽部および口蓋，頬粘膜に，境界不明瞭な黒色病変がみとめられた． ➡

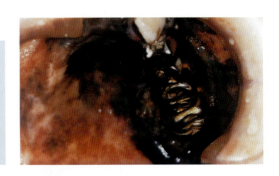

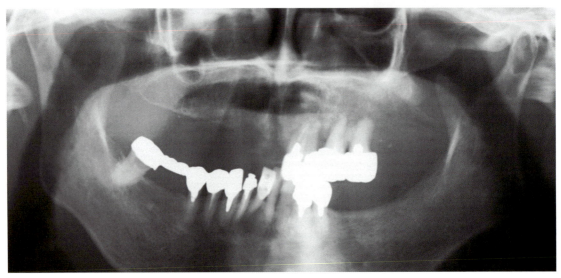

パノラマエックス線所見
左側上顎骨歯槽部（大臼歯相当部）に境界不明瞭な骨破壊像がみとめられる（①）．

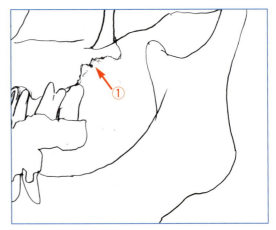

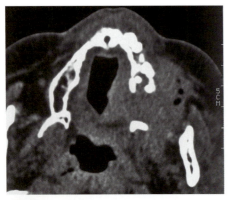
横断像

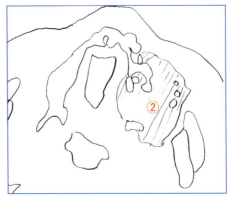

エックス線CT所見
左側上顎歯槽部に病変があり，歯槽骨を浸潤性に破壊している（②）．

鑑別診断 ➡ メラニン沈着，悪性黒色腫

Ⅰ 顎骨・口腔の疾患 (3) 悪性腫瘍

診 断 1-3-3 悪性黒色腫
Malignant melanoma

画像診断のポイント	悪性黒色腫
①	黒褐色の特有の色調（臨床所見）．
②	骨に浸潤した場合には，境界不明瞭な骨破壊像．

悪性黒色腫について

- メラノサイトに由来する極めて悪性度の高い腫瘍で，多くは成人に生じ，性差はない．
- 口腔領域における好発部位は硬口蓋と上顎歯肉部で，舌や口底部に生じることはまれである．
- 臨床的に，病変部は隆起状ないし腫瘤状を呈し，表面は潰瘍に陥っていることが多く，黒褐色調の着色をみることが多い．しかし，着色の明らかでないこともある．

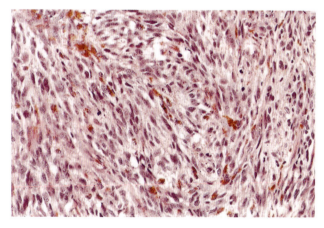

病理組織学的所見
組織学的に定型例では，紡錘形，多角形，あるいは類円形で，異型性の明らかな腫瘍細胞の密な増殖からなり，細胞質には顆粒状のメラニン色素が種々の程度にみとめられる．

処 置
限局しているStageⅠの症例は外科的切除，StageⅡでは原発巣の外科的切除と頸部郭清術，化学療法および免疫療法の併用が有効である．リンパ行性や血行性に転移しやすく，予後は一般に不良である．5年生存率は約10％といわれている．

症例 1-3-4

59歳，男性．
数年前に下顎左側第二大臼歯を抜歯した．3か月前より下顎左側臼歯部の自発痛および左側下唇とオトガイ部のしびれを自覚．近歯科医院にて左側第一・第二小臼歯および第一大臼歯の根管治療をおこなったが，症状改善しないため来院した．来院時，口腔内，顔貌ともに著変なし．口腔粘膜は正常で潰瘍や瘻孔の形成はみとめられなかった．

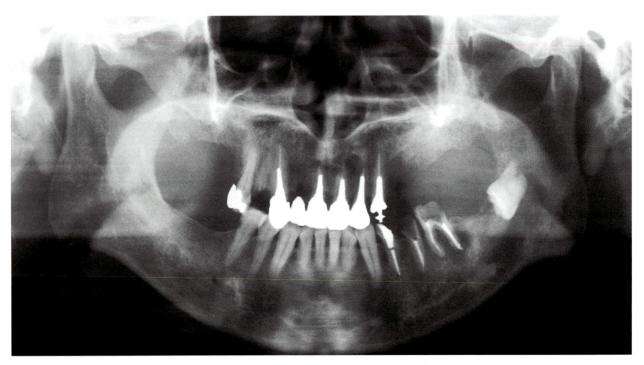

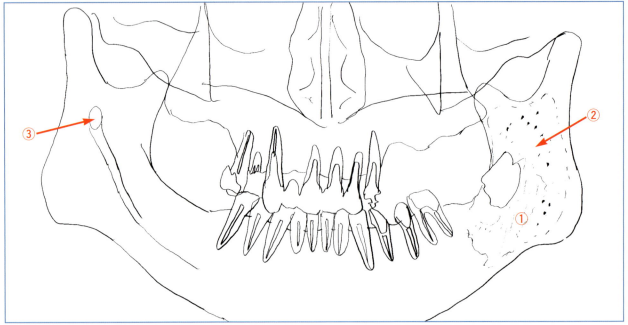

パノラマエックス線所見

左側下顎骨に埋伏歯（第三大臼歯）を含む，境界不明瞭なエックス線透過像がみとめられる（①）．さらに，やや不明瞭ではあるが，この透過像と連続して，左側下顎枝に虫喰い状のエックス線透過像が広がっている（②）．左側下顎枝では，下顎孔や下顎管の構造が消失している．③：右側の下顎孔．

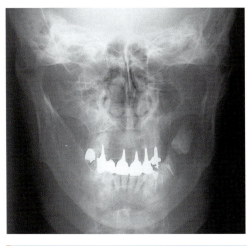
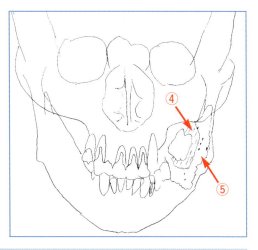

頭部正面（P-A）像エックス線所見

左側下顎骨に埋伏歯（第三大臼歯）を含む，境界不明瞭なエックス線透過像がみられる（④）．この周囲には虫喰い状の所見もみとめられる（⑤）．

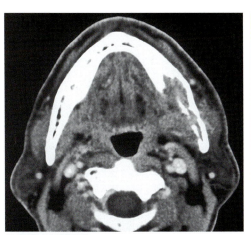
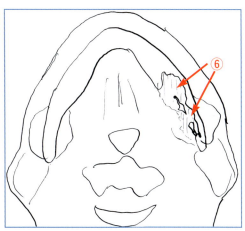

軟組織表示横断像

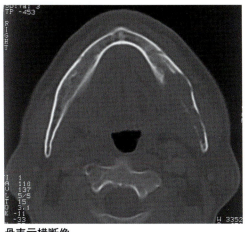
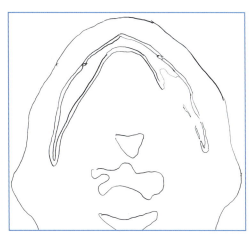

骨表示横断像

エックス線CT所見

病変は左側下顎骨を浸潤性に破壊している（⑥）．病変による骨破壊は境界不明瞭であり，辺縁部に骨硬化像はみとめられない．舌側の皮質骨は広範に消失している．

鑑別診断 → 原発性骨内癌，転移癌，悪性リンパ腫，骨髄炎

I 顎骨・口腔の疾患（3）悪性腫瘍

診断 1-3-4 原発性骨内癌，NOS（歯原性癌腫）
Primary intraosseous carcinoma, NOS (not otherwise specified)

画像診断のポイント　　　原発性骨内癌，NOS

1. 境界不明瞭なエックス線透過像．
2. 虫喰い状のエックス線透過像．
3. 皮質骨の破壊．

解説 原発性骨内癌では歯肉癌と異なり，口腔粘膜に異常の見られないことが多いため，画像診断の重要性は一層強調される．境界不明瞭な骨破壊像，虫喰い状の骨破壊像は骨髄炎でも見られ，エックス線所見だけでは鑑別が難しい場合もあるが，一般には骨髄炎による骨破壊は多発性（非連続性）にみられる傾向があり，原発性骨内癌との鑑別点となる．原発性骨内癌と転移癌との鑑別は画像所見のみでは不可能である．

参考症例）

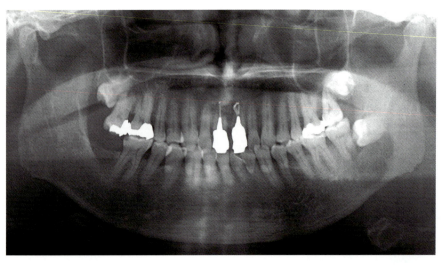

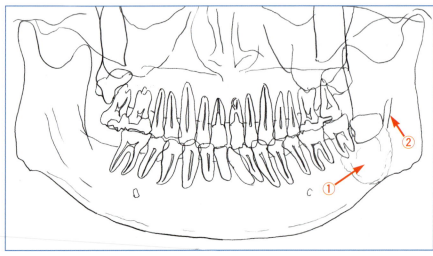

パノラマエックス線所見

66歳，男性．3か月前に左下顎骨の疼痛を自覚，その後同部の腫脹としびれ感を自覚するようになった．近歯科医院にてパノラマエックス線撮影をおこない，左側下顎骨嚢胞またはエナメル上皮腫と診断され，抗菌剤の投与を受けたが，症状が改善しないため来院した．

パノラマエックス線写真で左側下顎骨大臼歯部に，埋伏歯（第三大臼歯）の一部と第二大臼歯の歯根を含むエックス線透過像がみとめられる（①）．透過像の境界は不明瞭であり，嚢胞や多くの良性腫瘍にみられるような辺縁硬化像はみとめられない．この透過像は下顎管（②）と交通している．

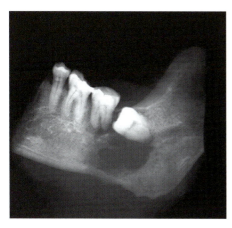 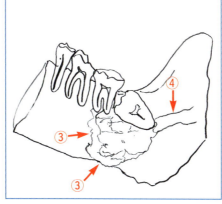

手術後の切除下顎骨エックス線所見

病変の境界は，特に近心側や下方では極めて不明瞭であり（③），エックス線写真でははっきりとは特定できない．病変と下顎管（④）とは交通している．

診断：原発性骨内癌，NOS

原発性骨内癌 NOS について

- 歯原性上皮由来と思われる顎骨内に原発する癌腫であり，原発性骨内扁平上皮癌と呼ばれてきた．
- 歯原性嚢胞や良性歯原性腫瘍からの悪性転化とも考えられる．
- 中年以降の下顎臼歯部〜上行枝部に多いと報告されている．
- 臨床的には，歯の疼痛や弛緩動揺で発症することが多いが，自覚症状が出現する頃にはすでに顎骨は内部から広範に破壊され，腫瘍に置換されている（下図）．
- 進行すると，顎骨周囲の軟組織に浸潤し，粘膜や皮膚に潰瘍を形成し，粘膜原発のものとの鑑別が困難になる．

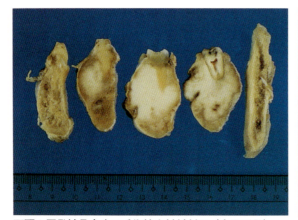 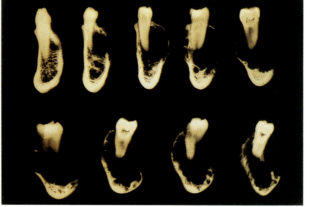

下顎の原発性骨内癌の手術摘出材料割面（肉眼所見）　　下顎の原発性骨内癌の手術摘出材料割面（軟エックス線所見）

病理組織学的所見

ほとんどが扁平上皮癌である．このような顎骨内に生じる上皮性悪性腫瘍の組織由来として，歯原性上皮残遺，歯原性嚢胞の上皮，良性歯原性上皮性腫瘍の実質などがあげられている．歯原性癌腫の組織所見に欠く．

処　置

下顎歯肉癌の治療とほぼ同様である．腫瘍浸潤様式，浸潤程度などの因子を基に原発病巣の切除範囲を決定する．また，頸部リンパ節転移の制御は予後を左右する重要な因子であるため，頸部郭清術の適応についても考慮する．

症例 1-3-5

27歳，女性．
1年くらい前より，オトガイ部の腫脹と圧痛を自覚していた．来院時，下顎骨骨体部の広範囲（右側大臼歯部〜左側小臼歯部相当部）に，骨様硬の膨隆がみとめられた．

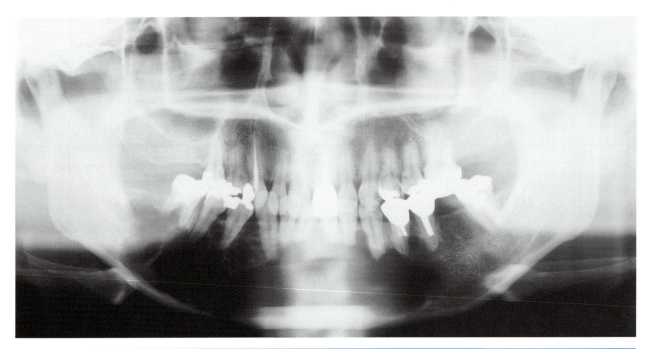

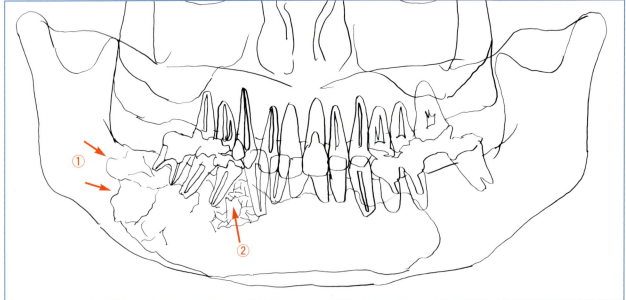

パノラマエックス線所見

下顎骨骨体部（右側大臼歯部〜左側小臼歯部相当部）に，境界明瞭なエックス線透過像がみとめられる（①）．このエックス線透過像は多房性であり，弧線状辺縁を有している．病変は右側小臼歯相当部では蜂巣状の所見を示し，第一小臼歯と犬歯の歯根を離開させている（②）．病変は下方では下顎骨下縁まで進展している．

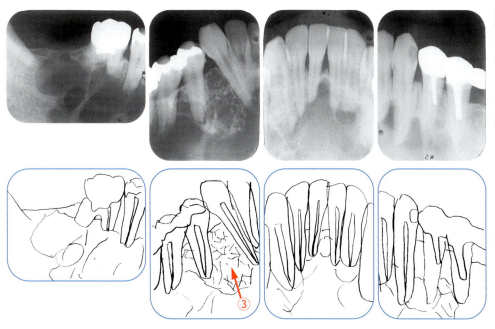

口内法エックス線所見

病変は境界明瞭な多房性のエックス線透過像であり，下顎右側犬歯・小臼歯相当部では蜂巣状の所見を示している（③）．病変に含まれる歯根の一部は吸収されている．

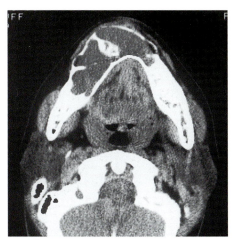
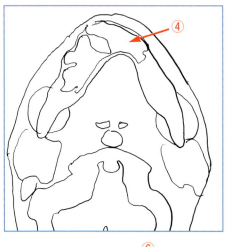

エックス線CT所見

下顎骨骨体部に，弧線状辺縁を有する境界明瞭な病変がみとめられる（④）．病変の内部には蜂巣状の所見を示す部分が含まれている（⑤）．病変による頰側皮質骨の菲薄化膨隆が著明である（⑥）．舌側皮質骨も菲薄化している．

軟組織表示横断像

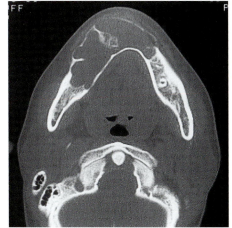
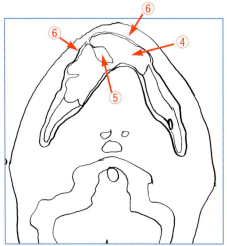

骨表示横断像

鑑別診断 → エナメル上皮腫，血管腫，粘液腫，顎骨中心性粘表皮癌（悪性度の低いもの）

Ⅰ 顎骨・口腔の疾患　(3) 悪性腫瘍

診断 1-3-5　粘表皮癌（顎骨中心性）
Mucoepidermoid carcinoma

画像診断のポイント

1. 境界明瞭な多房性のエックス線透過像．
2. 蜂巣状所見．
3. 弧線状辺縁．
4. 歯根の吸収，離開．
5. 顎骨の膨隆．

粘表皮癌（顎骨中心性）

解説　粘表皮癌は主に大唾液腺や口腔の小唾液腺（口蓋，頬粘膜等）に生じるが，まれには本症例のように，顎骨中心性に生じる場合がある．
顎骨内部に生じた粘表皮癌は，分化の良い，悪性度の低いものが多く，そのエックス線所見はエナメル上皮腫等の良性病変に類似している．

粘表皮癌について

- 発生頻度の最も高い悪性唾液腺腫瘍である（P273）．
- 小唾液腺では口蓋部に生じることが多いが，小唾液腺の存在するすべての部位に生じ得る．
- 臨床的には，一般に発育の緩慢なやや硬い無痛性腫瘤としてみられることが多い．しかし，ときには発育が早く，周囲組織との境界も不明瞭で，被覆粘膜に潰瘍を形成していることもあり，このようなものが硬口蓋部や歯肉部に生じた場合には骨組織の破壊像がみとめられる．
- 顎骨内に発生する粘表皮癌類似の腫瘍を顎骨中心性粘表皮癌と呼ばれてきた．異所性唾液腺組織の顎骨内迷入説もあったが，現在では歯原性とする説が支持されている．腺腫様歯原性腫瘍との鑑別が必要で，前駆病変との考え方もある．

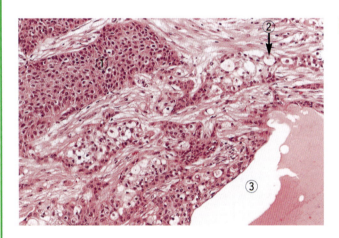

病理組織学的所見

実質では扁平上皮細胞（類表皮細胞；①）と粘液産生細胞（②）とが種々の割合で混在しており，小型の細胞や明調細胞もみられる（図は小唾液腺から生じた高分化型の粘表皮癌）．また，分泌粘液が貯留して大小の囊胞を形成する（③）．なお，粘液産生細胞が多数みられるものを高分化型，粘液産生細胞がわずかで，ほとんどが扁平上皮細胞からなるものを低分化型と診断する．高分化型は周囲組織との境界が比較的明瞭で，粘液の分泌量が多く，腫瘍細胞の異型性は軽度である．一方，低分化型では粘液分泌量が少なく，腫瘍細胞の異型性も明らかで，ときには扁平上皮癌との組織学的鑑別が困難なこともある．一般に高分化型は予後が比較的良いといわれている．

処置

他の悪性腫瘍と同様に，周囲健康組織を含めて外科的切除をおこなう．早期の肺転移に注意を要する．

症例 1-3-6

71歳，男性．
3か月前より下顎右側大臼歯部に自発痛があり，近歯科医院にて義歯の調整等をおこなったが，症状が改善しないため，来院した．来院時，下顎右側臼後部に弾性硬の腫脹がみとめられたが，被覆粘膜は正常であった．患者は半年前に胃癌のために胃全摘手術を受けていた．

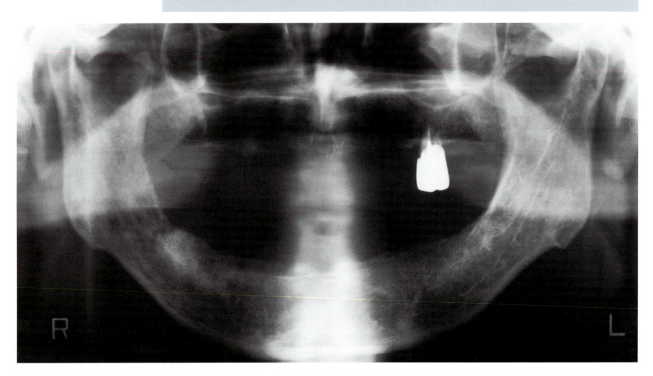

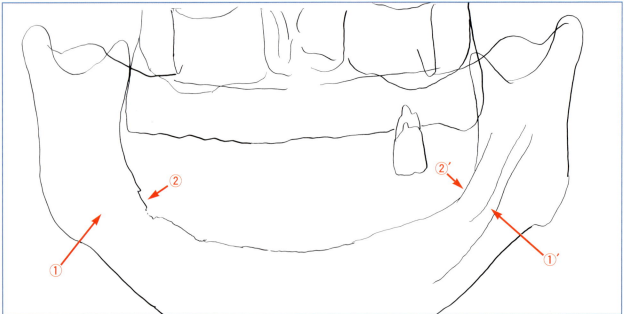

パノラマエックス線所見

右側下顎骨には一見すると明らかな異常はないように見える．しかしよく見ると左側で観察される下顎管（①'）や外斜線（②'）の正常構造が，右側では消失している（①，②）．このことから右側下顎骨の内部では広範な骨破壊が進行していることが推定される．

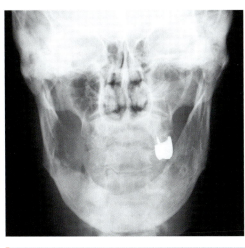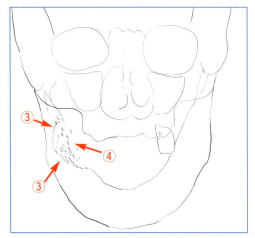

頭部正面（P-A）像エックス線所見

右側下顎骨に，境界不明瞭な虫喰い状のエックス線透過像がみとめられる（③）．病変の内部には，喰い残しの小骨片が散在している（④）．

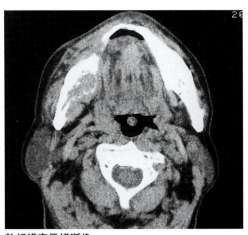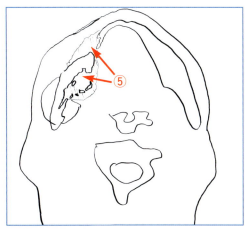

軟組織表示横断像

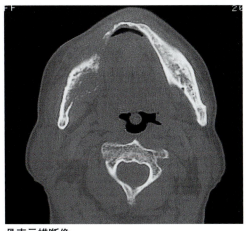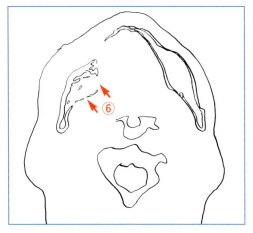

骨表示横断像

エックス線CT所見

右下顎骨内に境界不明瞭な病変があり，下顎骨を浸潤性に破壊している（⑤）．舌側皮質骨はほぼ完全に消失している（⑥）．

鑑別診断 → 転移癌，原発性骨内癌，骨髄炎

Ⅰ 顎骨・口腔の疾患 (3) 悪性腫瘍

診断 1-3-6 転移癌（胃癌の下顎骨への転移）
Metastatic carcinoma

画像診断のポイント

1. 境界不明瞭なエックス線透過像．
2. 虫喰い状のエックス線透過像．
3. 皮質骨の破壊．

転移癌

解説 口腔領域への転移癌は顎骨，口腔粘膜のいずれにも生じる．前者の場合，原発性骨内癌との鑑別は画像所見のみでは不可能であり，患者の既往歴が診断の重要な手掛かりとなる．一般に転移癌の画像所見は，本症例のように境界不明瞭，虫喰い状の骨破壊像（エックス線透過像）であるが，骨増生を主体とし，境界不明瞭なエックス線不透過像を呈する場合や，両者の混在した像を呈する場合（参考症例）もある．

参考症例）

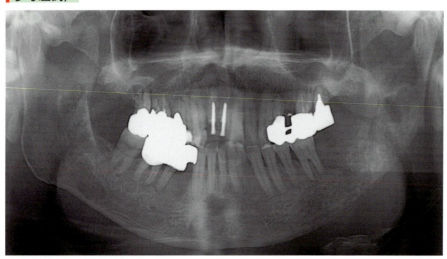

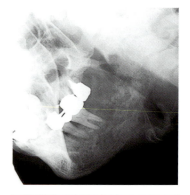

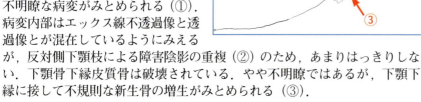

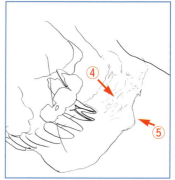

パノラマエックス線所見

57歳，男性．下顎左側臼歯部の歯肉腫脹のため近歯科医院にて下顎左側第二大臼歯を抜歯したが，その後も腫脹が軽減しないため来院した．来院時，同部から臼後部にかけて弾性硬の，発赤を伴う膨隆がみとめられた．患者は3か月前に他院にて腎癌と診断されていたが，積極的な治療は受けていなかった．
パノラマエックス線写真で左側下顎骨骨体部から下顎枝にかけて，境界不明瞭な病変がみとめられる（①）．病変内部はエックス線不透過像と透過像とが混在しているようにみえるが，反対側下顎枝による障害陰影の重複（②）のため，あまりはっきりしない．下顎骨下縁皮質骨は破壊されている．やや不明瞭ではあるが，下顎下縁に接して不規則な新生骨の増生がみとめられる（③）．

下顎骨斜位像エックス線所見

左側下顎骨の病変は境界不明瞭であり，内部はエックス線透過像と不透過像とが混在している（④）．下顎下縁に接して不規則な骨増生像がみとめられる（⑤）．

診断：転移癌（腎癌の下顎骨への転移）．

転移癌について

- 口腔領域に転移巣が存在する場合には，多くは他の領域にも転移をきたしているが，ときに口腔領域にのみ転移巣をみることがある．また，口腔領域の転移巣が初発症状となり，その後の精査で原発巣が発見されることもある．なお，悪性リンパ腫や多発性骨髄腫のような多中心性に生じる腫瘍の場合，口腔領域に病変をみとめても，転移巣とはよばない．
- 口腔領域に転移をきたす腫瘍の原発部位は，肺（扁平上皮癌，腺癌，小細胞癌など），乳腺（腺癌），腎（淡明細胞癌；下図），前立腺（腺癌），結腸（腺癌），子宮（扁平上皮癌，腺癌），肝（肝細胞癌，腺癌），胃（腺癌），睾丸（精上皮腫），甲状腺（腺癌）などである．なお，ある種の腫瘍では尿中や血中に特殊なホルモンやタンパク質を発現するため，病理組織検査と併せて，種々の臨床検査が試みられる．
- 口腔領域の転移巣は軟組織と顎骨のいずれにもみられる．軟組織では歯肉ないし歯槽粘膜と舌にみられることが多いが，あらゆる部位に発現し得る．転移巣は腫瘤状を呈し，増大するにしたがって表面に潰瘍を形成する．歯肉に生じた場合には，エプーリス状を呈することもある．顎骨の転移巣は下顎臼歯部から後方であることが多く，臨床的には骨の膨隆，疼痛，歯の弛緩動揺，神経麻痺や知覚異常などで発症する．

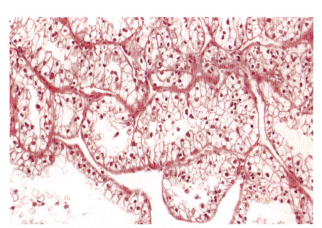

歯肉に転移した腎細胞癌（淡明細胞癌）

処置

原発巣の部位が抑制され，かつ全身状態が良好であれば，一次症例とほぼ同様に治療可能である．しかし，一般に転移癌は原発巣が制御されていない場合が多く，予後不良である．

症例 1-3-7

59歳，男性．
右側上顎歯槽部の腫脹と歯の動揺（上顎右側第二大臼歯〜中切歯）を主訴として来院した．

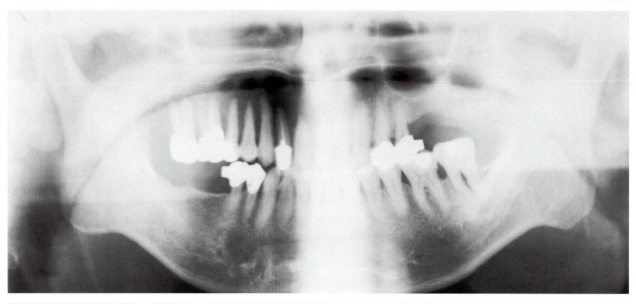

パノラマエックス線所見

上顎右側小臼歯部を中心として，境界不明瞭なエックス線透過像がみとめられる（①）．右側の上顎洞底線は消失している．

口内法エックス線所見

上顎右側第二大臼歯〜中切歯にかけて境界不明瞭なエックス線透過像がみとめられる（②）．同部の歯槽骨頂線や歯槽硬線はほぼ消失している．

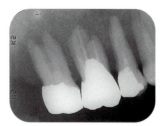 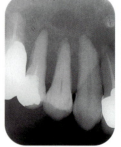 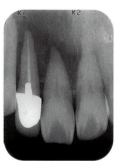
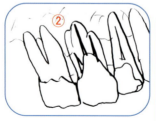 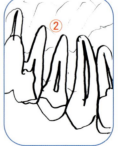 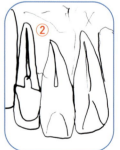

鑑別診断 → 上顎洞癌，原発性骨内癌，転移癌，悪性リンパ腫

Ⅰ 顎骨・口腔の疾患　(3) 悪性腫瘍

診 断　1-3-7　悪性リンパ腫（上顎歯肉に初発）
Malignant lymphoma

画像診断のポイント	悪性リンパ腫
① 境界不明瞭なエックス線透過像．	**解説** 口腔領域に初発する悪性リンパ腫は少ないが，歯肉や顎骨に発生する場合がある．顎骨に初発した場合には，腫瘍浸潤による骨溶解性のエックス線所見がしばしば顎骨全域にみられる．
② 歯槽硬線や歯槽骨頂線の消失．	

悪性リンパ腫について

- リンパ組織由来の悪性腫瘍で，腫瘤を形成するものを総称して悪性リンパ腫とよぶ．このうち，リンパ節から発生するものを節性リンパ腫，リンパ節以外のリンパ装置から発生するものを節外性リンパ腫とよぶ．悪性リンパ腫の多くは節性リンパ腫だが，上部消化管粘膜にはリンパ装置が豊富に存在するため，ここには節外性リンパ腫が好発する．また，Sjögren症候群患者の唾液腺からも節外性リンパ腫の発生をみることがある．節性リンパ腫は全身の各リンパ節から生じ，頭頸部では顎下リンパ節に初発することがある．
- 悪性リンパ腫は非Hodgkinリンパ腫（NHL）とHodgkinリンパ腫に大別される．NHLはびまん性リンパ腫と濾胞性リンパ腫に分けられ，さらに細胞の由来や形態によって細かく分類される．
- 口腔領域に初発する悪性リンパ腫の多くはNHLのびまん性リンパ腫であり（下左図），舌根部，軟口蓋，歯肉にみられる．臨床的には局所の腫脹をきたし，増大すると潰瘍を形成する．また，頸部リンパ節の腫脹を伴っていることも少なくない．
- 悪性リンパ腫の病理組織診断にあたっては，免疫染色を併用して細分類せねばならない（下右図）．
- なお，Burkittリンパ腫とよばれるものは，小児の顎骨に多発性に生じることが多く，その発生にはウイルス（EB virus）の関与が示唆されている．

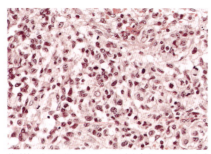
節外性に生じた非Hodgkinリンパ腫（びまん性リンパ腫）

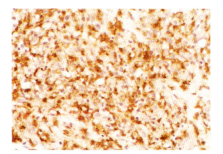
免疫染色所見（T-細胞のマーカーが陽性）

処　置

1) Hodgkinリンパ腫
限局性の症例では放射線治療がおこなわれ，進展症例では化学療法がおこなわれる．予後はStage Ⅰの症例では5年生存率が90％以上であるが，進展例では約50％といわれている．

2) 非Hodgkinリンパ腫
Hodgkinリンパ腫と同様に化学療法と放射線治療が主体である．予後は，T-細胞性リンパ腫は5年生存率が約40％であるが，B-細胞性リンパ腫は50％とやや良い．

症例 1-3-8

60歳，男性．
4か月くらい前に右側上顎頰側歯槽部の腫瘤に気づいた．無痛性のため放置していたが，その後徐々に増大するため来院した．来院時，上顎右側大臼歯相当部の頰側歯槽部にエプーリス様の腫瘤がみとめられた．

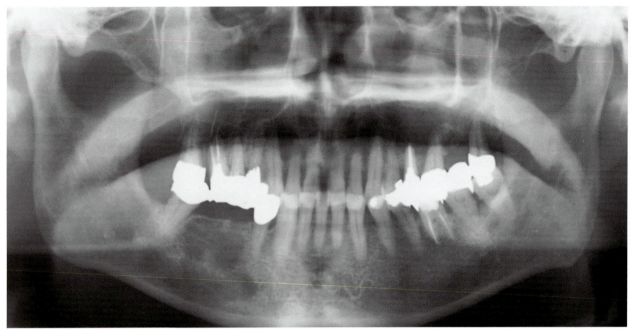

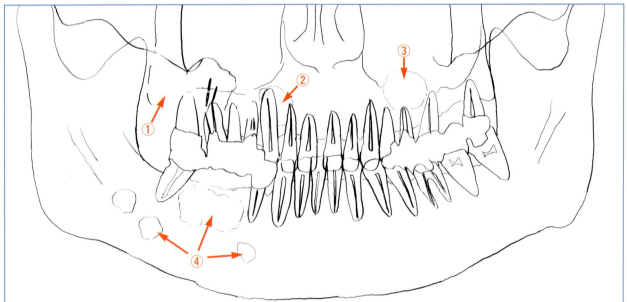

パノラマエックス線所見

上顎右側第三大臼歯相当部歯槽骨の骨梁構造が消失している（①）．同部では，右側上顎洞底から上顎洞後壁の線も消失している．他に上顎では，右側犬歯・側切歯歯根周囲（②），左側第二小臼歯歯根周囲にもエックス線透過像がみとめられる（③）．さらに右側下顎骨骨体部にも，いくつかの境界不明瞭なエックス線透過像がみとめられる（④）．

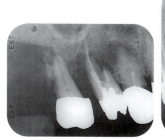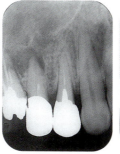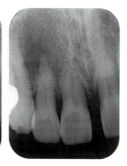

口内法エックス線所見

上顎右側第三大臼歯相当部の歯槽骨はほぼ完全に破壊されている（⑤）．同犬歯・側切歯歯根の間に，辺縁骨硬化像を伴わない，境界不明瞭なエックス線透過像がみとめられる（⑥）．（右側第二小臼歯根尖周囲のエックス線透過像は骨硬化像で囲まれており，根尖病巣の可能性が高い．）

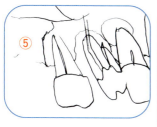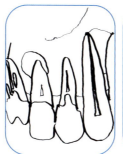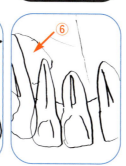

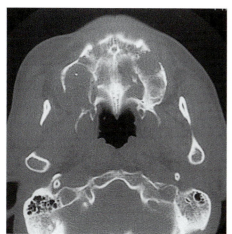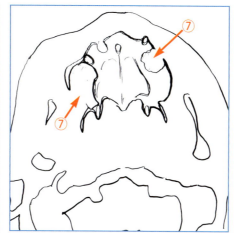

上顎洞底レベルの横断像

エックス線CT所見

左右上顎洞骨壁の骨破壊がみとめられる（⑦）．右側下顎骨骨体部にも，辺縁骨硬化像で囲まれていない骨破壊像がみとめられる（⑧）．

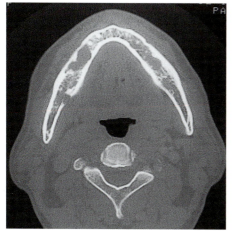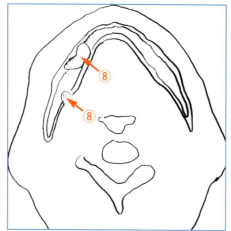

下顎骨レベルの横断像

鑑別診断 → 多発性骨髄腫，転移癌，悪性リンパ腫，骨の好酸球肉芽腫

Ⅰ 顎骨・口腔の疾患 （3）悪性腫瘍

診 断 多発性骨髄腫
1-3-8 Multiple myeloma

画像診断のポイント

1. 多骨性，多発性に生じるエックス線透過像．
2. 境界不明瞭で，辺縁骨硬化像で囲まれていない．
3. 頭蓋の打ち抜き状所見（punched out appearance）．

多発性骨髄腫

解 説 多発性骨髄腫は多骨性，多発性に骨破壊を生じる疾患である．それぞれの骨破壊はエックス線写真上では，小円形で，骨硬化縁で囲まれていないエックス線透過像としてみられ，これは打ち抜き状所見（punched-out appearance）とよばれている．多発性骨髄腫の典型的エックス線像は，頭蓋にみられる多数の打ち抜き状所見である（参考症例）．

参考症例）

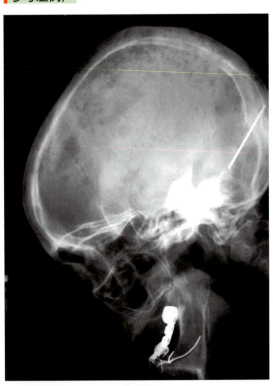 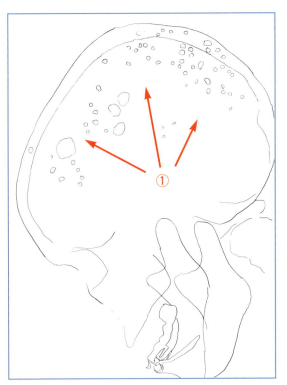

（東京医科歯科大学大学院腫瘍放射線医学分野 渋谷均教授の御厚意による）

頭部側面（Lateral）像エックス線所見

69歳，女性．
頭蓋に多数の打ち抜き状所見（punched out appearance）がみとめられる（①）．
診断：多発性骨髄腫．

多発性骨髄腫について

- 骨髄から発生する形質細胞の腫瘍性病変で，各所の骨に多発性に病巣を形成し，血液中に免疫グロブリンが単クローン性に増加する（Mタンパク）．とくに赤色髄を含む脊椎骨，肋骨，腸骨，脳頭蓋骨に病変をみることが多い．
- 顎骨では下顎骨の臼歯部骨体，顎角部，下顎枝部，関節突起部に生じやすい．
- 臨床的には局所の疼痛や膨隆で発症し，高タンパク血症，血清免疫グロブリンの上昇，貧血などがみられる．また，高カルシウム血症，Bence-Jonesタンパク尿，アミロイド症などを伴うこともある．
- 本病変の本態はBリンパ球の単クローンな腫瘍性増殖であり，比較的未熟な時期に腫瘍化し，形質細胞へと分化しながら増殖するものと思われる．
- なお，多発性骨髄腫と同様な病変が単発性に生じることがあり，骨の孤立性形質細胞腫とよばれる．また，まれに軟組織にも多発性骨髄腫と同様な病変が生じることがあり，髄外性形質細胞腫とよばれる．上部気道や消化管に好発し，孤立性骨髄腫と同様に全身症状をきたすことはない．

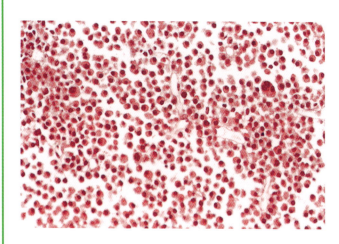

病理組織学的所見

組織学的に定型例では，形質細胞に類する腫瘍細胞がびまん性かつ充実性に増殖しており，異型性は顕著ではないが，核の濃染化や多核化などがみられる（左図）．ときには腫瘍細胞の胞体内に異常免疫グロブリンタンパクの蓄積（Russell小体）をみとめることがある．

処 置

メルファラン，シクロフォスファミドなどのアルキル化薬と副腎皮質ホルモンによる化学療法が頻用されている．M2プロトコールなどの多剤併用療法との優劣が論じられてきたが，近年Mタンパクと骨髄腫細胞の消失という完全寛解状態が得られるようなプロトコールが発表されている．

長期にわたり進行せず，骨病変もみないsmoulderling myeloma（くすぶり型骨髄腫）では，早期の治療は不要である．これらの治療により，かつての平均生存率15か月は，最近では30か月前後に延長をみている．

症例 1-4-1

52歳，男性．
右側下顎第一大臼歯の抜歯後に腫脹したため来院した．現在，右下唇に麻痺感がある．

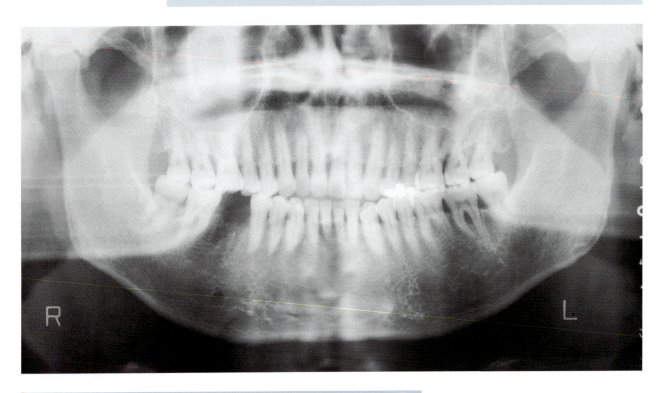

パノラマエックス線所見
右側下顎第一大臼歯は欠損している．その他異常所見はみられない．

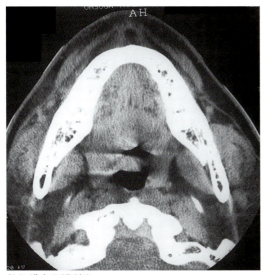
軟組織表示横断像

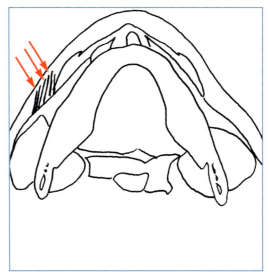

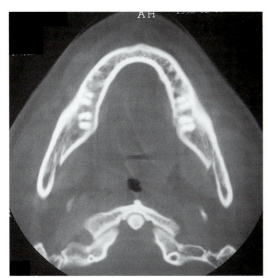
骨表示横断像

エックス線CT所見

軟組織表示画像にて，下顎右側大臼歯相当部の表層脂肪は，反対側表層脂肪に比べ濃度の上昇がみとめられる（矢印）．その他の異常所見はみとめられない．

鑑別診断 → 急性骨髄炎，慢性化膿性骨髄炎，ドライソケット

Ⅰ 顎骨・口腔の疾患 （4）炎症

診断 1-4-1 急性骨髄炎
Acute osteomyelitis

画像診断のポイント

1. 急性期の骨髄炎はエックス線所見で検出できないことがある．
2. MRIでは骨髄の浮腫や信号の低下および軟組織への炎症の波及がみられる．

急性骨髄炎

解説 抜歯後感染による急性骨髄炎と考えられる．急性骨髄炎における顎骨の変化は，エックス線CTでも検出困難なことが多い．

MEMO 一般的な画像検査法の選択－1

歯および歯周組織のエックス線検査
 1) 口内法
 2) パノラマエックス線検査

顎顔面の画像検査法
 1) 後頭前頭方向撮影法（P-A法）
 2) Waters法
 3) 軸方向撮影法（オトガイ頭頂撮影法）
 4) 側方向投影法ならびに頭部エックス線規格撮影法
 5) 下顎骨側斜位撮影法（Cieszynskiの斜位）

急性骨髄炎について

- 成人では下顎のオトガイ部から隅角部までの下顎骨体，特に大臼歯部に，急性（化膿性）根尖性歯周炎の波及や慢性根尖性歯周炎の急性転化としておこることが多い．
- 小児では上顎に，分娩中や授乳時の口蓋粘膜の損傷が原因で生ずることが多い．
- 下顎の急性化膿性骨髄炎が舌側に進行すると舌下隙へ炎症が波及して，口底膿瘍や蜂窩織炎を惹起することもある．
- 溶血レンサ球菌やブドウ球菌が主な起炎菌である．

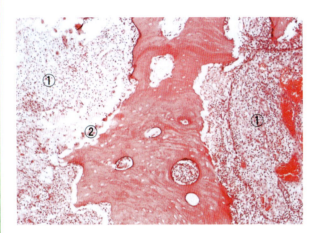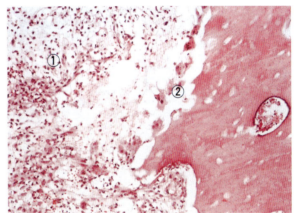

病理組織学的所見

化膿性炎の像を呈するものが多く，骨髄中に充血，浮腫，びまん性の好中球浸潤，膿瘍形成（①）がみとめられる．膿瘍周囲の骨梁辺縁には破骨細胞による骨吸収像（②）がみられる．膿瘍が拡大し皮質骨が破壊されると，瘻孔が形成する．骨梁が壊死に陥ると腐骨形成があり，やがて周囲の肉芽組織形成により被包され，腐骨分離がおこる．

処 置

急性骨髄炎の治療で注意すべき点は，生体活力の衰えない早い時期において，炎症の進行を停止させることにある．抗菌薬の投与，栄養・疼痛の管理および安静を保ち，症状が改善されれば原因歯の治療をおこなう．消炎・化学療法により，炎症が周囲組織や組織隙に拡大しなければ早期に治癒する．

症例 1-4-2

31歳，女性．
左側大臼歯部の違和感を主訴に来院した．
下顎左側第一大臼歯は数か月前に根管治療されており，その頃より腫脹，緩解をくり返していた．

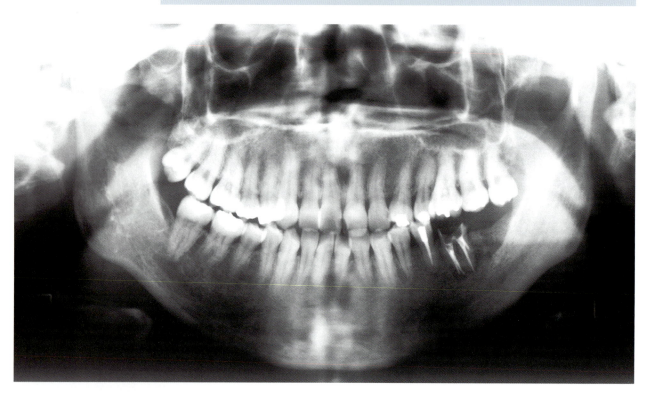

パノラマエックス線所見

下顎左側第一大臼歯歯冠は欠損しており，根尖部に根尖病巣をみとめる．同部周囲下顎骨は透過像を呈し，その周囲の下顎骨はびまん性のエックス線不透過像を呈する（①）．

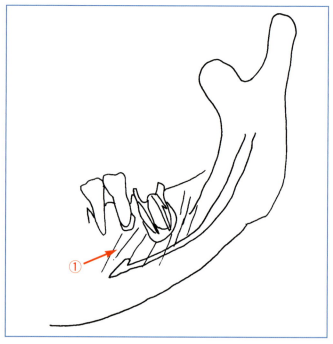

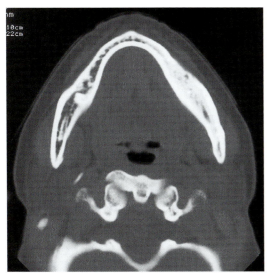
骨表示横断像

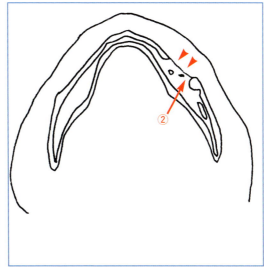

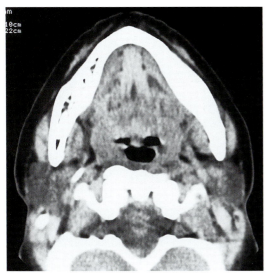
軟組織表示横断像

エックス線CT所見

骨表示像にて左側オトガイ孔から下顎孔にかけて骨髄部に著しい硬化がみられ（②），下顎左側第一大臼歯部頰側皮質骨に一部断裂をみとめる（矢頭）．軟組織表示画像では，軟組織に著変はみられない．

鑑別診断 → 慢性骨髄炎，線維性異形成症，Paget骨病，骨形成線維腫

Ⅰ 顎骨・口腔の疾患 (4) 炎症

診断 1-4-2 慢性骨髄炎
Chronic osteomyelitis

画像診断のポイント

1. 境界不明瞭なエックス線透過像またはエックス線透過像と不透過像の混合像.
2. 骨硬化を伴うことがある.
3. 骨膜反応や皮質骨の破壊.
4. MRIでは骨髄の浮腫や信号の低下および軟組織への炎症の波及がみられる.

慢性骨髄炎

解説 本病変は腐骨を伴う境界不明瞭なエックス線透過像および不透過像の混合像を呈し，下顎管も狭窄していることから，線維性異形成症，骨形成線維腫，Paget骨病は否定できる.

参考症例)

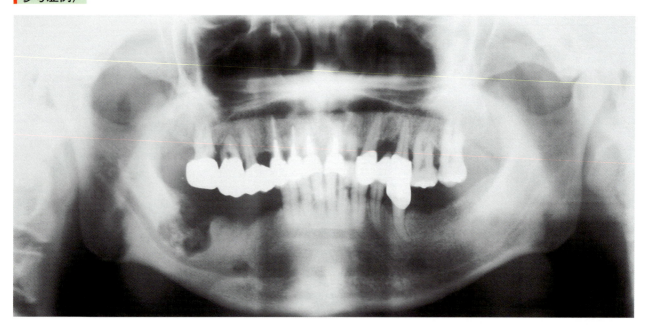

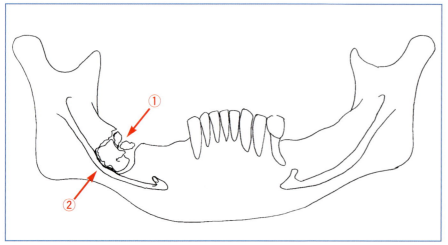

パノラマエックス線所見

右側下顎大臼歯は欠損しており，同部下顎骨に，内部に腐骨によるエックス線不透過像を伴う，エックス線透過像を呈する病変部をみとめる（①）. 下顎管は左側に比較して狭窄がみられる（②）.

診断：腐骨を伴う慢性骨髄炎.

慢性骨髄炎について

- 急性骨髄炎が鎮静化して継続した慢性化膿性骨髄炎が多い．

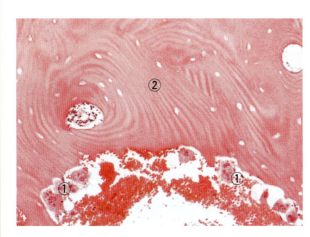
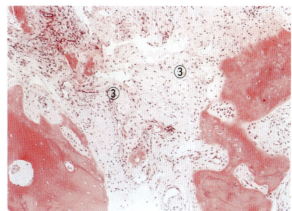

病理組織学的所見

骨髄腔に好中球に加えリンパ球および形質細胞の浸潤，毛細血管新生と著明な充血がみとめられる．破骨細胞による骨吸収（①）を伴う腐骨（②）も観察される．炎症が消退すると骨髄腔や新生した骨梁間に少数の慢性炎症細胞の残存する線維性組織の増生（③）がみられる．

処　置

抗菌薬の投与，原因となった局所の洗浄，腐骨分離が確認される場合には腐骨摘出手術をおこなう．予後は，局所の治療が奏効すれば良好である．

症例 1-4-3

39歳，男性．
下顎右側部の腫脹，疼痛を主訴に来院した．
数年前に下顎右側臼歯を抜歯した後，腫脹，緩解をくり返していた．

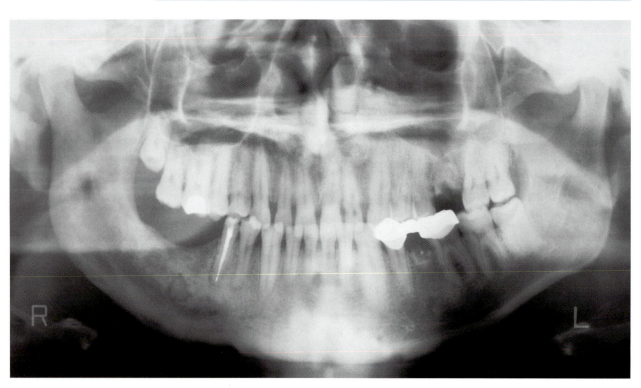

パノラマエックス線所見

下顎右側大臼歯相当部から下顎枝にかけて境界不明瞭，びまん性のエックス線不透過像をみとめる（①）．皮質骨と海綿骨の境界は不明瞭となっており，右側下顎管は拡大している．

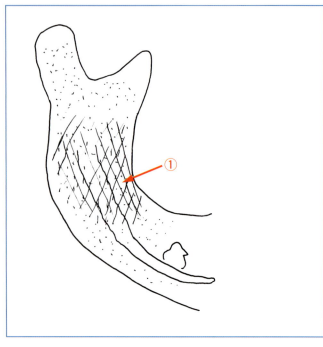

エックス線CT所見

骨表示画像にて，右側大臼歯相当部下顎骨から下顎頭にかけてびまん性の骨硬化像（②）と下顎頭の変形（③）をみとめる．同部の頰舌側皮質骨に部分的な断裂がみられる（矢頭）．
軟組織表示画像にて，右側咬筋の腫大をみとめる（④）．

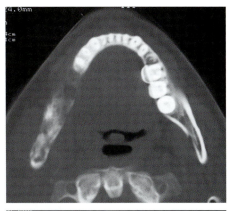 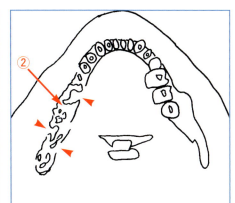

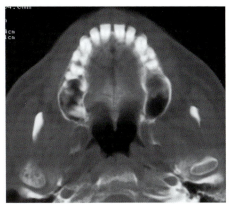 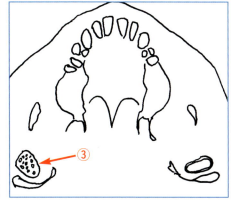

骨表示横断像

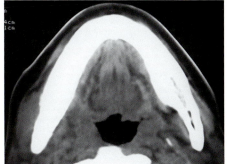 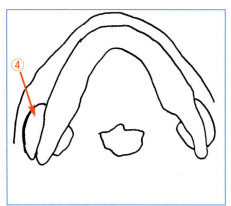

軟組織表示横断像

骨シンチグラフィー所見

右側下顎骨に集積（⑤）をみとめる．

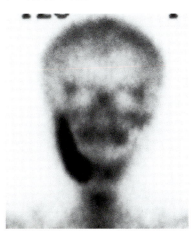 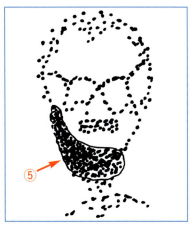

鑑別診断 → 慢性硬化性骨髄炎，線維性異形成症，骨隆起，外骨症，骨形成線維腫

Ⅰ 顎骨・口腔の疾患 （4）炎症

診断 1-4-3　慢性硬化性骨髄炎
Chronic sclerosing osteomyelitis

画像診断のポイント

1. 境界不明瞭，びまん性のエックス線不透過像．
2. MRIにてT1強調像T2強調像ともに低信号を呈する．
3. 下顎骨全体の萎縮や下顎管の狭窄をみとめるものもある．
4. 骨シンチグラフィーにて病変部に集積をみとめる．

慢性硬化性骨髄炎

解説　病変は長期にわたるものが多く，初期には顎骨が膨隆する場合もあるが，後期には萎縮していくことがエックス線像で観察される．病変の境界は不明瞭であり，骨膜反応を伴うものがある．
骨形成線維腫は病変の境界が明瞭であり，線維性異形成症は膨隆を伴うため，鑑別は比較的容易である．

MEMO　一般的な画像検査法の選択－2

顎関節のエックス線検査法
 1) Parma法
 2) Schüller法
 3) 経眼窩・経上顎洞撮影法（Orbito-ramus）
 4) エックス線CT

関節円板を描出する画像検査
 1) 顎関節造影検査
 2) MRI

顎関節の骨吸収の検査
 1) パノラマエックス線検査
 2) 断層エックス線検査
 3) エックス線CT

慢性硬化性骨髄炎について

- 非化膿性で，骨組織の形成（骨硬化像）を伴う．
- 原因については，弱毒菌の感染，遺伝的背景，免疫反応，骨の反応性過形成などがあげられているが，まだ不明である．
- 限局性の慢性巣状硬化性骨髄炎と広範囲に及ぶ慢性びまん性硬化性骨髄炎とに分類される．
- 限局性炎は小児と若年者，びまん性炎は40歳以降に多い．
- 近年，SAPHO症候群でみられる顎骨病変との関連性も述べられている．

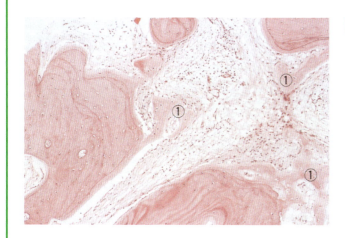

病理組織学的所見

炎症性変化が少なく，著明な骨組織の形成（①）を伴う．

処置

治療は，原因菌や病巣が明らかであれば除去する．患側下顎骨が広範囲に硬化し，疼痛が激しい場合は，骨皮質の穿孔あるいは骨皮質の削除をおこなう．難治性である．また，神経痛様疼痛がこの病変と関連していると思われる症例に対しては，手術により硬化骨を除去し，下歯槽神経をその影響より解放してやることが望ましい．難治例では，嫌気性菌への効果を期待して高圧酸素療法を行う場合もある．

症例 1-4-4

64歳，女性．
下顎部の疼痛を主訴に来院した．
数年前に上咽頭癌で放射線治療が施行されており，現在も経過観察中である．

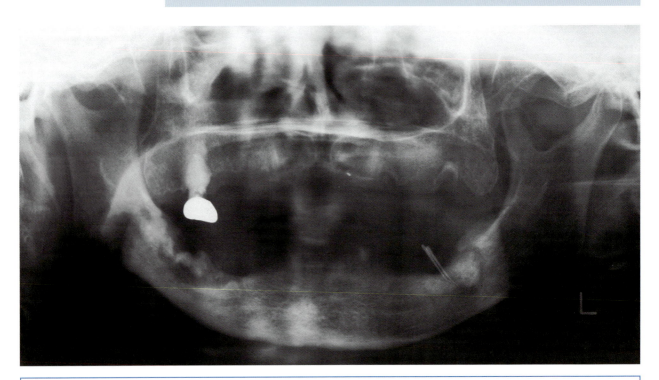

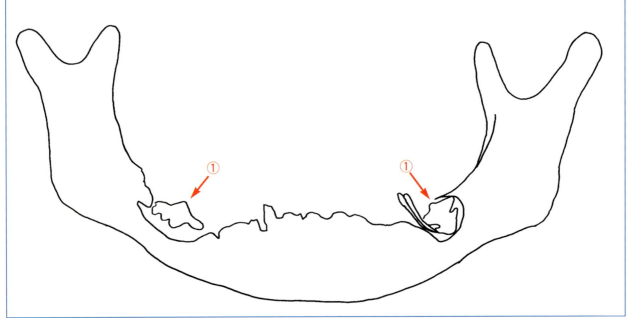

パノラマエックス線所見

左右側下顎臼歯部に周囲をエックス線透過像で囲まれた腐骨をみとめる（①）．腐骨周囲の下顎骨は骨硬化が著しい．（左側腐骨部位にガッタパーチャポイントを挿入している．）

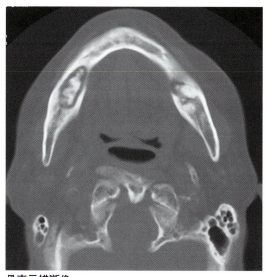
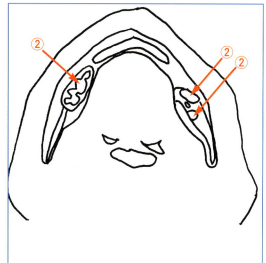
骨表示横断像

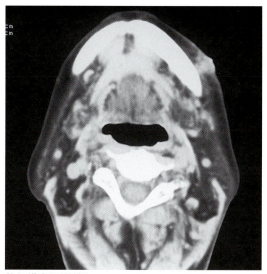
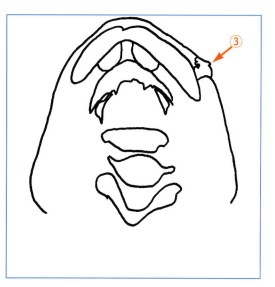
軟組織表示横断像

エックス線CT所見

骨表示像にて両側臼歯部に高濃度域を呈する腐骨がみとめられる（②）．軟組織表示像にて腐骨の下方に瘻孔の形成が表層部に低濃度域としてみられる（③）．

鑑別診断 → 放射線性骨髄炎，慢性骨髄炎，悪性腫瘍

Ⅰ 顎骨・口腔の疾患　(4) 炎症

診断 1-4-4　放射線性骨髄炎
Radiation osteomyelitis

画像診断のポイント

1. エックス線像から通常の骨髄炎と放射線性骨髄炎の鑑別は不可能である．
2. 腐骨の形成がみられることが多い．
3. 小さな透過像の散在．

放射線性骨髄炎

解説　放射線治療の既往があることが必須である．数年してから発現することが多く，通常の骨髄炎と鑑別困難である．

MEMO　一般的な画像検査法の選択−3

顎顔面および頸部の軟組織疾患の画像検査法
1）エックス線CT
2）MRI
3）超音波検査法

顎骨腫瘍および囊胞の一般的な画像検査法
1）単純エックス線検査
　　（口内法，咬合法，P-A法，Waters法等）
2）パノラマエックス線検査
3）エックス線CT
4）MRI

放射線性骨髄炎について

- 大量の放射線照射に起因した骨髄炎で，放射線骨壊死ともよばれる．

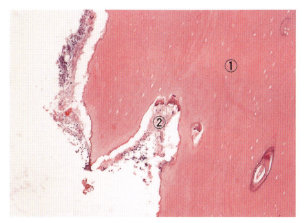
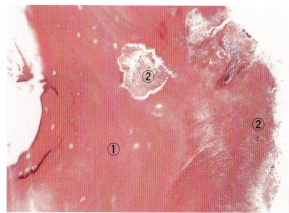

病理組織学的所見

炎症細胞浸潤を伴った骨吸収像と骨新生像が観察される．腐骨（①）には，細菌感染（②）を伴うことが多い．

処置

初期は疼痛が激しいので，主として対症的に鎮痛剤を投与したり，場合によっては神経ブロックによって激痛をコントロールし，適当な抗菌薬を投与して二次炎症の拡大を防止する．壊死・露出した骨に炎症症状があれば抗菌薬の投与と局所の洗浄をおこなう．腐骨が形成されている場合は除去術をおこない，広範囲に骨髄の壊死があり周囲組織の炎症症状が強い場合には，壊死部位を含めた顎切除が必要になる．予後は，周囲の骨組織の活性が低下しているため難治性である．

症例 1-4-5

26歳，男性．
右側頬部の腫大を主訴に来院した．
数日前より，悪寒，発熱とともに，下顎右側が臼歯部を中心に腫脹してきた．

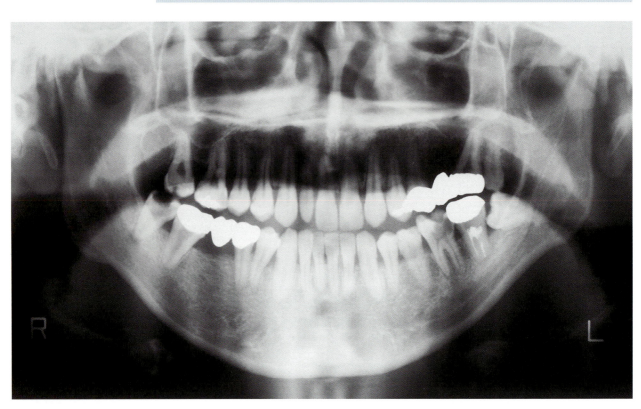

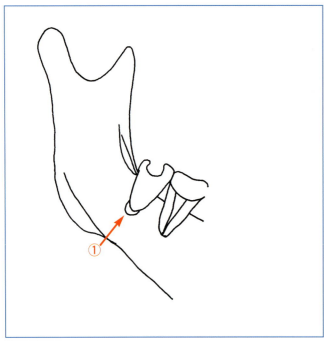

パノラマエックス線所見

下顎右側第三大臼歯歯冠は欠損しており，根尖部に根尖病巣をみとめる（①）．

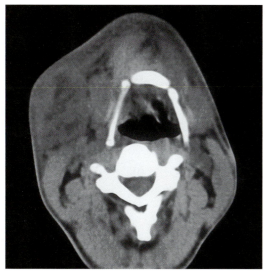
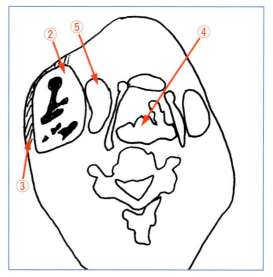
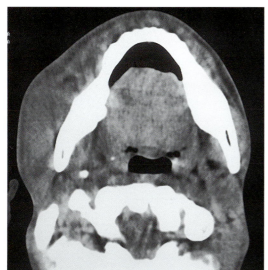
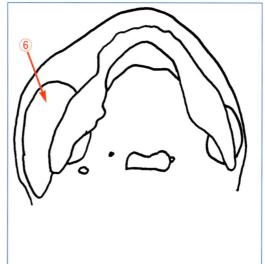

軟組織表示横断像

エックス線CT所見

下顎角部を中心に軟組織の腫大をみとめる（②）．病変部は周囲軟組織と同程度の濃度域を呈し，内部に低濃度域を呈する部分がみられ，表層脂肪は濃度の上昇（③）がみられる．また一部中咽頭の狭窄（④）や，顎下腺の偏位（⑤）および咬筋の腫大（⑥）がみとめられる．

鑑別診断 → 顎骨周囲炎，唾液腺炎，リンパ節炎，類皮嚢胞，類表皮嚢胞，鰓嚢胞，その他口底部や顎下部の腫瘍

Ⅰ 顎骨・口腔の疾患 （4）炎症

診断 1-4-5　蜂窩織炎
Phlegmon

画像診断のポイント

1. 原因歯のエックス線所見の異常は乏しいことが多い．
2. エックス線CTにて病巣周囲の濃度の上昇と脂肪層の消失がみられる．
3. MRIにて病巣周囲の浮腫と脂肪層の消失がみられる．
4. 顎骨の破壊はみられないことが多い．

蜂窩織炎

解説　本病変は，CTにて表層脂肪の濃度上昇および咬筋の腫大がみられることより，顎骨からの炎症の波及が考えられる．

MEMO　一般的な画像検査法の選択−4

唾液腺疾患の一般的な画像検査法
1) パノラマエックス線検査
　　（唾石の検出および歯や顎骨疾患との鑑別）
2) 唾液腺造影検査
3) エックス線ＣＴ
4) MRI
5) 唾液腺シンチグラフィー

歯性上顎洞炎の撮影に必要なエックス線撮影法
1) パノラマエックス線検査
2) 後頭前頭方向撮影法（P-A法）
3) Waters法
4) 二等分法
5) エックス線ＣＴ

蜂窩織炎について

- 好中球が組織・臓器にびまん性に広がっている化膿性炎の一つである．
- 下顎の急性化膿性骨髄炎が波及して，炎症が骨外に広がり，顔面皮下，筋間の疎性結合織に沿って進行することが多い．
- 口底部の顎下隙，舌下隙，オトガイ下隙などの組織間隙へ炎症が波及し，さらに側咽頭隙に達したものを口腔底蜂窩織炎という．

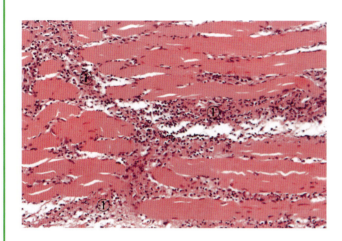

病理組織学的所見

好中球を主体としたびまん性の著明な炎症性細胞浸潤（①）があり，浮腫や充血も出現する．

処 置

治療は強力な消炎・化学療法を施行し，病巣部位の切開排膿を積極的におこなう．最初は抗菌スペクトラムの広い抗菌薬の投与，栄養・疼痛の管理をおこない安静に保つ．呼吸障害がある場合は，気管切開が必要である．症状が改善されれば，原因歯の治療をおこなう．消炎・化学療法により，炎症が周囲組織や他の組織隙をはじめ，頸部，縦隔あるいは全身に拡大しないように努めることが肝心であり，予後に影響する．

症例 1-5-1

25歳，男性．
貧血様症状のために駅のホームにて意識消失．ホーム下の線路に転落し，右側顔面部を強打した．

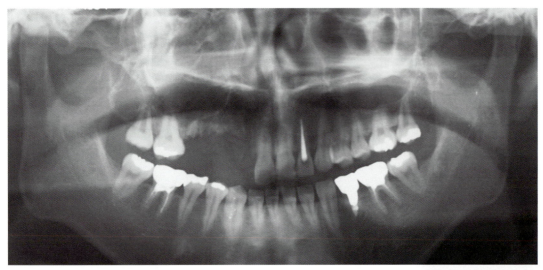

パノラマエックス線所見

上顎右側第二小臼歯～側切歯は完全脱臼により消失．右側上顎洞は不透過性が亢進している（①）．上顎洞の後壁は陥凹しており，断裂もみとめられる（②）．右側のパノラマ無名線にも断裂がみとめられる（③）．

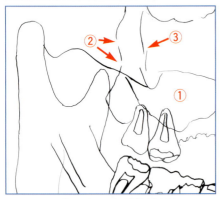

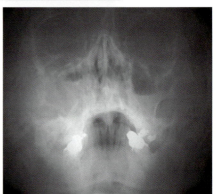

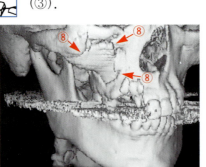

横断像　　　3DCT像

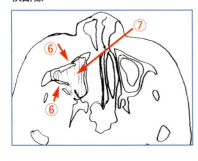

エックス線CT所見

右側上顎洞骨壁に複数の断裂像がみとめられる（⑥）．上顎洞内部は軟組織陰影によって占められているが，これは洞内の出血や浮腫によるものと考えられる（⑦）．3DCT像では右側上顎骨や頬骨上顎縫合部に，連続する骨折線を確認できる（⑧）．

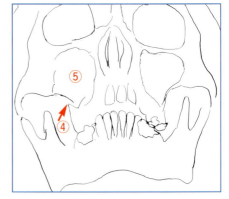

Waters法エックス線所見

右側上顎洞外側壁（頬骨下稜）の断裂がみとめられる（④）．右側上顎洞は全体に不透過性が亢進している（⑤）．

Ⅰ 顎骨・口腔の疾患　(5) 外傷

診 断 1-5-1　上顎骨骨折
Fracture of the maxilla

画像診断のポイント

		上顎骨骨折
1	骨の断裂，変形．→上顎洞後壁，パノラマ無名線，上顎洞外側壁（頰骨下稜）	**解説** 左記のうち「上顎洞の不透過性の亢進」は，外傷による上顎洞内の出血や浮腫を反映している．
2	上顎洞の不透過性の亢進．	
3	歯の脱臼．	

上顎骨骨折について

- 顎骨の骨体部骨折は，骨折線の走行により縦骨折と横骨折とに分けられるが，両者が混在していることも少なくない．また，頰骨や鼻骨の骨折を合併することも多い．
- 縦骨折は，上下方向に骨折線がみられるもので，多くは正中部（上顎間縫合部，口蓋正中縫合部）に生じる．
- 横骨折は右の3型に分類される（Le Fortの分類）．
- Ⅰ型（Guerin骨折）：骨折線が梨状口底の高さで水平に両側の犬歯窩上顎洞前壁を経て上顎結節に及ぶ．
- Ⅱ型：骨折線が鼻骨を横断し，両側性に眼窩底に及び，さらに上顎骨頰骨突起に達する．
- Ⅲ型：骨折線が鼻骨を横断し，両側性に眼窩を通って頰骨の前頭突起に至り，そこからさらに頰骨の側頭突起に達する．

処 置

全身的，局所的に消炎療法をおこない，急性症状が消退してから整復をおこなう．上顎骨体部骨折はLe FortⅠ型の骨折が多く，治療は骨折・動揺している上顎の歯列片を整復固定した後，梨状口部，上顎洞前壁および上顎結節のそれぞれの骨折断端部を整復して，ミニプレートにより固定する（図）．予後は，骨折断端部の骨が固定できれば約1か月で生着して良好である．

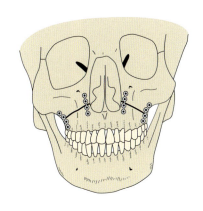

症例 1-5-2

23歳，男性．
喧嘩により顔面を殴打された．現在，顎間固定のためにブラケット装着中．

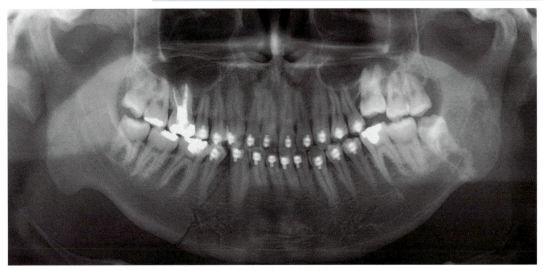

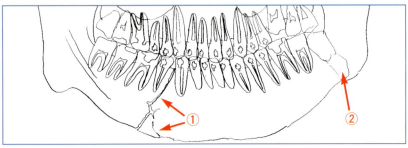

パノラマエックス線所見

右側下顎骨骨体部に骨折線（エックス線透過性の線）がみとめられる（①）．左側下顎角部は変形しており，同部には第三大臼歯の根尖から連続するエックス線不透過像がみとめられる．（②：骨片の重なりによるもの．）

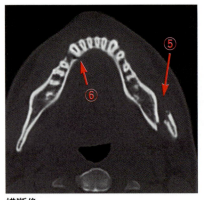

横断像

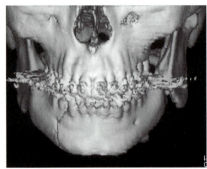

3DCT像

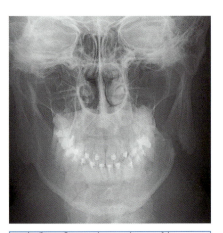

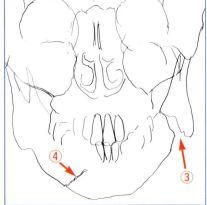

エックス線CT所見

左側下顎骨に骨の断裂像があり，骨折片は著明に偏位している（⑤）．右側下顎骨骨体部にも骨折線があるが，偏位はほとんどみとめられない（⑥）．これらの所見は3DCT像によって立体的に把握できる．

頭部正面（P-A）像エックス線所見

左側下顎角部の骨は断裂しており，偏位が著明である（③）．右側下顎骨骨体部に骨折線がみとめられる（④）．

Ⅰ 顎骨・口腔の疾患　(5) 外傷

診断 1-5-2　下顎骨骨折
Fracture of the mandible

画像診断のポイント　　　　　　　　　　下顎骨骨折

1. 骨折線（エックス線透過性の線）．→右側下顎骨骨体部
2. 骨の断裂，変形．→左側下顎角部
3. 骨片の偏位．→左側下顎角部

解説　単純エックス線写真によって骨折を評価する場合には，必ず2方向以上から確認する必要がある．本症例でも左側下顎角部における著しい骨の離断はパノラマエックス線写真では不明瞭であるが，頭部正面（P-A）像では明瞭に観察できる．3DCT像では骨折による骨片の偏位を立体的に評価できる．

下顎骨骨折について

- 下顎骨骨折の好発部位は正中部で，次いで下顎角部，犬歯部，臼歯部，下顎頸部，オトガイ孔部，下顎枝部の順である．下顎骨の体部，とくに正中部，犬歯部，角部などには直接外力が作用しやすいため，直達骨折をきたしやすい．一方，下顎頸部（関節突起）の骨折は，下顎の他の部位の骨折に合併した介達骨折として片側性に生じることが少なくない．
- 下顎骨の完全骨折の場合，骨折片はしばしば垂直方向，矢状方向，または側方などへ転位する．転位の方向は外力の作用方向と種類，骨折部位および骨折線の方向と性状，付着筋の牽引などの影響を受ける．しかし，正中部の垂直骨折の場合には転位はほとんどおこらない．

処置

原則的には，患者の全身状態が許すかぎり早期に整復・固定をおこなうべきである．骨断端部の偏位が少ない場合は非観血的に整復して，約1か月間顎間固定する．偏位が大きい場合は，下顎歯列内にある骨折はまず上顎歯列に合わせて整復固定した後，骨折断端を整復しプレートにより固定する（図）．予後は固定と整復が良好であれば骨の生着ならびに咬合・咀嚼機能は回復する．

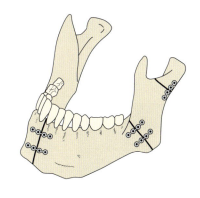

症例 1-5-3

37歳，女性．
駅の階段で転倒し，顔面を強打した．受傷時，口腔内（右側上顎歯槽部）よりかなりの出血が見られた．

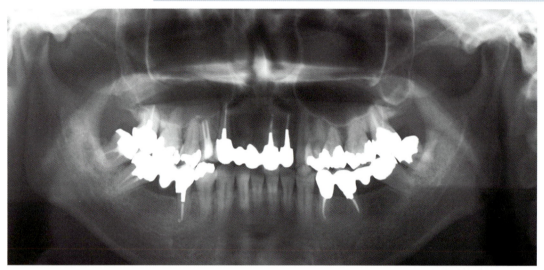

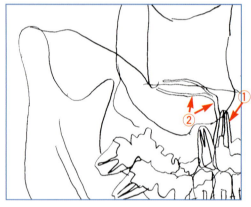

パノラマエックス線所見

上顎右側犬歯の歯根膜腔は拡大している（①：不完全脱臼）．同歯の遠心側歯根膜腔から右上顎骨の下方部にかけて，連続する骨折線（エックス線透過性の線）がみとめられる（②）．

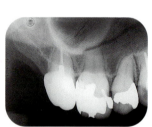 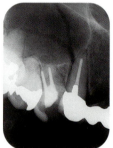 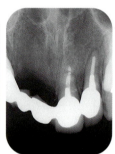

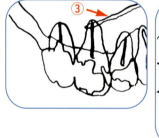 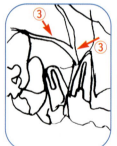 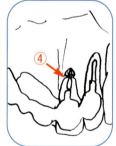

口内法エックス線所見 ↑

上顎右側犬歯の歯根膜腔と連続する骨折線が明瞭にみとめられる（③）．左側中切歯に歯根破折がみとめられる（④）．

横断像

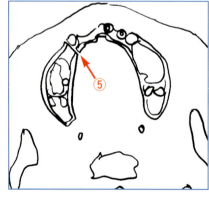

エックス線CT所見

右側上顎骨歯槽部に犬歯の歯根膜腔と連続する骨折線がみとめられる（⑤）．同歯の歯根膜腔は拡大している．

Ⅰ 顎骨・口腔の疾患　(5) 外傷

診断 1-5-3　上顎骨歯槽突起（～上顎洞下方部）骨折
Fracture of the alveolar process of the maxilla

画像診断のポイント	歯槽突起骨折
①	歯槽突起部の骨折線．
②	歯の脱臼や歯根の破折を伴うことが多い．

歯槽突起骨折について

- 歯槽突起の骨折は外力が作用しやすい上顎前歯部に多く，上顎骨折全体の6割前後に相当する．歯槽骨骨折の場合，歯の破折，脱臼，脱落をきたすことが多く，さらに口唇や歯肉などの軟組織の損傷を伴う．

付）顎骨骨折における歯

- 骨折線あるいはその付近にあった歯で，残根状態あるいは根尖性歯周炎や高度の辺縁性歯周炎を伴っている場合には，これが感染源となり得る．また，下顎角部骨折で骨折線上に智歯がある場合にも，治癒は遅延する．歯周組織がしっかりしている脱臼歯は，整復処置の妨げとならない限りは再植することによって保存が可能である．

処置

骨片は徒手で整復し，線副子やサージカルパックを用いて固定する．歯の脱臼があれば再植して線副子とレジンで固定する．周囲歯肉の損傷がひどいものや，骨折線が多く粉砕骨折となっているものでは，小骨片は将来腐骨化し治癒遷延の原因となることがあるので，保存的処置は避けたほうがよい．このような場合には，観血的に小骨片を除去し，歯槽整形をおこなわなければならない．予後は，感染が防止できれば良好である．

症例 1-5-4

■32歳, 男性.
サッカーの試合中に, 相手選手の頭部によって右側頰部を強打された.

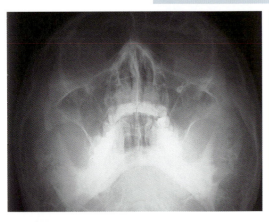
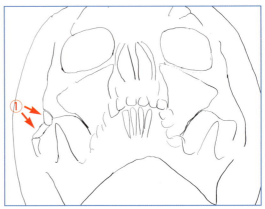

Waters法エックス線所見
右側頰骨弓は変形しており, 内方に陥凹している (①).

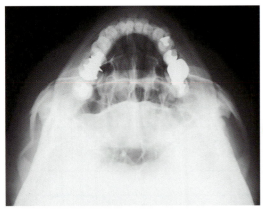
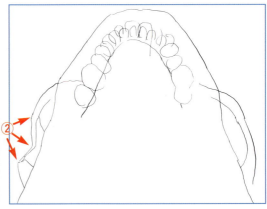

頭部軸位 (Axial) 像エックス線所見
右側頰骨弓は3か所で断裂しており, 内方に偏位している (②).

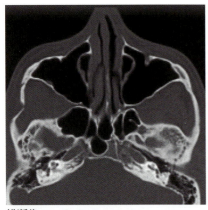
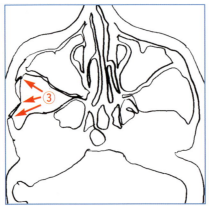
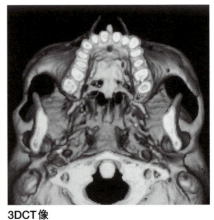

横断像　　　　　　　　　　　　　　　　　　　　3DCT像

エックス線CT所見
右側頰骨弓は3か所で断裂し, 内方に偏位している (③).
この所見は3DCT像によって立体的に把握できる.

Ⅰ 顎骨・口腔の疾患 （5）外傷

診断 1-5-4 頬骨弓骨折
Fracture of the zygomatic arch

画像診断のポイント

1. 頬骨弓の断裂，変形，偏位．

頬骨弓骨折

解説 頬骨弓骨折は，頭部軸位（Axial）像およびWaters像でよく描出される．パノラマエックス線写真では，同部の骨折は描出されにくい．

参考症例）

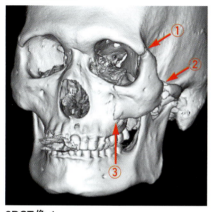
3DCT像-1

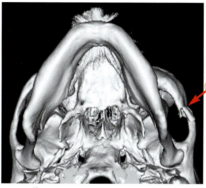
3DCT像-2

エックス線CT 3D画像所見

32歳，男性．自転車転倒後の顔面痛にて来院した．昨日，自転車にて転倒し，左顔面部を強打したという．左側上顎骨前壁（①），前頭頬骨縫合部（②）および頬骨弓（③）に骨折線を認める．体軸方向からは，頬骨弓の骨折がよく観察される（④）．
診断：頬骨上顎複合骨折．

頬骨弓骨折について

- 頬骨弓骨折は単骨折のほか，二重以上の骨折をきたすこともある．頬骨弓部の陥没が生じ，それによって下顎骨筋突起の運動障害をきたし，開口障害や顎運動障害などが現れる．

付）骨折治癒障害因子
- 感染：骨折部位からの感染，とくに複雑骨折で生じやすい．骨髄炎，蜂窩織炎，上顎洞炎などをきたす．
- 不正癒着：骨折片が正常の位置にもどらないままで骨性治癒したもので，咬合状態が回復されない．
- 偽関節：骨折部断端間に骨性癒着がおこらず線維性組織が介在している状態で，感染，不完全な固定，治療開始の遅延などが原因となる．
- 神経損傷：骨折に伴ってその部位を走行する神経に外傷性損傷をきたし，神経支配領域の知覚麻痺や鈍麻をみることがある．

処置

患側上顎口腔前庭部に切開を加え，頬骨下稜後方部から頬骨弓に対して約45°の角度でU字起子を頬骨弓後面に挿入し，陥没している骨片を整復する（図）．固定は必要ない．予後は良好である．

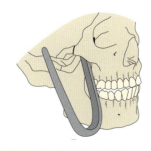

症例 1-5-5

43歳，男性．
喧嘩により顔面部を殴打された．左側頬部の疼痛を主訴に来院した

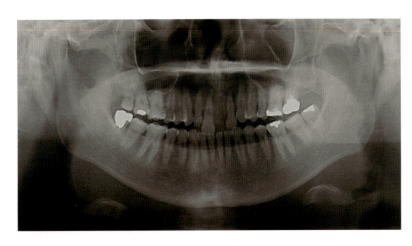

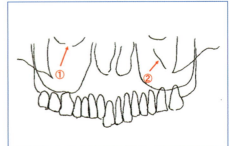

パノラマエックス線所見

右側眼窩下縁の断裂（①）と左側上顎洞壁の骨片偏位（②）が認められる．

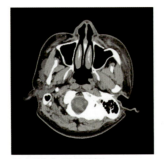 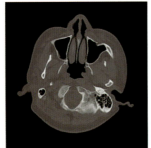 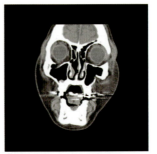 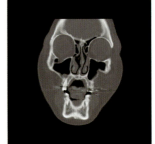

軟組織表示横断像　　骨表示横断像　　軟組織表示冠状断像　　骨表示冠状断像

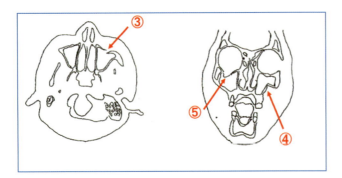

エックス線CT所見

左側上顎洞前壁に骨折および骨片の偏位（③④）が認められる．また，右側眼窩底の骨折（⑤）を認め，眼窩内脂肪の上顎洞への脱出を示す．

鑑別診断 → 眼窩底骨折，眼窩底以外の顔面骨骨折および軟部組織損傷

Ⅰ 顎骨・口腔の疾患 (5) 外傷

診 断 1-5-5 眼窩底骨折
Blowout fracture

画像診断のポイント

1. 眼窩底骨折の有無．
2. 眼窩内容（脂肪）および骨片の上顎洞への偏位・脱出．
3. 他の顔面骨骨折との合併（頭蓋内外傷に対しても注意を要する）．

眼窩底骨折

解 説 顔面骨折では複数に骨折が生じる場合があるため，マルチスライスCTによる横断像や冠状断像（軟組織表示および骨表示）等の再構成画像による3次元的な観察が必要である．

眼窩底骨折について

- 眼球に前方から鈍的外力が加わった場合に生じる骨折である．
- 眼窩周囲縁には骨折を認めないが，眼窩底に骨折を生じる．
- 眼窩は深部が狭く，円錐形になっており，前方からの鈍的外力が眼球に作用した場合には，底部の菲薄な骨壁の眼窩底が破裂して眼窩底骨折が生じる．

処 置
成人では、軽度〜中等度の眼球運動障害の場合には，少なくとも2〜3週間の経過観察を行う．受傷後の眼球運動障害（上転障害、下転障害）と複視を訴えて受診することが多い．眼球運動障害をきたしている場合には，できるだけ早期に観血的に下直筋の嵌頓、絞扼状態を解除する．

症例 1-5-6

52歳，男性．
数日前より下顎右側第二大臼歯に激痛がみられた．

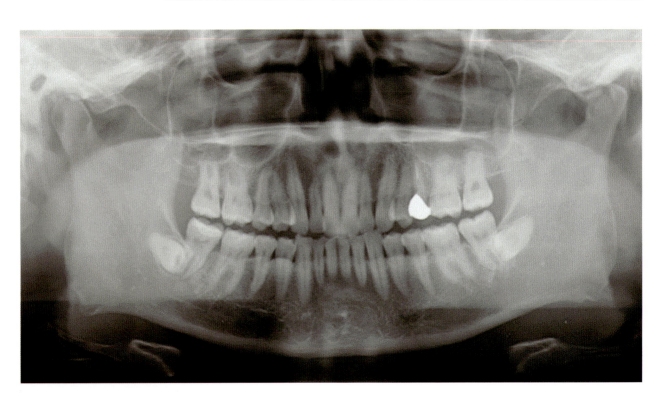

パノラマエックス線所見
下顎右側第二大臼歯の破折線は明らかではない．

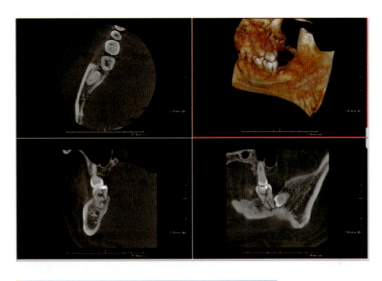

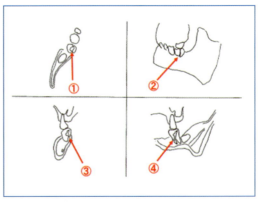

歯科用コーンビーム CT 所見
下顎右側第二大臼歯に破折線が認められる（①〜④）．

鑑別診断 ➡ 歯の外傷，歯槽骨骨折

Ⅰ 顎骨・口腔の疾患 （5）外傷

診 断
1-5-6

歯の外傷
Fracture of the tooth

画像診断のポイント	歯の外傷
1 歯根破折の有無． 2 亜脱臼や歯槽骨骨折の有無．	**解 説** 口内法エックス線画像やパノラマエックス線画像では，破折面の傾きとエックス線投影方向の関係によっては破折線が見えにくい場合がある．そのため，歯科用コーンビームCTによる3次元的な観察が必要である．

歯の外傷について

- 転倒・転落事故，交通事故，衝突，殴打，スポーツなどで歯冠部や歯槽部に外力が作用すると，外力の大きさ，方向などにより，歯および歯槽骨はさまざまな損傷を受ける．
- 好発部位は前歯部で，臼歯部にもみられる．
- 外力によって歯根膜線維が断裂し歯が歯槽より逸脱した状態の歯を脱臼という．
- 歯の脱臼には，歯根膜の一部が断裂して歯が弛緩動揺した不完全脱臼と歯根膜が完全に断裂して歯が歯槽骨から脱落した完全脱臼とに大別される．

処 置

脱臼歯は原則的にはそのまま歯槽窩に整復・固定する．歯根部で破折した歯は抜歯するが露髄を伴わない歯冠破折歯は保存を試みる．可能な限り早期に再植することが，歯髄への血行再開の可能性を高くする．脱臼歯は隣在歯を固定源とし，線副子，床副子，接着性レジン固定などで7～10日間固定する．歯槽骨骨折を伴う症例では，手指により剝離骨折を整復する．剝離した歯肉は緊密に縫合し，シーネやワイヤーなどを用い，固定は約2～4週間行う．

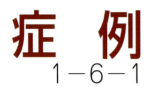

症例 1-6-1

41歳，女性．
開口障害を主訴に来院．

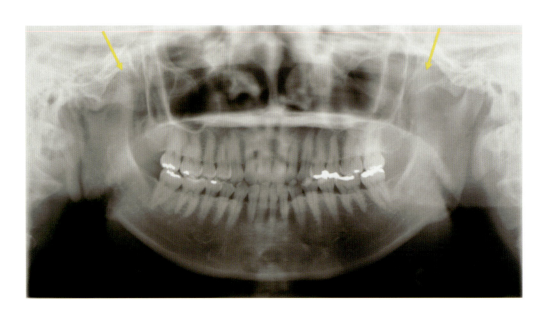

パノラマエックス線所見

左右筋突起（矢印）は頬骨弓下縁よりも上方に位置している．

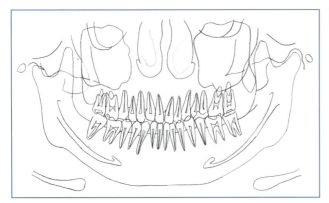

3DCT所見

右筋突起（矢印）は頬骨弓よりも上方に位置し，側頭骨の側壁に近接している．

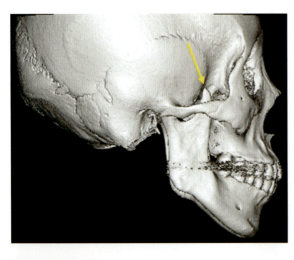

鑑別診断 → 筋突起過長症，顎関節症，顎関節強直症

I 顎骨・口腔の疾患（6）奇形

診断 1-6-1　筋突起過長症
Coronoid process hyperplasia

画像診断のポイント	筋突起過長症
1　頰骨弓上縁を超えて筋突起の過形成を認めること．	**解説**　開口障害を認め，頰骨弓上縁を超えた筋突起の過形成も認めた場合，筋突起過長症と診断する．

筋突起過長症について

- 過剰に形成された筋突起が頰骨と干渉するために無痛性の開口障害を引き起こすことが特徴である．

処置

筋突起が過長であっても臨床症状を認めない場合は，治療の必要はない．過剰に形成された筋突起が頰骨と干渉することで無痛性の開口障害を示す場合は，筋突起切除術を行う．この筋突起切除術の殆どは口内法が選択されるが，bicoronal approachや顎下部からの口外法で行う場合もある．筋突起切除法には全切除と部分切除がある．

症例 1-6-2

19歳，女性．
嚥下時の違和感を主訴に来院．

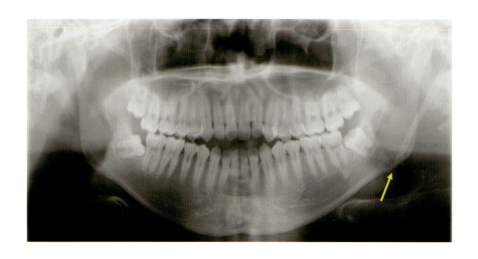

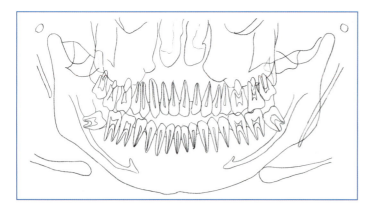

パノラマエックス線所見
左茎状突起は著明に長く、が下顎骨左側角部まで達している（矢印）．

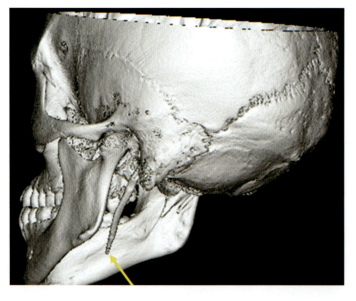

3DCT所見
左茎状突起は著明に発達し、下顎骨左側角部まで達している（矢印）．

Ⅰ 顎骨・口腔の疾患 (6) 奇形

診断 1-6-2　茎状突起過長症
Elongated styloid process

画像診断のポイント	茎状起過長症
① 下顎角部にまで達する茎状突起を認めること．	**解説** 茎状突起の通常の長さは2.5cm程度であり，3cmを超えると過長茎状突起と考えられる．病歴および理学的所見と合わせて診断する．

茎状突起過長症について

- 茎状舌骨靱帯の石灰化・骨化，茎状突起の延長に起因して，嚥下困難，頸部・顔面痛など様々な症状を示すものである．
- 男性の方が女性よりやや長く，左右差はないとされる．
- 約4％の例で過長茎状突起を認めるが，実際に症状を訴えるのはそのうちわずか（約4〜10％）である
- 茎状突起過長の原因は不明であるが，先天性，茎状舌骨靱帯の石灰化，同靱帯付着部での骨増生などが考えられている．

処置

3cmを超える過長な茎状突起を認めても症状を呈さないことも多い．臨床症状を認めない場合は治療の必要性はない．Eagle症候群（茎状突起過長症）で顔面痛，頸部痛，嚥下困難，咽頭部異物感などを認めた場合は治療を要する．治療には保存的治療と外科的治療がある．通常は保存的治療として非ステロイド系炎症薬や抗てんかん薬（カルバマゼピン，フェニトイン）の内服，舌咽神経ブロック（ステロイド・局所麻酔薬）を行う．制御困難な場合は経口的あるいは経頸部的アプローチによる茎状突起切除術を行う．外科的治療後に最大で約20％で症状の継続がみられるとされる．

症例 1-7-1

56歳，女性．
下顎両側の歯肉の腫脹を主訴に来院した．
幼少時から系統疾患の疑いがあった．

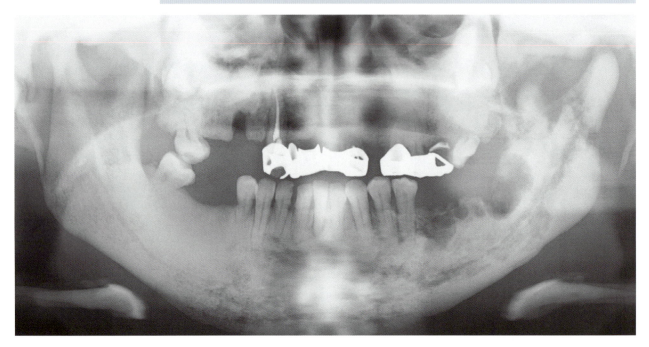

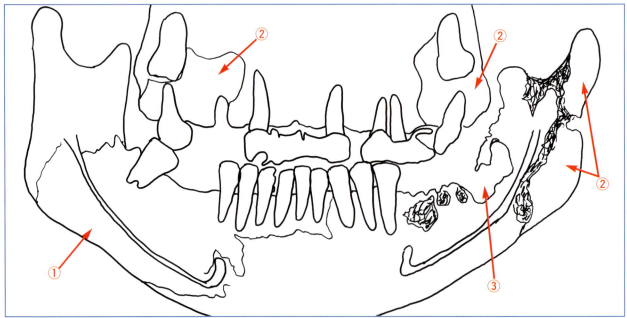

パノラマエックス線所見

下顎骨の正中から右側下顎枝にかけて境界不明瞭なエックス線不透過像がみとめられ（①），隣接する下顎管は狭窄が著しい．また左側下顎角，左側下顎頭，両側の上顎大臼歯から上顎結節にかけてもエックス線不透過性が著しい（②）．また下顎骨左側の大臼歯相当部から下顎枝にかけてエックス線透過像がみとめられる（③）．

鑑別診断 ▶ 大理石骨病，Paget骨病，骨軟化症（クル病），線維性異形成症

Ⅰ 顎骨・口腔の疾患 (7) 系統疾患・その他の疾患

診断 1-7-1　(骨髄炎を伴う) 大理石骨病
Marble bone disease

画像診断のポイント	大理石骨病
① 顎骨の不均一な骨硬化がみられる．	**解説** 顎骨全体に骨硬化がみられることが多く，全身のスクリーニングもおこなう必要がある．
② 歯の形成，萌出障害がみられる．	
③ 全身骨の骨硬化がみられる．	
④ 顎骨は易感染性であり，骨髄炎をおこしやすい（本症例）．	

大理石骨病について

- 全身性骨硬化性変化をきたすまれな遺伝性疾患で，早発型と遅発型とがある．前者は劣性遺伝性で早期に発症し，貧血を伴い，予後は不良である．後者は優性遺伝性で，貧血を伴わず，重篤となることはない．いずれも骨の硬化性変化は骨吸収能の低下に起因し，骨髄腔は狭小化し，骨は脆弱化するために易骨折性となる．顎骨でも同様な変化がみられ，しばしば抜歯や歯に関連した感染による難治性の骨髄炎をきたし，大きな腐骨を形成する．歯には形成異常や萌出の障害をみることがある．

  組織学的な特徴は骨吸収能の低下である．破骨細胞は存在しているが，吸収や改造はみとめられず，これは破骨細胞の活性化リセプターの欠損によるものと考えられている．一方，骨芽細胞による骨新生はほとんど障害されない．以上のような機序により骨硬化をきたした結果，骨折しやすく，骨内における血管の発達が妨げられ易感染性となる．

処置
骨硬化性病変が顎骨に波及した場合，その部位での血行が不良となり，抜歯後では肉芽形成が遅延し，感染による術後広範囲の慢性顎骨骨髄炎へ移行しやすい．また，抗菌薬を投与しても顎骨内での組織内濃度が上昇しにくいため，きわめて難治性となる．歯性感染症を予防するためには口腔清掃を十分におこない，抜歯が必要な場合は抜歯後創部を縫合，緊密に閉鎖し，細菌の侵入を防止する．

症例 1-7-2

50歳，女性．
開口障害を主訴に来院した．
数年前より顔面左側の腫脹も覚えていたが，放置していた．

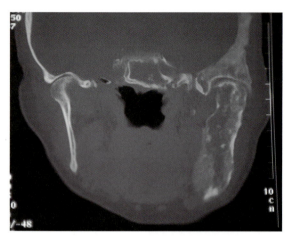
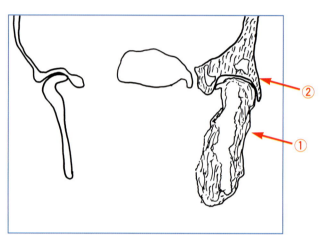
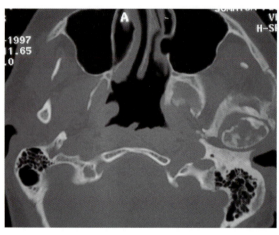
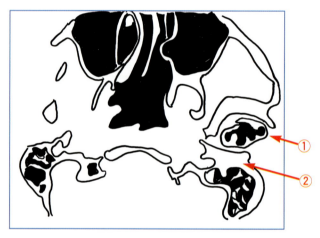

エックス線CT所見

下顎骨左側の下顎枝から下顎頭にかけて著しい骨膨隆がみられ，内部は低濃度域（透過像）と高濃度域（不透過像）の混合像を呈している（①）．また隣接する側頭骨の骨硬化が著しい（②）．

鑑別診断 → 大理石骨病，Paget骨病，骨軟化症（クル病），線維性異形成症，転移性腫瘍

Ⅰ 顎骨・口腔の疾患 (7) 系統疾患・その他の疾患

診断 1-7-2 Paget 骨病
Paget disease of bone

画像診断のポイント	Paget 骨病
① 顎骨内の病変部は病期により，1) エックス線透過像，2) 混合像，3) エックス線不透過像を呈する．混合像の際には，いわゆるすりガラス状所見を呈することもある．	**解説** 病期により，エックス線像が異なる．
② 歯根肥大（セメント質肥大）がみられる．	
③ 骨シンチグラムにて全身骨に集積がみられる．	

Paget 骨病について

- 慢性の進行性の骨疾患で，変形性骨炎，変形性骨異栄養症などともよばれる．原因は明らかでないが，遺伝性あるいは感染性因子が考えられている．本邦ではまれである．おもに中年以降で発症し，男性に多い．病変は単発性あるいは多発性に生じ，骨の変形（彎曲，肥厚）や骨折をきたす．罹患骨は仙骨，椎骨，大腿骨，頭蓋骨などの大きな骨で，顎骨では上顎骨に発現することが多い．

  顎顔面領域の骨が罹患すると，増殖肥厚によって顔貌が変形し，顎骨では顎堤部の膨化がみられる．顔面神経痛や視力障害をきたすこともある．顎骨では罹患部の歯には著しいセメント質増殖症が生じ，抜歯が困難であったり，抜歯後の治癒不全をきたしやすい．
  組織学的には，不規則な骨の吸収と添加が活発に頻回に生じるために，特有なモザイク構造を呈し，骨髄は線維組織で置換されている．

処置

最近では破骨細胞による異常な骨吸収を予防するために，カルシトニン，バイホスフォネートやミトラマイシンなどが投与されている．感染による骨髄炎では外科的切除が必要になることがある．本疾患は骨肉腫などに悪性転化することがある．

症例 1-7-3

29歳，男性．
両側頸部の腫脹を主訴に来院した．
数年前より，頸部の腫脹をくり返すことがあった．

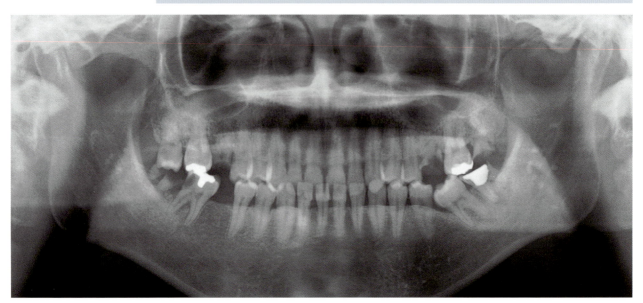

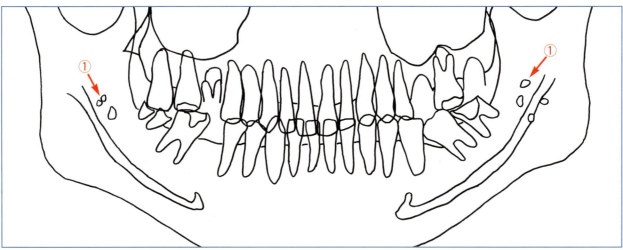

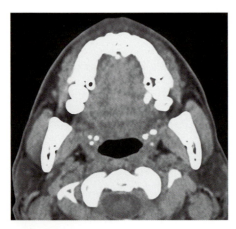

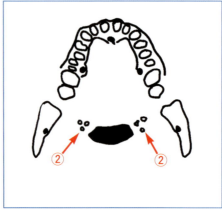

パノラマエックス線所見 ↑
両側の下顎枝に重複して類円形のエックス線不透過像が多数みとめられる（①）．

エックス線CT所見
Waldeyer咽頭輪のリンパ節に一致して塊状の石灰化物がみとめられる（②）．

鑑別診断 → 唾石症，血管腫，結核症，内骨症

Ⅰ 顎骨・口腔の疾患 (7) 系統疾患・その他の疾患

診断 1-7-3　結核症　Tuberculosis

画像診断のポイント

1. エックス線写真にてリンパ節に多数の石灰化物がみとめられる．
2. CT，MRIにて頸部リンパ節の腫大がみとめられる．

結核症

解説 リンパ節の石灰化が結核症の画像診断のポイントとなる．

結核症について

- 結核菌の感染によって生じる．結核菌が体内に侵入定着して最初に病変を形成すると，それを初感染巣（初期結核症）という．初感染巣から血行性あるいはリンパ行性に感染が拡がって病変が形成されると二次結核症とよぶ．
- 口腔領域では，粘膜，顎骨，唾液腺，頸部リンパ節に結核病巣をみることがある．多くは二次結核症であるが，初感染巣のこともある．

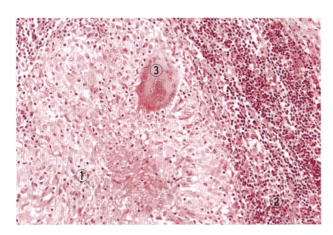

病理組織学的所見
組織学的には，結核結節とよばれる特徴的な肉芽腫を形成する結核結節の中央部は乾酪壊死巣（①）で，それを類上皮細胞とリンパ球が囲んでいる（②）．また，Langhans型巨細胞（③）の出現をみる．病理組織学的に結核菌はZiehl-Neelsen染色によって同定される．

処置
安静，体力の改善に加えて，強力な抗結核薬の組み合わせで対処する．一次抗結核薬ではストレプトマイシン（SM），イソニアジド（INH），パラアミノサリチル酸（PAS）など，二次抗結核薬にはリファンピシリン（REF），エタンブトール（EB）があるが，SM，INH，REFの三者併用の内服が勧められている．
内服不能者には，INHの筋肉注射をおこなう．口腔結核では局所注射が有効なことがあり，診断的治療を優先する場合もある．SM系統の抗菌薬は内耳神経を障害し，難聴をきたすので注意する．

症例 1-7-4

12歳，男児．
発音障害を主訴に来院した．

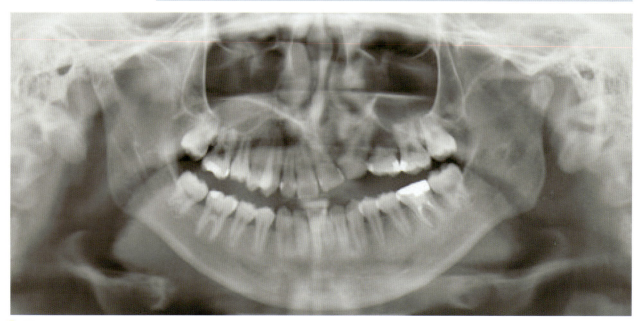

パノラマエックス線所見

上顎左側中切歯と第一小臼歯(多くは犬歯)との間に皮質骨と連続するエックス線透過像が認められる（①）．

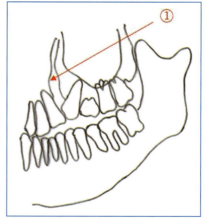

エックス線CT所見

前歯から口蓋にかけて骨欠損がみとめられ②，歯の転位もみられる．

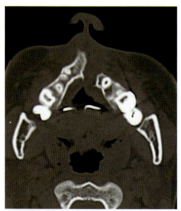

横断像

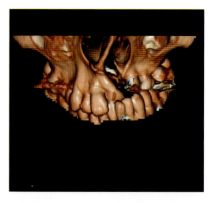

3DCT像

鑑別診断 → 口蓋裂，上顎骨骨折

Ⅰ 顎骨・口腔の疾患 (7) 系統疾患・その他の疾患

診 断 1-7-4 口蓋裂
Cleft palate

画像診断のポイント	口蓋裂
① 上顎骨に皮質骨と連続するエックス線透過像がみとめられる.	**解説** エックス線CTの3次元表示像が有効である.
② 口蓋裂に隣接する歯の位置異常および形態異常がみとめられる.	

口蓋裂について

- 胎生期に上顎突起から生じる口蓋突起の癒合不全により二次口蓋の破裂をきたす奇形疾患で，多くは口蓋正中部にみられる．

　破裂の程度によって，軟口蓋から硬口蓋前方の切歯孔まで及んでいる完全口蓋裂，軟口蓋や口蓋垂に限局している軟口蓋裂や口蓋垂裂，粘膜には破裂のない粘膜下口蓋裂に分けられる．一次口蓋の破裂である唇裂や唇顎裂と合併していることもある．

　顎顔面領域の裂奇形では，欠如歯，過剰歯，埋伏歯など，歯の異常をみることがある．また，他部の奇形を伴っていることもある．

　合併奇形の種類は，四肢の奇形（多指症，合指症，種々の変形）がもっとも多く，その他，耳の奇形，頰瘻，頭蓋奇形，臍ヘルニア，性器異常などがみられる．
裂奇形の発生にあたっては，遺伝的因子がある程度かかわっているようだが，それ以外の因子については明らかでない．

処 置

治療は手術後の顎発育障害や言語障害をできる限り生じさせないように手術することが理想的である．これらの点から，手術時間は言語獲得が始まる1歳半前後におこなわれている．
手術法は，粘膜骨膜弁法，粘膜弁法，あるいは2段階口蓋形成術などが主である．
また，手術による瘢痕収縮が少なければ，顎発育への影響は比較的軽度である．

症例 1-7-5

41歳，女性．
両側耳介部の腫脹を主訴に来院した．

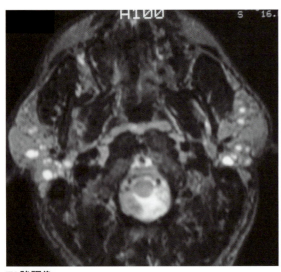
T2強調像

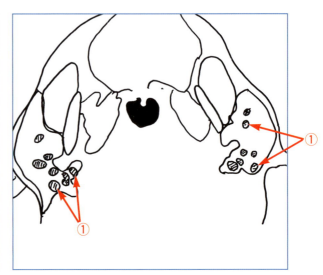

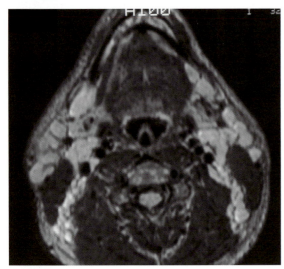
T2強調像

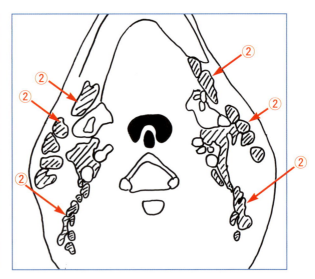

MRI所見

T2強調像にて両側とも耳下腺はやや腫脹しており，内部に多数の類円形の高信号域をみとめる（①）．また頸部では顎下リンパ節，上内深頸リンパ節，副神経リンパ節等の多数のリンパ節腫大がみられる（②）．

鑑別診断 → Sjögren症候群，悪性リンパ腫，後天性免疫不全症候群（AIDS）

I 顎骨・口腔の疾患 (7) 系統疾患・その他の疾患

診 断 1-7-5 後天性免疫不全症候群（AIDS）
Acquired immunodeficiency syndrome

画像診断のポイント	後天性免疫不全症候群（AIDS）
1	MRI，CTにて両側性の耳下腺内の囊胞（あるいは囊胞－充実性病変）形成をみとめる．
2	MRI，CTにて両側性の頸部リンパ節腫大をみとめる．

後天性免疫不全症候群（AIDS）について

- AIDSは，ヒト免疫不全ウイルス（HIV）感染により免疫能が低下し，二次的に感染症や悪性腫瘍などを合併した病態である．HIVは血液や体液を介して伝染し，体内で主にヘルパーT細胞に感染する．この際，HIVはヘルパーT細胞膜表面のCD4を介して細胞内に侵入し，増殖する．その結果，ヘルパーT細胞の数が減少し，細胞性免疫と液性免疫の両方の機能が障害され，病原体に対する抵抗性が失われ，また悪性腫瘍の発生を制御することができなくなる．したがって，結核症やニューモシスチス肺炎，サイトメガロウイルス感染などに罹患しやすくなるとともに，悪性リンパ腫やカポジ肉腫なども生じる．
    AIDSにみられる口腔内病変として，口腔カンジダ症，壊死性潰瘍性歯肉炎，カポジ肉腫，非ホジキンリンパ腫などが挙げられる．

処 置
WHO stage分類暫定案（1990年）を基にstage1, 2では一般と同様の手術適応とし，stage3ではそれに加えHIVに関連した病態による手術適応も含む．全身状態を考慮して外科処置をおこなえば，良好な結果が得られることもある．AIDSの終末像であるstage4では，症状緩和のための姑息的手術に制限され,口腔外科的疾患の手術適応は低いと考えられる．また，歯科疾患治療後の日和見感染に注意する．

症例 1-7-6

70歳，女性．
下顎右側大臼歯部の疼痛を主訴に来院した．3か月前より，近隣歯科医院で処置を受けていたが，症状が悪化したため本日来院した．5年前から，骨粗鬆症の治療のためBP製剤を服用しているという．

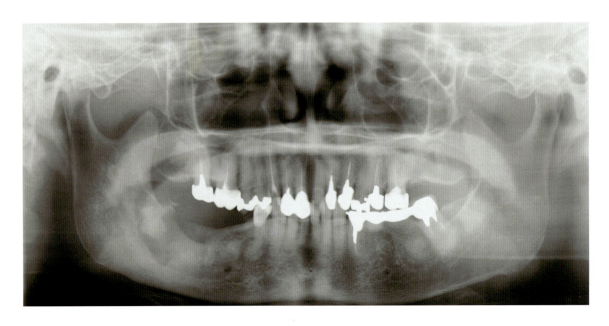

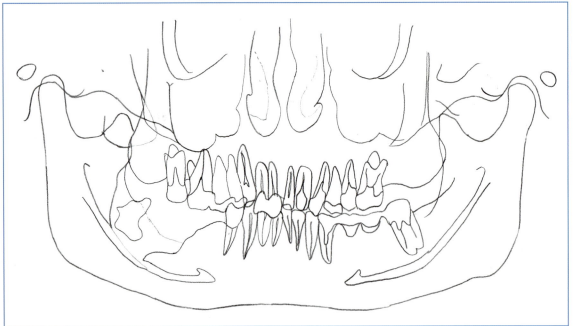

パノラマエックス線所見

下顎右側臼歯部に周囲をエックス線透過像で囲まれた塊状の腐骨を認める．腐骨周囲の下顎骨は骨硬化も認める．

鑑別診断 → 薬剤関連顎壊死，下顎骨骨髄炎，扁平上皮癌，放射線骨髄炎，転移癌

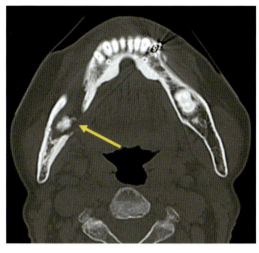
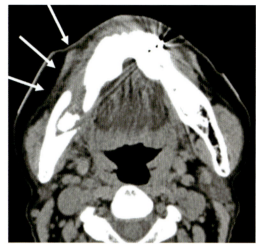

エックス線CT所見

下顎右側臼歯部に周囲を低濃度域で囲まれた腐骨による高濃度域を呈する腐骨を認める（黄矢印）．頬舌側の皮質骨も吸収が著明にみられ，炎症波及による周囲軟組織の濃度上昇もみられる（白矢印）．

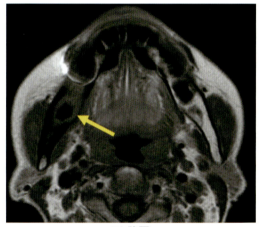
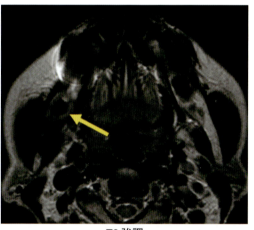

T1強調　　　　　　　　　　　　　T2強調

MRI所見

下顎骨右側臼歯部は，T1強調像で低信号，T2強調像で低〜中信号，脂肪抑制T2強調像で高信号を呈している．内部には腐骨による無信号域もみられる（黄矢印）．

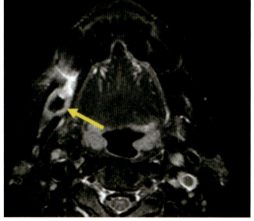

脂肪抑制T2強調像

Ⅰ 顎骨・口腔の疾患（7）系統疾患・その他の疾患

診 断　1-7-6　薬剤関連顎骨壊死（MRONJ）
Medication related osteonecrosis of the jaw (MRONJ)

画像診断のポイント　　　薬剤関連顎骨壊死（MRONJ）

1. 腐骨を伴う骨髄炎を認める．

2. 病変周囲の顎骨に骨硬化像を認める．

解 説　画像上，腐骨を伴う骨髄炎を認め，かつ①現在あるいは過去に骨吸収抑制剤や血管新生阻害薬による治療歴がある．②口腔・顎・顔面領域に骨露出や骨壊死が8週間以上持続している．③顎骨への放射線照射歴がない，の3つを認める場合に薬剤関連顎骨壊死と診断する．

薬剤関連顎骨壊死（MRONJ）について

- 薬剤関連顎骨壊死は，BP製剤関連顎骨壊死をBRONJ（Bisphosphonate-Related Osteonecrosis of the jaw），BP製剤とデノスマブの骨吸収抑制薬関連顎骨壊死をARONJ（Anti-resorptive agents-related ONJ），さらに血管新生阻害薬を含めた薬剤関連顎骨壊死をMRONJ（Meication-Related agents-related ONJ）と称している．

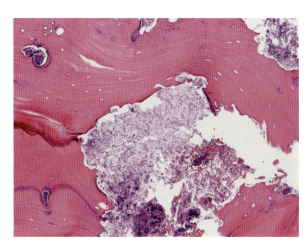

病理組織所見

比較的太い骨梁（①）が存在し，その骨小腔内に骨細胞が含まれておらず腐骨の状態である．腐骨辺縁は虫喰い状，不規則波状に吸収している．周囲には多数の細菌のコロニー（②）が存在する．

処 置

ステージ分類とその治療法を下図に示す

	臨床症状	画像所見	治療法
ステージ0	骨露出/骨壊死なし，深い歯周ポケット，歯牙動揺，口腔粘膜潰瘍，腫脹，膿瘍形成，開口障害，下唇の知覚鈍麻または麻痺（Vincent症状），歯原性では説明できない痛み．	歯槽骨硬化，歯槽硬線の肥厚と硬化，抜歯窩の残存．	抗菌性洗口剤の使用，瘻孔や歯周ポケットに対する洗浄，局所的な抗菌薬の塗布・注入．
ステージ1	無症状で感染を伴わない骨露出/骨壊死またはプローブで骨を触知できる瘻孔を認める．	歯槽骨硬化，歯槽硬線の肥厚と硬化，抜歯窩の残存．	
ステージ2	感染を伴う骨露出，骨壊死やプローブで骨を触知できる瘻孔を認める．骨露出部に疼痛、発赤を伴い，排膿がある場合と，ない場合とがある．	歯槽骨から顎骨に及ぶびまん性骨硬化/骨溶解の混合像，下顎管の肥厚，骨膜反応，上顎洞炎，腐骨形成．	抗菌洗口剤と抗菌薬の使用．難治例：複数の抗菌薬併用療法，長期抗菌薬療法，連続静注抗菌薬療法，腐骨除去，壊死骨掻把，顎骨切除．
ステージ3	疼痛，感染または1つ以上の下記症状を伴う骨露出，骨壊死，またはプローブで骨を触知できる瘻孔，歯槽骨を超えた骨露出，骨壊死．その結果，病的骨折や口腔外瘻孔，鼻・上顎洞口腔瘻孔形成や下顎下縁や上顎洞までの進展骨溶解．	周囲骨（頬骨、口蓋骨）への骨硬化/骨溶解進展．下顎骨の病的骨折．上顎洞底への骨溶解進展．	腐骨除去．壊死骨掻把，感染源となる骨露出/壊死骨内の歯の抜歯，栄養療法．壊死骨が広範囲の場合：顎骨の辺縁切除や区域切除

II

上顎洞の疾患

　上顎洞は中顔面部に位置するピラミッド型をした大きな空洞であり，上顎洞骨壁を介して，下方では歯槽突起（歯槽骨），上方では眼窩，内方で鼻腔，外方で頬骨と隣接している．上顎洞の全体像はWaters法エックス線写真やパノラマエックス線写真によって良く描出され，これらのエックス線写真は上顎洞病変の初期診断（存在診断）のために有用性が高い．

　診断に際しては，上顎洞内部の異常な軟組織陰影や，上顎洞骨壁およびその近傍における骨破壊の有無に注目して読影をおこなうことが基本である．洞内の軟組織陰影は上顎洞に発生する病変（炎症，囊胞，腫瘍等）のほとんどに共通する所見であり，上顎洞の不透過性を亢進させる．また骨破壊は悪性腫瘍を疑うサインであり，パノラマエックス線写真では上顎洞底から洞後壁の線およびパノラマ無名線，Waters法エックス線写真では上顎洞外側壁（頬骨下稜）や上壁（眼窩底）の線の消失や断裂がその所見である．病変の進展範囲をより正確に評価するためには，CTやMRIがすぐれている．

症例 2-1

■33歳，女性．
4か月前に近歯科医院にて上顎左側第一大臼歯を抜歯した際に，左側上顎洞に穿孔した．その後経過観察をしていたが，左側鼻孔からの膿性鼻汁がみとめられるようになったため来院した．来院時，同歯の抜歯窩は閉鎖しておらず，口腔上顎洞瘻の状態であった．

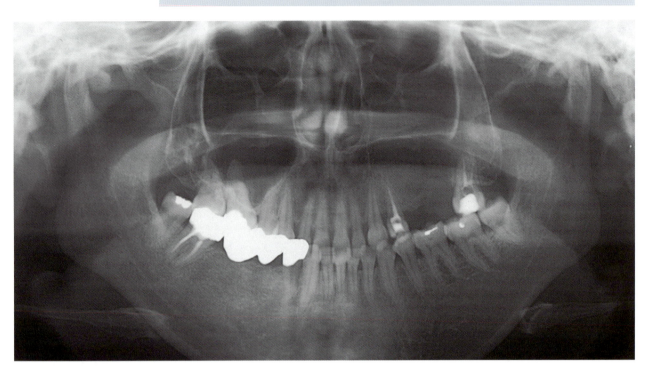

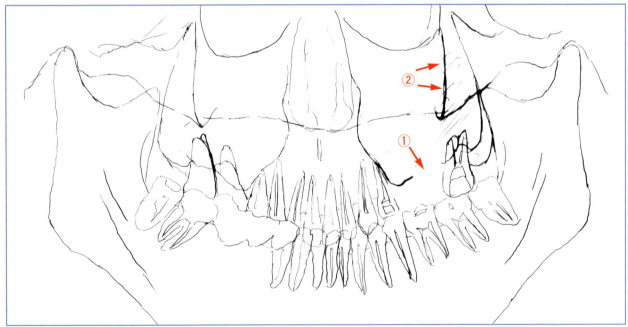

■パノラマエックス線所見

左側上顎洞は，右側と比較してエックス線不透過性がやや亢進している．上顎左側第一大臼歯抜歯時の上顎洞穿孔のために，左側上顎洞の洞底線は同歯相当部で断裂している（①）が，これを除いて骨破壊はみとめられない．パノラマ無名線も正常である（②）．

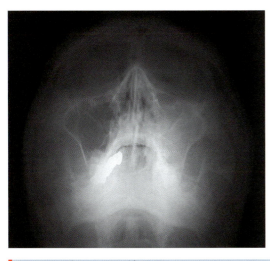
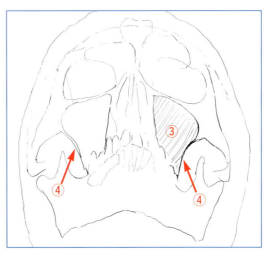

Waters法エックス線所見

左側上顎洞の不透過性の亢進が明らかである（③）．上顎洞外側壁（頬骨下稜）の線は左右ともに正常であり，骨破壊はみとめられない（④）．

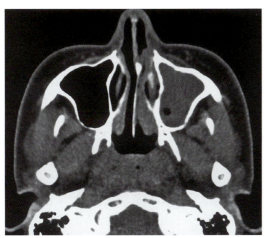
横断像
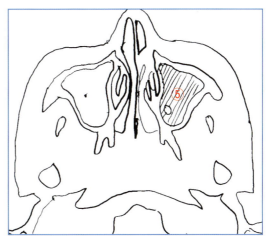

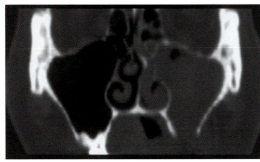
冠状断像
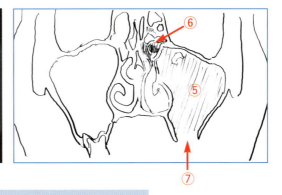

エックス線CT所見

左側上顎洞は軟組織陰影によってほぼ占められており（⑤），この一部は篩骨洞まで進展している（⑥）．抜歯時の上顎洞穿孔のために，左側第一大臼歯相当部上顎洞底の骨壁は消失している（⑦）が，これを除いて上顎洞骨壁の骨破壊はみとめられない．

鑑別診断 → 上顎洞炎，上顎洞癌

II 上顎洞の疾患

診断 2-1 上顎洞炎
Maxillary sinusitis

画像診断のポイント

1. 上顎洞の不透過性の亢進.

2. 通常は上顎洞骨壁の骨破壊を伴わない.

3. 歯性の病変を伴っている場合は，歯性上顎洞炎の可能性がある.

上顎洞炎

解説 上顎洞炎の最も重要なエックス線所見は上顎洞の不透過性の亢進であり，これは本来空洞である上顎洞内に生じた分泌物・膿汁の貯留や，洞粘膜の肥厚を反映している．この所見はパノラマエックス線写真によっても検出可能ではあるが，Waters法エックス線写真の方がより明瞭に観察される．不透過性の亢進は上顎洞癌でもみとめられるが，上顎洞癌が上顎洞骨壁の骨破壊を特徴とするのに対して，上顎洞炎では後述する真菌症（真菌性上顎洞炎）を除けば，骨破壊を伴うことはほとんどない．患側に歯性の病変（上顎洞と交通または上顎洞に近接する根尖性歯周炎，高度の辺縁性歯周炎，歯科治療による上顎洞穿孔や異物の迷入等）を伴っている場合には，歯性上顎洞炎の可能性がある．

参考症例

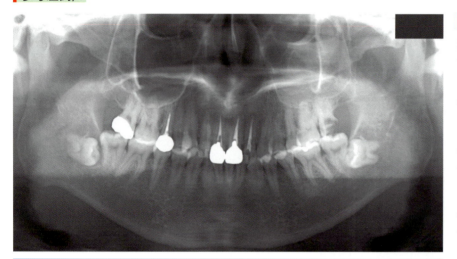

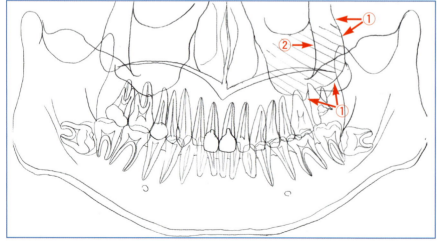

パノラマエックス線所見

29歳，男性．上顎左側第二大臼歯の疼痛と左側鼻孔からの排膿のため，近歯科医院を受診し同歯の根管治療を受けていた．同医院からの紹介により来院した．パノラマエックス線写真で，左側上顎洞は右側と比較してエックス線不透過性が亢進している．上顎洞の骨壁（洞底線や洞後壁の線：①）やパノラマ無名線（②）は正常であり，骨破壊像はみとめられない．上顎左側第に大臼歯根尖部の歯性病変の有無は，この写真からははっきりしない．

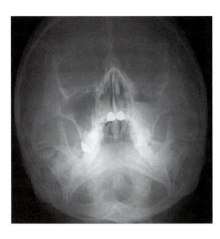
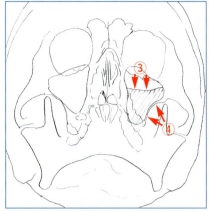

Waters法エックス線所見

左側上顎洞の不透過性の亢進が，パノラマエックス線写真よりも明瞭に描出されている．この不透過像は液面形成像を伴っており（③），上顎洞内の液体（膿汁）の貯留を反映していることが診断できる．左側上顎洞外側壁（頰骨下稜）の線は正常である（④）．
診断：左側上顎洞炎．

上顎洞炎について

- 上顎洞炎は，鼻疾患に起因する鼻性上顎洞炎と歯の疾患に由来する歯性上顎洞炎に大別され，口腔外科領域では主に後者を扱う．
- 歯性上顎洞炎の発症に最も重要な因子は上顎洞底部と歯根の位置であり，上顎洞底部に近接する第二小臼歯あるいは第一，第二大臼歯の根尖病巣が同部の骨を破壊して波及する場合に生ずる．
- 原因となる根尖病巣は根尖膿瘍，歯根肉芽腫あるいは歯根囊胞などの慢性疾患の急性転化が多く，ついで急性根尖性歯周炎の波及によっておこる．
- 20～40歳代に多く，悪臭を呈する鼻漏や片側性の頰痛ないし鼻閉感などの症状を呈する．

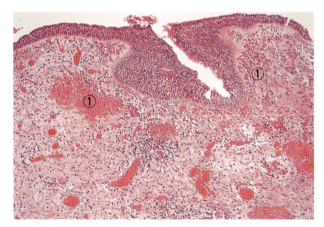

病理組織学的所見

原因歯根と近接する上顎洞粘膜下結合織には炎症性細胞浸潤，毛細血管の拡張・増生，出血や浮腫などがみられる（①）．急性根尖病巣に起因する場合，あるいは急性期の上顎洞炎の場合は好中球の滲出を伴って膿瘍を形成することがある．洞底部の骨は吸収ないし断裂することがある．慢性期ではしばしば上顎洞粘膜の扁平上皮化生がみとめられる．また，上顎洞腺に影響すると分泌障害をきたして粘液貯留囊胞を形成することがある．

処 置

治療はまず薬物による消炎・化学療法をおこなう．歯性上顎洞炎の場合は，原因歯の治療を施行する．上顎洞と歯根が接していて抜歯後に口腔上顎洞瘻が生じた場合は，瘻孔から上顎洞の洗浄をおこなう．炎症が寛解すれば，中鼻道の上顎洞開口部から洗浄液が排泄されるようになり，瘻孔も縮小し，閉鎖される．瘻孔が閉鎖しない場合は，口腔上顎洞瘻孔の閉鎖術が必要である．また，慢性上顎洞炎に移行した場合は，上顎洞根治術をおこなう．予後は良好である．

症例 2-2

■47歳，男性．
約3か月前より悪臭を伴う鼻漏（左側）を自覚していたが放置．最近になって上顎左側大臼歯部の痛みも発現してきたため来院した．

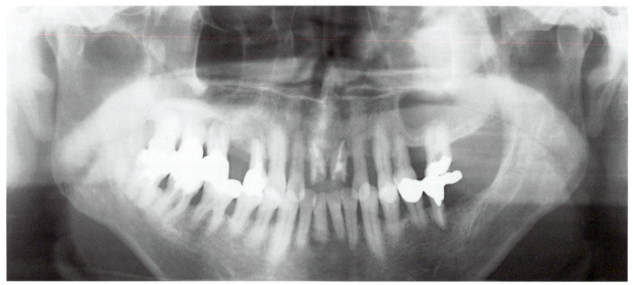

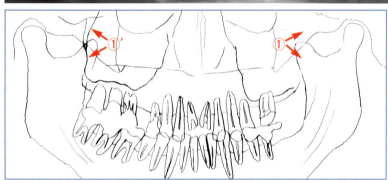

パノラマエックス線所見

左側上顎洞は，右側と比較して不透過性が亢進している．右側では観察される上顎洞後壁の線（①´）が，左側では消失している（①）．

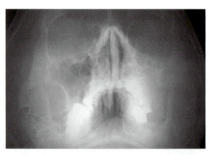
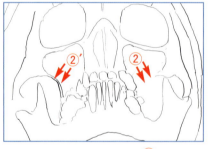

Waters法エックス線所見

左側上顎洞は，右側と比較して不透過性が亢進している．右側では上顎洞外側壁（頬骨下稜）の線が正常に観察される（②´）が，この線は左側では消失している（②）．

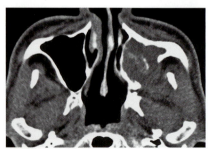
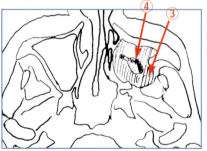

横断像

エックス線CT所見

左側上顎洞は軟組織陰影によってほぼ占められており，これは上顎洞後壁を破壊して隣接する脂肪組織まで進展している（③）．この軟組織陰影の内部には，石灰化物がみとめられる（④）．

鑑別診断 → 上顎洞の真菌症，上顎洞癌，骨肉腫

II 上顎洞の疾患

診断 2-2

上顎洞の真菌症（アスペルギルス症）
Fungal infection of the maxillary sinus (Aspergillosis)

画像診断のポイント

1. 上顎洞の不透過性の亢進．
2. 上顎洞骨壁の骨破壊を伴い，上顎洞癌との鑑別が困難な場合がある．
3. 内部に石灰化物がみられることがある．

上顎洞の真菌症

解説 真菌症（真菌性上顎洞炎）では他の上顎洞炎とは異なり，しばしば上顎洞骨壁の骨破壊がみられる．このような場合，画像上では悪性腫瘍との鑑別は困難である．内部の石灰化は真菌塊に生じたものであり真菌症を疑う画像所見ではあるが，パノラマエックス線写真等の単純エックス線写真では検出されにくい．

上顎洞の真菌症について

- 上顎洞の真菌症で頻度が高いのはアスペルギルス症である（原因菌：*Aspergillus fumigatus* など）．
- 近年増加傾向が認められる．
- 片側性に発症することが多く，鼻閉や鼻出血が主な症状である．
- 菌球（fungus ball）形成が特徴的で，自然孔付近にみとめられる．

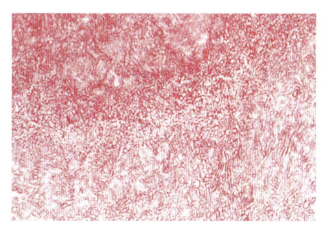

病理組織学的所見
菌球はPAS反応で赤紫染あるいはグロコット染色で黒染する菌糸の集塊からなる．菌糸は中空状構造を呈し，Yの字形あるいは鹿の角状に分岐した形態を示す．菌球中央部はこれら菌体が死滅した壊死物質からなり，その壊死物質内に石灰沈着をきたす．洞粘膜上皮下結合織は浮腫を呈して肥厚し，形質細胞やマクロファージの浸潤がみられ肉芽組織を形成する．ときに好酸球を混在する．洞粘膜上皮はびらん，潰瘍を呈することが多く，扁平上皮化生や菌体の上皮内侵入所見も観察されることがある．

処置
一般的には上顎洞根治術により予後は良好である．しかし，侵襲型（aggressive type）の真菌症では，上顎洞根治術後の抗真菌薬の投与と上顎洞の洗浄が予後成績を向上するといわれている．

症例 2-3

51歳，女性．
近歯科医院にてパノラマエックス線撮影をおこなったところ，右側上顎洞内に偶然エックス線不透過像が発見されたため来院した．

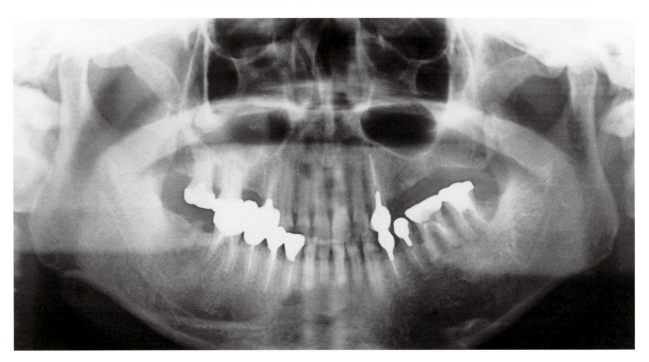

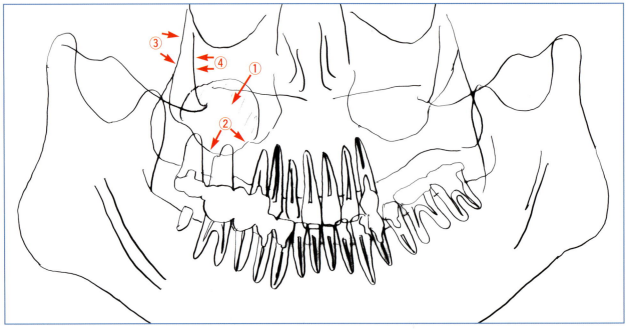

パノラマエックス線所見

右側上顎洞底部に，境界明瞭で辺縁平滑なドーム状のエックス線不透過像（軟組織陰影）がみとめられる（①）．上顎洞底線（②）や上顎洞後壁の線（③）は正常であり，断裂や消失はみられない．パノラマ無名線も正常に観察される（④）．

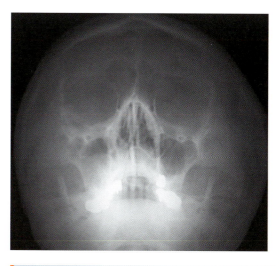
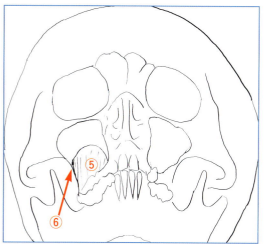

Waters法エックス線所見

右側上顎洞の下方部に，ドーム状のエックス線不透過像がみとめられる（⑤）．上顎洞外側壁（頰骨下稜）の線は正常に観察される（⑥）．

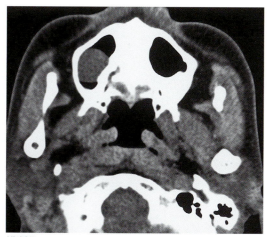
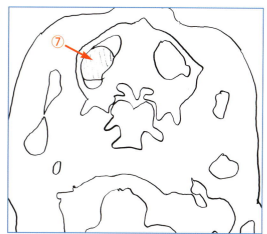

横断像

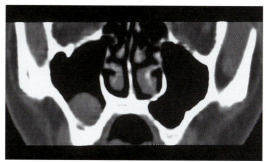
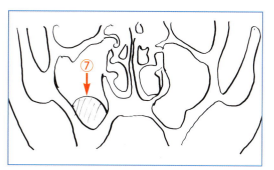

冠状断像

エックス線CT所見

右側上顎洞底部に半球状の軟組織陰影がみとめられる（⑦）．上顎洞骨壁の骨破壊はみとめられない．

鑑別診断 → 上顎洞の粘液貯留囊胞，上顎洞炎，歯原性囊胞

Ⅱ 上顎洞の疾患

診 断 2-3

上顎洞の粘液貯留嚢胞
Mucous retention cyst of the maxillary sinus

画像診断のポイント	上顎洞の粘液貯留嚢胞
①	上顎洞底部にみられる，ドーム状または半球状のエックス線不透過像（軟組織陰影）．
②	上顎洞骨壁の骨破壊はみられない．

参考症例）

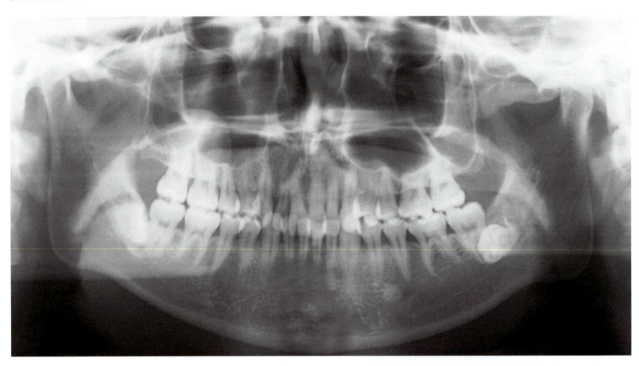

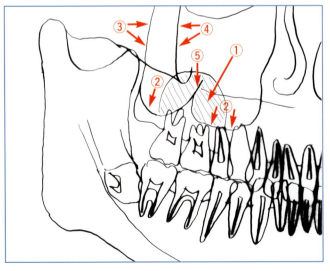

パノラマエックス線所見

38歳，男性．
右側上顎洞底部に，境界明瞭で辺縁平滑なドーム状のエックス線不透過像がみとめられる（①）．上顎洞底線（②）や上顎洞後壁の線（③），およびパノラマ無名線（④）は正常に観察され，骨破壊を疑う所見はない．⑤：上顎洞の隔壁構造．
診断：上顎洞の粘液貯留嚢胞．

上顎洞の粘液貯留嚢胞について

- 上顎洞に発生する粘液嚢胞は洞底腺の流出障害に起因する．
- 無症状に経過し，偶然歯科治療目的のパノラマエックス線写真にて発見されることが多いが，合併する上顎洞あるいは近傍組織の慢性疾患の急性転化や二次感染により，疼痛や鼻閉を自覚することもある．

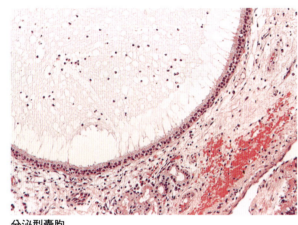

分泌型嚢胞

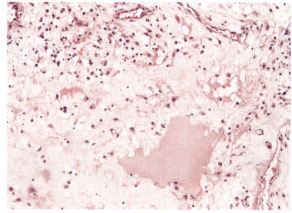

非分泌型嚢胞

病理組織学的所見

組織学的に本症は上皮裏装を伴う分泌型嚢胞と上皮裏装を欠く非分泌型嚢胞に大別される．

分泌型嚢胞の壁内面はときに杯細胞の含有を伴う，円柱上皮，立方上皮あるいは移行上皮に被覆され，その腔内に不定形の粘液物質を容れている（定型像；左図）．

非分泌型では粘液物質あるいは粘液貪食細胞（mucinophage）の出現やリンパ球，形質細胞などの炎症性細胞浸潤を伴う粘液肉芽腫形成がみられる（右図）．

処　置

臨床症状のない粘液貯留嚢胞の治療の必要性はなく，炎症症状等が存在する場合では治療を要する．治療は，中鼻道への上顎洞開口部が正常であれば，嚢胞の摘出だけでよい．予後は良好である．

症例 2-4

■27歳, 女性.
残存していた上顎左側第二乳臼歯の根管治療および補綴処置を5年ほど前におこない, その後無症状であった. 他部位のカリエス治療のためにパノラマエックス線撮影をおこなったところ, 左側上顎洞内に強いエックス線不透過像がみとめられた.

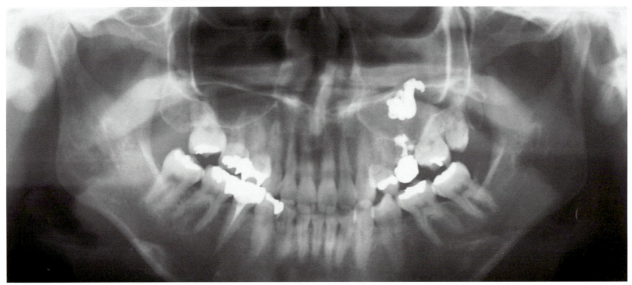

パノラマエックス線所見

左側上顎洞内に不整形の, 強いエックス線不透過像がみとめられる (①). これは第二乳臼歯の根尖孔から漏出している根充剤 (②) と同じものと考えられる. 左側上顎洞は, 全体に不透過性が亢進している. 上顎洞骨壁の骨破壊像はみとめられない.

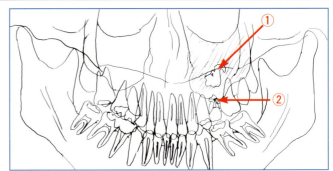

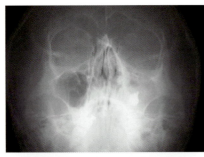
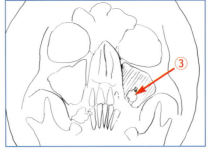

Waters法エックス線所見

左側上顎洞の不透過性が亢進している. 左側上顎洞の下方部には塊状の, 強いエックス線不透過像がみとめられる (③). 骨破壊像はみとめられない.

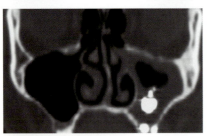
冠状断像
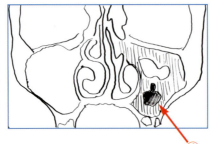

エックス線CT所見

左側上顎洞の内部には, きわめて高い濃度 (CT値) を持つ塊状の構造物がみとめられる (④). この周囲は軟組織陰影によってほぼ占められており, 残存している空洞はわずかである. 上顎洞骨壁の骨破壊はみとめられない.

鑑別診断 → 異物による上顎洞炎, 上顎洞の真菌症

Ⅱ 上顎洞の疾患

診 断 2-4 異物（溢出した根充剤）による上顎洞炎
Maxillary sinusitis due to foreign body

画像診断のポイント 　　　　　異物による上顎洞炎

① 上顎洞内部に塊状の，強いエックス線不透過像がみられる．

② 上顎洞の不透過性の亢進．

③ 上顎洞骨壁の骨破壊はみられない．

異物による上顎洞炎について

- 歯科充填材の上顎洞内への迷入・溢出や食物の偶発的迷入，外傷などにより，まれにみとめられる．
- 病理組織学的には，異物に対する処理反応の所見がみられる．すなわち異物周囲に炎症性細胞浸潤，毛細血管の拡張・増生，線維芽細胞および線維性結合織の増生，出血等からなる肉芽組織形成がみとめられる．異物を貪食するマクロファージの出現や出血が長期にわたる場合に，ヘモジデリン沈着やコレステリン結晶および異物型巨細胞が観察されることもある（異物肉芽腫）．

処 置
上顎洞開口部があれば，異物の摘出だけでよい．異物による慢性上顎洞炎併発している場合は，同時に上顎洞根治術が必要である．予後は良好である．

症例 2-5

58歳，男性．
左側頰部の腫脹および疼痛にて来院した．
30年前に副鼻腔炎の既往にて手術をしたことがあるという．

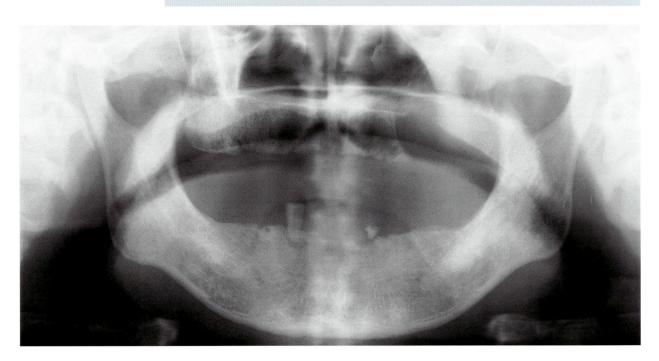

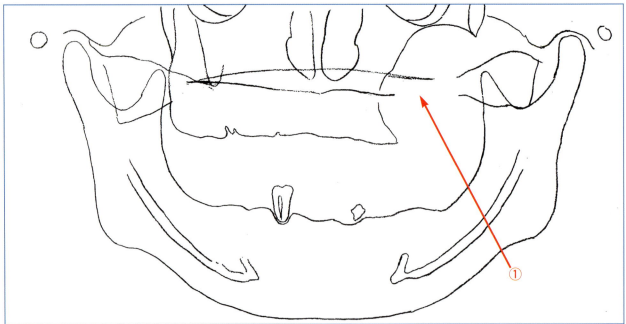

パノラマエックス線所見

左右側ともに上顎洞底線や上顎洞後壁は不明瞭であり，正常構造は手術により失われている．上顎左側部に境界明瞭な類円形のエックス線透過像をみとめる．病変により一部頰骨弓起始部，硬口蓋は不明瞭となっている（①）．

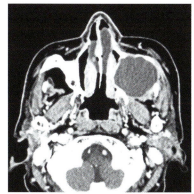 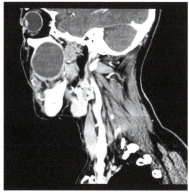 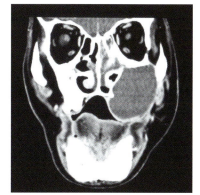

軟組織表示横断像　　　　矢状断像　　　　　　　冠状断像

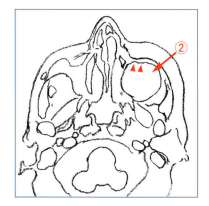 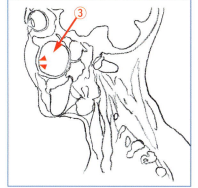 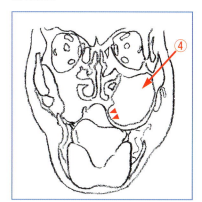

造影エックス線CT所見

右側上顎洞の前壁は一部欠損し，手術により正常構造を失っている．左側上顎洞に大きさ5.3×4.3cm程度の境界明瞭な低濃度域をみとめる（②，③，④）．病変の内部濃度は筋肉より低い濃度を呈しており，病変により上顎骨および口蓋骨は膨隆および菲薄化がみとめられる（矢頭）．

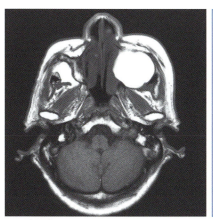 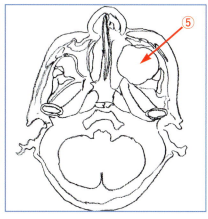 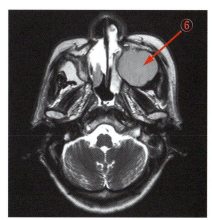

T1強調像　　　　　　　　　　　　　　　　　　　T2強調像

MRI所見

左側上顎洞に大きさ5.3×4.3cm程度のT1強調像にて高信号（⑤），T2強調像にて中信号を呈する境界明瞭な病変をみとめる（⑥）．

鑑別診断 → 術後性上顎囊胞，残留囊胞，歯原性角化囊胞

Ⅱ 上顎洞の疾患

診断 2-5

術後性上顎嚢胞
Postoperative maxillary cyst

画像診断のポイント

1. 上顎洞の正常構造が消失している．
2. 上顎洞相当部に類円形または不整形のエックス線透過像がみられる．
3. このエックス線透過像は多くは境界明瞭で辺縁骨硬化像を伴うが，そうでない場合もある．

術後性上顎嚢胞

解説 上顎洞根治術の既往を持つ患者では，術後に生じた骨性瘢痕治癒のために上顎洞の正常な形態は失われている．ほとんどの場合，上顎洞は変形縮小しており，全く消失している場合もある．術後性上顎嚢胞は術後変形した上顎洞内部に生じる嚢胞であり，そのエックス線所見は類円形で境界明瞭，辺縁平滑なものから，広範な骨吸収像を示すものまでさまざまである．一般に嚢胞の存在はパノラマエックス線写真やWaters法エックス線写真で診断できるが，その大きさや進展範囲を評価する上では，CTやMRIが必要とされることが多い．

参考症例）

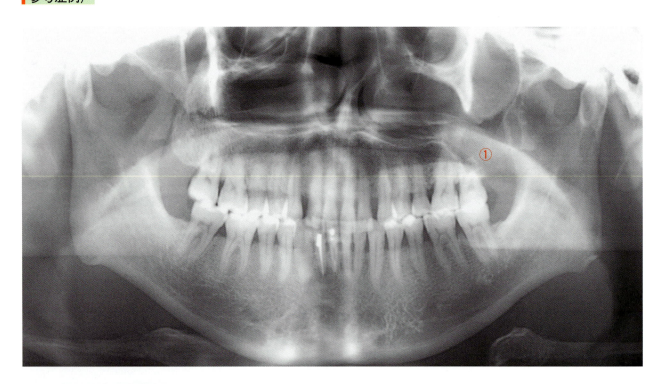

パノラマエックス線所見

55歳，男性．約30年前に蓄膿症のために両側上顎洞根治術を受けた．1か月くらい前より上顎左側大臼歯部の腫脹と疼痛が発現したため，来院した．
パノラマエックス線写真で，左右ともに上顎洞の正常構造が失われている．左側上顎に広範なエックス線透過像がみられ，第二・第三大臼歯相当部の歯槽骨はほぼ完全に消失している（①）．

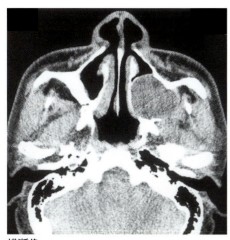 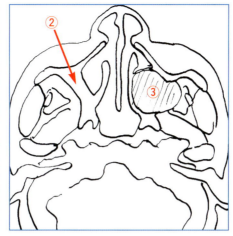

エックス線CT所見

右側：上顎洞は消失し，骨組織によって完全に置換されている（②）．
左側：上顎骨から鼻腔にかけて，境界明瞭で辺縁平滑な病変がみとめられる（③）．
診断：術後性上顎嚢胞．

横断像

術後性上顎嚢胞について

- 上顎洞炎の根治手術後10年以上の経過後に晩発性に発生する嚢胞である．
- 欧米では発生頻度が少ないが，本邦では比較的多く遭遇する疾患である．
- 患側の頬部や歯肉頬移行部の腫脹・疼痛を生じ，鼻閉や鼻漏などによって気づくことがある．

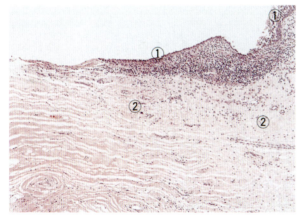 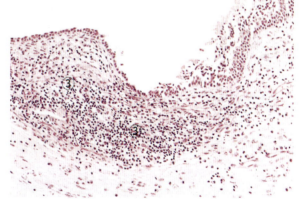

病理組織学的所見

嚢胞壁内面は多列線毛円柱上皮，立方上皮，移行上皮あるいは化生扁平上皮に被覆されるが（①），場所によってはこれら上皮の裏装が欠如することもある．上皮直下には線維硝子化した瘢痕組織が帯状ないしびまん性にみとめられ（②），その下部には炎症性細胞浸潤や毛細血管の拡張・増生，出血等を伴う線維性結合織が存在する（③）．病変近傍には洞底腺の併存が観察されることもある．

処置

炎症症状がある場合では，術前に抗菌薬，消炎鎮痛薬の投与によって十分に消炎療法をおこなう．嚢胞摘出の術式は，根治手術であるCaldwell-Luc法に準じておこなう．手術に際しては，洞内が正常な解剖学的形態を呈していないことに注意する．

症例 2-6

57歳，男性．
2か月前より左上顎大臼歯部の腫脹と疼痛が出現し，その後も症状が改善されないため来院した．

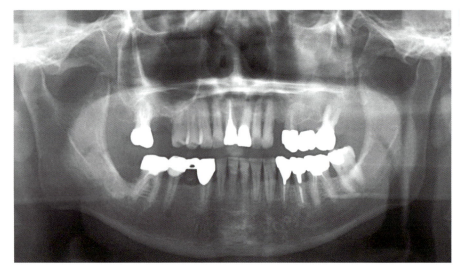

パノラマエックス線所見

上顎左側第二大臼歯周囲の歯槽骨から上顎結節にかけてびまん性の骨吸収像がみとめられる．左側上顎洞の不透過性が亢進している．上顎洞内側壁の線（①），上顎洞底線（②）および上顎洞後壁の線（③）は，左側ではほぼ完全に消失している．パノラマ無名線（④）もほぼ消失している（①´，②´，③´，④´はそれぞれ反対側の相当する線を示す）．

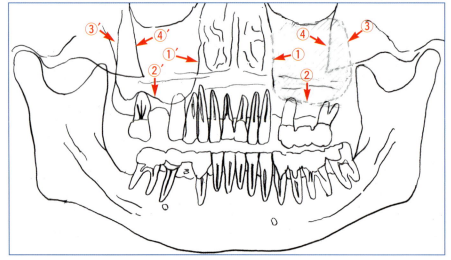

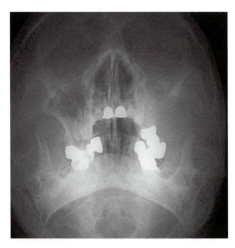

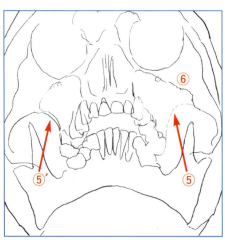

Waters法エックス線所見

左側上顎洞の不透過性が亢進している．上顎洞外側壁（頰骨下稜）の線は右側では正常にみとめられる（⑤´）が，左側では消失している（⑤）．左側の頰骨も一部破壊されている（⑥）．

エックス線CT所見

左側上顎洞は病変によって占められており，これは上顎洞の骨壁を広範囲に破壊している（⑦）．上顎骨頬骨突起（⑧）や頬骨（⑨）にも骨破壊がみとめられる．

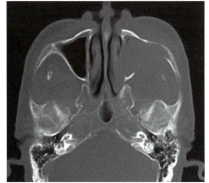
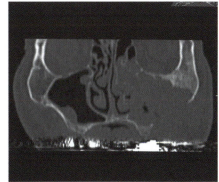

骨表示横断像　　　　　　骨表示冠状断像

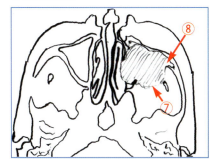
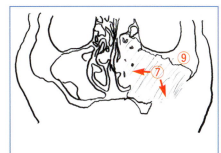

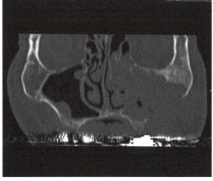
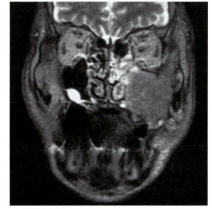
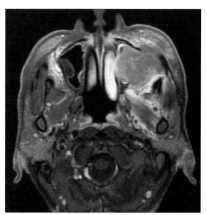

T1強調横断像　　　　　　T2強調冠状像　　　　　　造影T1強調横断像

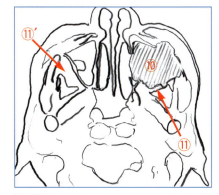
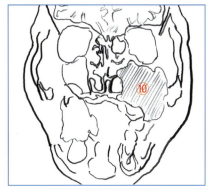
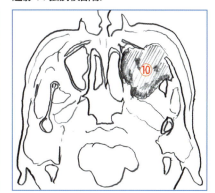

MRI所見

左側上顎洞を占拠する腫瘍（⑩）は，T1強調像では低～中等度信号強度，T2強調像では中等度信号強度を示し，ガドリニウムによってやや不均一に増強されている．上顎洞後方の脂肪層は，右側では正常にみとめられる（⑪´）が，左側では腫瘍の浸潤によってほぼ消失している（⑪）．

鑑別診断 → 上顎洞癌，肉腫，転移癌

診断 2-6　上顎洞癌（扁平上皮癌）
Carcinoma of the maxillary sinus

Ⅱ　上顎洞の疾患

画像診断のポイント

1. 上顎洞骨壁の線やパノラマ無名線の消失（骨破壊）．
2. 上顎洞の不透過性の亢進．
3. 病変が下方に進展すれば歯槽骨の破壊もみとめられる．

上顎洞癌

解説　上顎洞癌は周囲の骨を破壊しながら隣接する組織に浸潤する．すなわち上顎洞癌の特徴的エックス線所見は上顎洞の骨壁や近傍の骨の骨破壊像であり，その多くはパノラマエックス線写真やWaters法エックス線写真によって検出できる．病変の進展範囲を正確に評価するためには，CTやMRIが必須である．

参考症例）

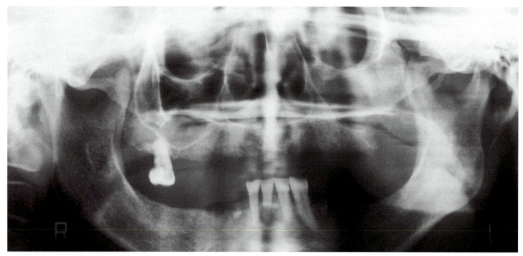

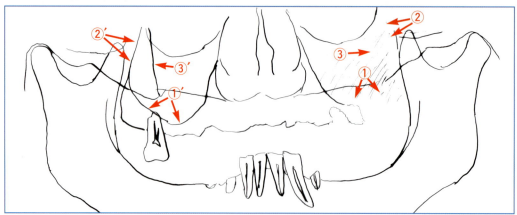

パノラマエックス線所見

55歳，女性．4か月くらい前より上顎左側臼歯部の疼痛が出現した．近歯科医院にて辺縁性歯周炎と診断され上顎左側第一大臼歯・第二大臼歯を抜歯されたが，その後も疼痛は増悪し，さらに左側頬部の腫脹も出現したため来院した．
パノラマエックス線で，上顎洞底から上顎洞後壁にかけての線（①，②；①′，②′は反対側）が左側では消失している．パノラマ無名線（③；③′反対側）も左側では消失している．上顎左側大臼歯部の歯槽骨も破壊されている．左側上顎洞の不透過性が亢進している．

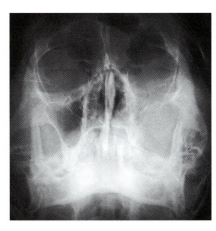
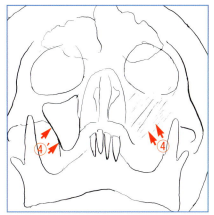

Waters法エックス線所見

左側上顎洞の不透過性が亢進している．上顎洞外側壁（頰骨下稜）の線（④；④'は反対側）が，左側では消失している．
診断：上顎洞癌．

上顎洞癌について

- 40〜60歳代に好発し，男性に多い．
- 初発部位は洞下半部前部と中央部に好発する．
- 腫瘍の発育とともに洞壁の骨が破壊吸収され，相当部の歯の動揺や歯肉腫脹を呈し，波及の末に口腔側に潰瘍を形成することがある．
- 予後は口腔粘膜由来癌に比べて一般に悪いとされている．

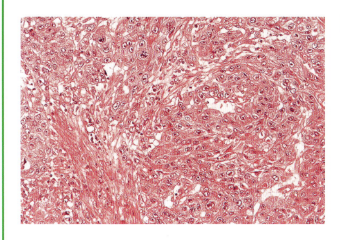

病理組織学的所見

組織学的に癌腫成分は扁平上皮癌がもっとも多いが，未分化癌や腺癌が発生することもある．また，扁平上皮癌は明らかな角化真珠を伴う高分化型が少なく，中分化型ないし低分化型の頻度が多い傾向にある（左図）．

処置

治療は顔面の変形による審美的障害，あるいは発語障害や咀嚼障害などの機能障害を避けるために，浅側頭動脈経由で顎動脈に留置したカテーテルから選択的動注化学療法を施行し，放射線療法と腫瘍の外科的減量を繰り返す三者併用療法が選択される．予後は5年生存率が約70％である．

III

顎関節の疾患

　近年，顎関節疾患は発育異常，外傷，炎症，退行性関節炎，腫瘍および腫瘍類似疾患，全身性疾患に関連した顎関節異常，顎関節強直症，顎関節症に分類されており，このうち臨床で一番遭遇する顎関節症は，顎関節や咀嚼筋の疼痛，関節雑音，開口障害ないし顎運動異常を主要症候とする慢性疾患群の総括的診断名とされている．またそのうち，顎関節症はさらに咀嚼筋障害，関節包・靱帯障害，関節円板障害，変形性関節症の4つに分類されている．これら，ことに顎関節症の画像診断はMRIの応用により急速に診断が進歩した領域である．特に従来は，関節円板の位置異常は顎関節造影を施行しなければ顎関節症の診断が困難であった．しかしながらMRIの出現により，被曝がなく，より非侵襲的に顎関節の画像検査が可能となり，近年，顎関節造影を施行する症例が非常に減少した．しかしながら顎関節のMRI診断は決して万能ではなく，関節円板の癒着や穿孔の診断が困難な症例がある等の欠点を周知して画像診断に臨まなければならない．

症例 3-1

■78歳，男性．
過度に開口した時におこる閉口不全を主訴に来院した．

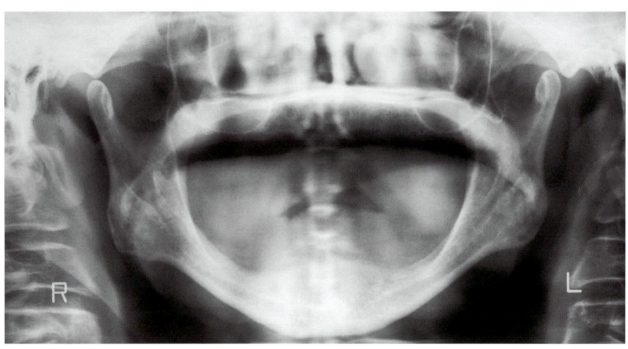

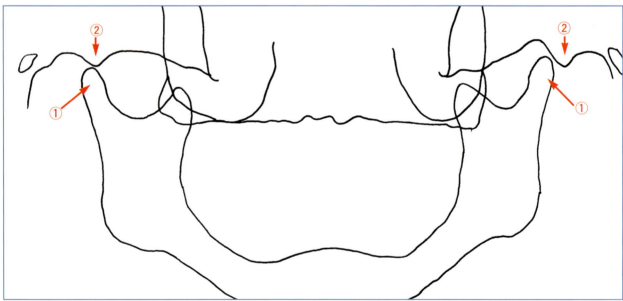

■パノラマエックス線所見

両側とも下顎頭（①）は関節結節（②）に対して脱臼し，前方に位置している．

診断 3-1　顎関節脱臼
Luxation of TMJ

Ⅲ　顎関節の疾患

画像診断のポイント	顎関節脱臼
① 下顎頭は関節結節に対して，前方に位置する．	**解説**　エックス線検査で下顎頭の脱臼がみられる．
② 脱臼時に下顎頭は関節円板の前方肥厚部を超えて前方に移動する．	

顎関節脱臼について

- 下顎の関節突起が下顎窩の正常な位置から著しく転位し，患者自身では整復できない場合を完全脱臼，自身で整復できる場合を不完全脱臼（亜脱臼）という．
- 完全脱臼の多くは片側性あるいは両側性の前方脱臼で，急性に生じる．両側性の前方脱臼によって下顎は前下方に位置し，閉口不能となるため，特有の顔貌を呈する．片側性の場合には，下顎が健側に偏位し，多少の開口運動が可能である．前方脱臼は一般に過度の開口をきたす動作によっておこるが，下顎骨の下後方への打撲などによることもある．通常の開口動作によって容易に脱臼し，これが反復するものは習慣性脱臼とよばれる．

処置
徒手整復法と観血的整復法がある．多くの脱臼は前方脱臼であり，ヒポクラテス法やボルヘルス法による徒手整復により，下顎頭を下顎窩内に整復する．予後は良好である．習慣性脱臼や陳旧性脱臼により徒手整復などの非観血的な方法が困難な場合では，観血的整復が必要である．

症例 3-2

- 34歳，女性．
開口障害および顎運動障害を主訴に来院した．
左側顎関節部に，25年前の外傷既往がある．

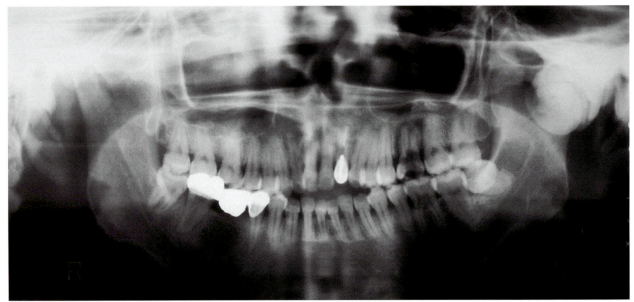

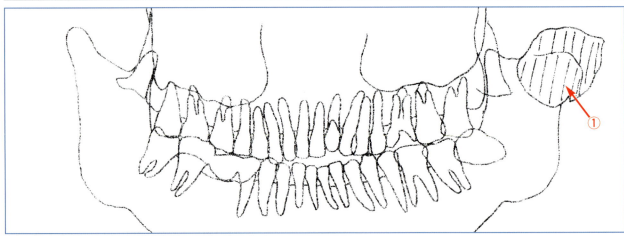

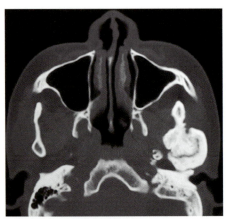

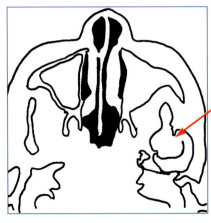

パノラマエックス線所見 ↑
左側下顎頭は著しい肥大がみとめられる（①）．

エックス線CT所見
左側下顎頭は肥大し，側頭骨と下顎頭の癒合もみとめられる（②）．

診断 3-2 顎関節強直症
Ankylosis of TMJ

画像診断のポイント

顎関節強直症

1. 下顎頭の著明な変形，骨形成がみられる（片側性が多い）．
2. 関節腔相当部の一部または全体の消失がみられる．
3. 線維性の強直症の場合は単純エックス線診査では診断が難しく，顎関節腔造影やMRIが有効である．

解説 画像検査にて下顎頭と下顎窩の関係を診査することが必要である．

顎関節強直症について

- 関節を構成する組織の変化によって関節の可動性が障害され，著しい開口制限あるいは下顎の不動化をきたした状態をいう．
- 強直はその程度により部分強直と完全強直とに，組織の性状により線維性強直と骨性強直とに分けられる．強直は両側性に生じることもあるが，片側性の場合が多く，左右差は一定していない．主として若年者に生じ，発症年齢の低いほど骨性強直が多い．一方，成人で発症するもののほとんどは線維性強直である．

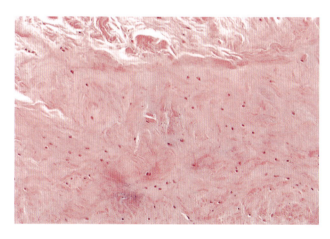

病理組織学的所見

関節強直の原因は炎症や外傷による関節組織の破壊で，反応性あるいは修復性の肉芽組織または軟骨組織の増殖がおこり，最終的に関節の線維性あるいは骨性癒着をきたす．
左図は，顎関節強直部の瘢痕様の線維組織と，その軟骨化を示す．

処置

観血的処置がおこなわれる．正常開口域を獲得することが困難な場合，日常生活支障度（ADL）改善を目標とする．術後の開口訓練の成績が治療成績に影響する．術後再発の可能性や，下顎枝の短縮による術後の咬合不全（開咬）をきたす場合も多い．
手術法は，顎関節授動術（関節包内線維性癒着切離ならびに円板切除術，下顎頭形成術・下顎頭切離術・関節形成術・関節骨切離術等）が施行される．

症例 3-3

50歳，女性．
両側顎関節の開口時の痛みを主訴に来院した．

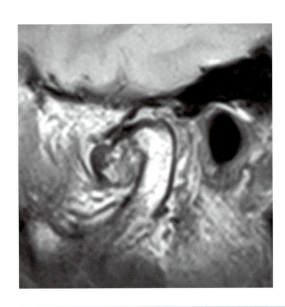
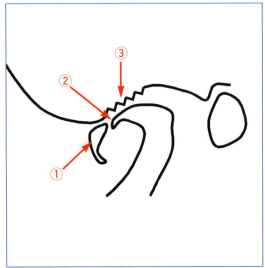

MRI所見

関節円板（①）は前方に転位しており，下顎頭には前方への突起状骨増生すなわち骨棘形成（osteophyte：②）がみとめられる．側頭骨部に断裂性の骨変化（③）をみとめる．

診断 3-3　Ⅲ 顎関節の疾患

変形性関節症（顎関節）
Arthritis in TMJ

画像診断のポイント

変形性関節症（顎関節）

1. 下顎頭の骨変化（骨棘形成；osteophyte, 皮質骨の希薄化と不規則性；erosion 等）がみとめられる．
2. 関節結節の平坦化，関節結節から下顎窩にかけての表面不整や骨硬化などがみられることが多い．
3. 著しい骨変化の時は関節円板や後部結合組織の穿孔がみられることが多い（顎関節腔造影が有効）．

解説 下顎頭の形態をエックス線検査で観察することが有効である．

変形性関節症（顎関節）について

- 顎関節の慢性疾患で，関節突起の軟骨層にはじまる進行性退行性変化と不完全な再生増殖によって，関節の構造の破壊と変形を基本的な変化とする病変である．病変が進行すると，軟骨層が消失するとともに，その下層の骨が露出し，さらに骨破壊や骨棘形成をきたすようになる．なお，関節突起の表面に骨が露出するようになると，関節円板の穿孔をきたすとともに，下顎窩や関節結節などにも変化をひきおこす．
- 原因としては他部の関節病変と同様に，加齢による関節形態の変化とともに，咀嚼筋協調運動異常や歯の喪失による咬合異常などの顎骨特有の因子が考えられている．

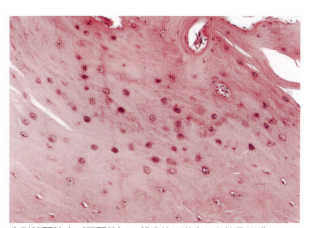

変形性関節症（顎関節）で部分的に増生した軟骨組織

処置

関節形態の変形が著しくとも症状がなく機能的に問題がないならば，保存的療法が選択される．過大な関節負荷からの解放により関節構造のremodelingを促進し，顎機能障害を改善することを治療目標とする．①保存療法：消炎鎮痛薬を中心とする薬物療法・スタビライゼーション型スプリントによる負荷軽減・理学療法・顎運動訓練，②関節洗浄ならびに副腎皮質ホルモン薬の関節腔内注入療法，③観血的療法：欠血性下顎頭骨壊死に対してはcorticotomy，関節円板の穿孔，断裂，変形が著しい場合には，下顎頭形成術とともに関節円板切除術等がおこなわれる．

症例 3-4

18歳，男子．
顎変形症の術前検査として口腔外科からMRI検査が依頼された．

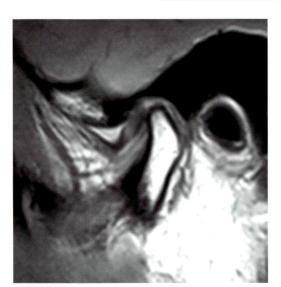
閉口時

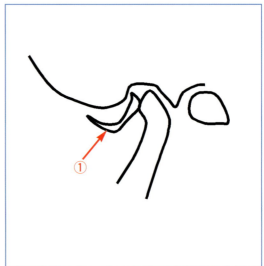

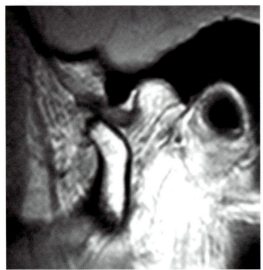
開口時

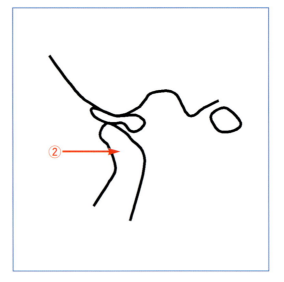

MRI所見

閉口時に関節円板（①）は前方に転位しているが，開口時に下顎頭（②）と関節円板の位置関係は正常となっており，すなわち関節円板は復位している．

診断 3-4 Ⅲ 顎関節の疾患
関節円板障害（復位を伴う関節円板の前方転位）
Disc disorders（Anterior disc displacement with reduction）

画像診断のポイント　復位を伴う関節円板の前方転位について

1. MRIか顎関節腔造影の検査が必要である．
2. 閉口時に関節円板は前方転位している．
3. 開口時に関節円板は復位（正常位置）している．

解説 関節円板の画像検査にはMRIが有効である．

復位を伴う関節円板の前方転位について

- 関節円板後方肥厚部が下顎頭の前内方に転位し，後部組織が伸展した状態である．
- このような関節円板の転位に伴う変化としては，滑膜細胞の一部消失，滑膜組織の変性，円板後部組織における血管壁の肥厚，弾性線維の断裂や変性，膠原線維の硝子変性，転位した円板後方肥厚部における膠原線維の変性や軟骨細胞化生などがみられる．

処置
関節円板整位によるクリックの消失をめざす．クリック側での咀嚼を禁じる．
①スプリント療法；早期クリックはスタビライゼーション型スプリントでも音が消えることがあるが，晩期クリックでは消失しがたい．
②円板整位運動療法＋スプリント療法．
③円板整位運動療法＋スプリント療法＋パンピング；②を2～3か月間施行して無効の場合に試みる価値がある．

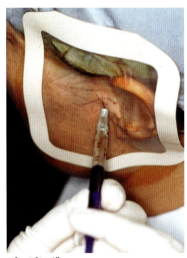

パンピング．
関節腔内に生理食塩水やリドカインを注入する水圧により関節腔内癒着を剝離し，転位した円板の復位の補助とする方法．刺入点は耳珠と外眼角部を結ぶ線（OM line）上で，耳珠中点から前方に10mm移動し，かつ2mm下がった点を基準とする．

症例 3-5

21歳，女性．
下顎頭の運動異常による開口障害が疑われた．

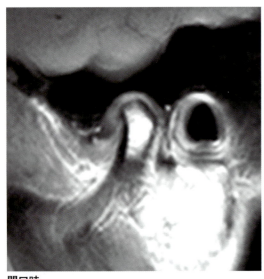
閉口時

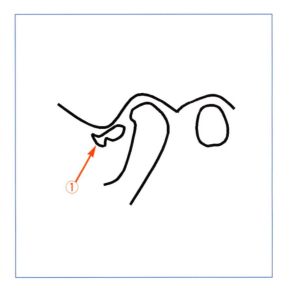

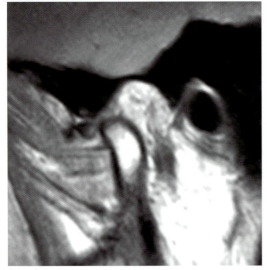
開口時

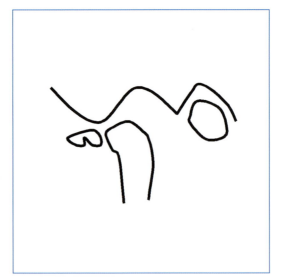

MRI所見

閉口時に関節円板（①）は前方に転位しており，開口時にも関節円板は下顎頭の前方に転位したままであり，すなわち円板は復位をしていない．

Ⅲ 顎関節の疾患

診 断 3-5　関節円板障害（復位を伴わない関節円板の前方転位）
Disc disorders (Anterior disc displacement without reduction)

画像診断のポイント　復位を伴わない関節円板の前方転位

1. MRIか顎関節腔造影の検査が必要である．
2. 閉口時に関節円板は前方転位している．
3. 開口時に関節円板は復位しない（前方位のままである）．

解説　関節円板の画像検査にはMRIが有効である．

復位を伴わない関節円板の前方転位について

- 関節円板の前方転位が進み，厚い円板後方肥厚部が下顎頭の前下方に位置するようになり，下顎頭の前方移動を機械的に障害し，開口障害をきたすようになったものである．
- このような状態が継続すると，上関節腔あるいは下関節腔において，一部関節円板と下顎頭ないし関節結節との癒着が生じ，それらの部位からの血管の侵入に伴う軟骨組織の増生や，ときに軟骨性骨化による骨増生，いわゆる変形性関節症の所見を呈する．

処 置

初期の症例は関節円板整位を目標とし，慢性化例では関節円板転位のままで疼痛を寛解し，円板後部組織の伸展による開口域の増大をめざす．
①患側での咀嚼制限＋薬物療法＋マニピュレーション等の理学療法＋スプリント療法．
②①＋関節穿刺パンピング；上記で解除不可能な場合，パンピングや関節洗浄を併用してロック解除をめざす．
③手術；上記で予後経過が不良の場合には，上関節腔内線維性癒着を剝離して下顎頭の可動性改善をめざす顎関節鏡視下剝離授動術を考慮する．関節鏡では対応できない場合には，関節解放手術へ移行する．

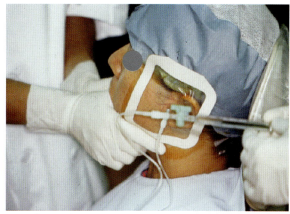

マニピュレーション．
患側下顎臼歯を押し下げながら，患者に下顎前方位での閉口をさせ，下顎を健側に回転させる．クリックとともに開口域が増大し，疼痛が軽減すれば，臨床的にクローズドロックが解除したと考える．

症例 3-6-1

23歳，女性．
顎変形症の術後検査として口腔外科からMRI検査が依頼された．

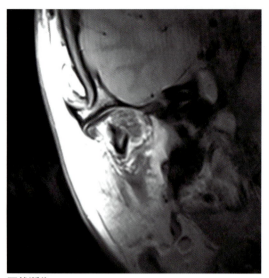
冠状断像

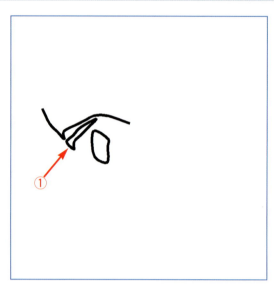

MRI所見
冠状断像にて閉口時に関節円板（①）は外側に位置している．

症例 3-6-2

71歳，男性．
開口時のクリック音を主訴に来院した．

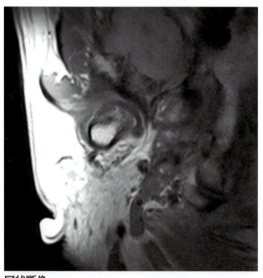
冠状断像

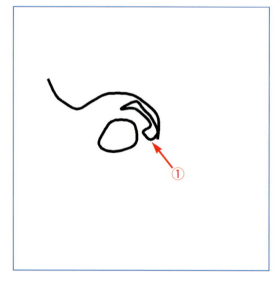

MRI所見
冠状断像にて閉口時に関節円板（①）は内側に位置している．

診断 3-6-1 / 3-6-2

Ⅲ 顎関節の疾患

関節円板障害（関節円板の外側転位，内側転位）
Disc disorders（Lateral disc displacement, medial disc displacement）

画像診断のポイント　　　関節円板の外側転位，内側転位

1. MRIか顎関節腔造影の検査が必要である．
2. 関節円板は閉口時に正常位置から側方（外側または内側）に転位している．

解　説　関節円板の画像検査にはMRIが有効である．

関節円板の外側転位，内側転位について

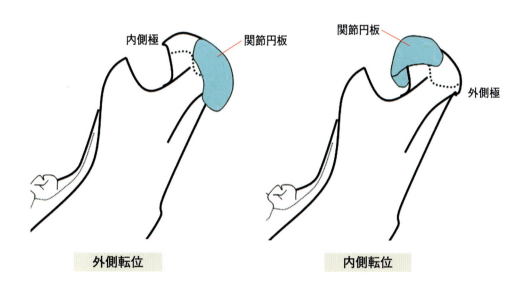

外側転位　　　　　　　内側転位

処　置
疼痛があれば薬物療法，咬合の悪癖があれば，強制指導する．関節円板の前後的な位置異常に比べて，治療が困難である．

症例 3-7

61歳，女性．
数年前より左顎関節部の開口時疼痛を時々自覚していたが放置していた．最近疼痛がやや強くなってきたため来院した．

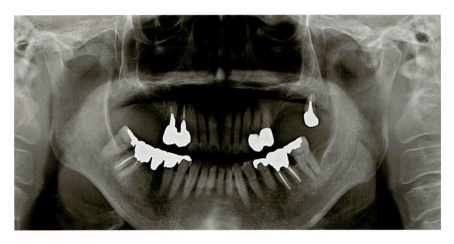

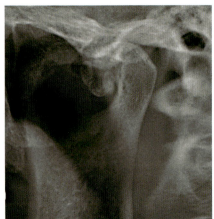

左側顎関節部の拡大

トレース像

パノラマエックス線所見

左下顎頭，関節隆起周囲に多数の顆粒状不透過像（①）をみとめる．

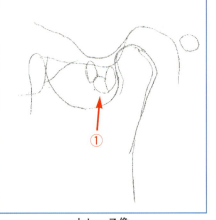

軸位断像　　矢状断像　　ボリュームレンダリング表示像

エックス線CT所見

左側下顎頭周囲の高濃度構造物が明瞭に観察される．

鑑別診断 → 顎関節強直症，滑膜性骨軟骨腫症

III 顎関節の疾患

診 断 3-7　滑膜性骨軟骨腫症
Synovial chondromatosis

| 画像診断のポイント | 滑膜性骨軟骨腫症 |

1. 下顎頭周囲に比較的小さな骨様不透過像が複数散在する．
2. 本症例では下顎頭の変形は認めなかったが，変形を認める症例もある．

解説 石灰化を伴う場合は単純X線写真に加えてCTが有効である．ただし，石灰化程度が低い場合はCTでも不明で，MRIが有効になる．

滑膜性骨軟骨腫症について

- 滑膜性骨軟骨腫症は関節の滑膜組織の化生により滑膜中に軟骨組織が形成され，それが遊離して滑液中に萌出され石灰化あるいは骨化することにより発生するとされている．
- 原因は不明である．
- 主な症状は顎関節部の腫脹，疼痛，運動障害，関節雑音などであり腫脹がない場合は顎関節症との鑑別が困難な場合がある．

処 置
腫瘍摘出．

IV

唾液腺の疾患

　唾液腺は耳下腺，顎下腺，舌下腺の大唾液腺と小唾液腺からなり，臨床にて遭遇する唾液腺疾患は炎症や腫瘍が多い．特に唾液腺腫瘍は病理組織学的に多彩な病変が存在し，これらの画像検査は従来から侵襲的な唾液腺造影法が用いられてきた．しかしながら唾管の診査に唾液腺造影法は優れているが，病変の検出能や質的診査において，多々困難な症例が存在した．

　近年CT，MRIの普及により唾液腺病変の画像診断は急速に進歩し，これらCT，MRI検査法の普及により唾液腺造影検査は減少した．しかしながら唾液腺病変のCT，MRI診断は決して万能ではなく，臨床においては他の検査法も含め総合的に診断することが肝要である．本章ではCT，MRIを中心とした唾液腺病変の画像診断や知っておくべき唾液腺病変の病理，処置方針のエッセンスを述べる．

症例 4-1

■62歳，女性．
左側顎下部の腫脹および食事時の疼痛を主訴に来院した．
最近，特に食事中の痛みが著しかった．

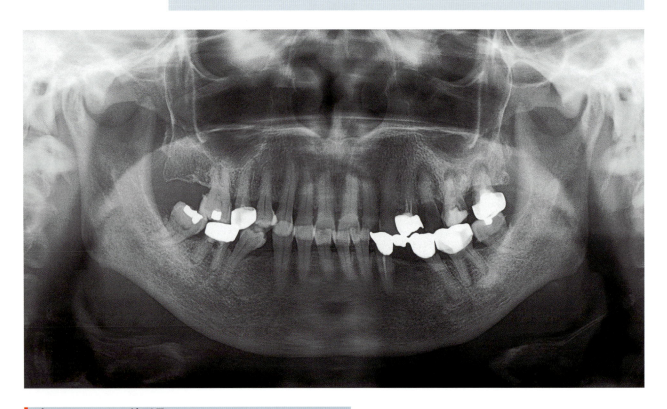

パノラマエックス線所見
病変部は下顎骨と重複しているため，検出が困難である．

口内法（咬合法）エックス線所見

下顎骨の内側に類円形のエックス線不透過像がみとめられる（①）．

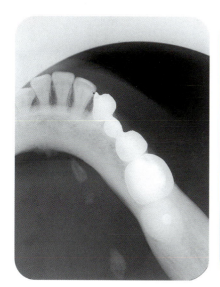
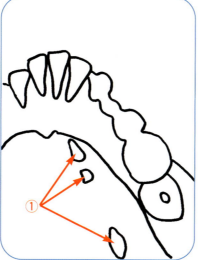

エックス線CT所見

Wharton管の走行に沿うように類円形の石灰化物がみとめられる（②）．

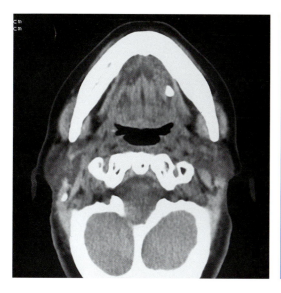
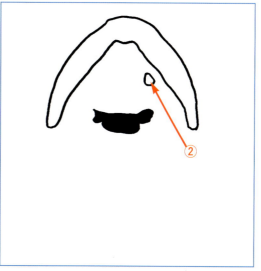

鑑別診断 → 唾石症，血管腫，結核性リンパ節炎

Ⅳ 唾液腺の疾患

診断 4-1 唾石症
Sialolithiasis

画像診断のポイント

1. 類円形または棒状のエックス線不透過像である．
2. 特に顎下腺や耳下腺の導管や腺体相当部にみとめられる．
3. 顎下線の導管内唾石には咬合法が有効である．
4. 複数観察されることもある．
5. 唾液腺造影では相対的にエックス線透過像（欠損陰影像）としてみとめられる．
6. 石灰化の初期のものはエックス線にて観察できないことが多い．

唾石症

解説 エックス線CTにて，Wharton管に沿って唾石が観察される．パノラマエックス線像では検出困難なことが多い．

参考症例）

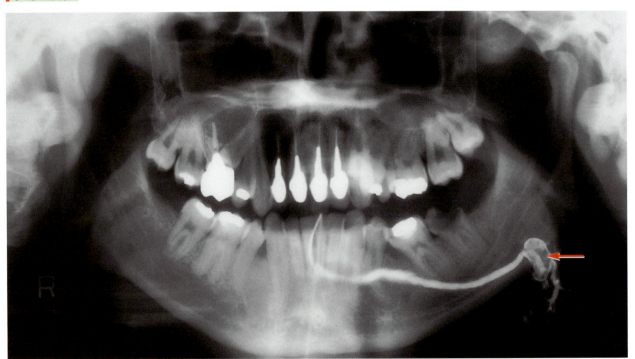

唾液腺造影パノラマエックス線所見

左側顎下腺体の導管移行部に唾石（欠損陰影像）がみとめられる（矢印）．
診断：唾石症．

唾石症について

- 唾液腺腺管内に結石（唾石）を生じる疾患である．
- 好発部位は顎下腺であり，まれに耳下腺，舌下腺，小唾液腺の順で発生する．
- 中年以降の男性に多い．腺体内よりも腺体外導管内に発生し，1個の梃棒状を呈するものが多い．

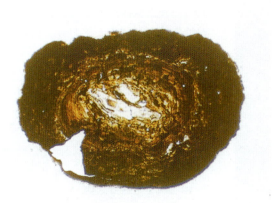
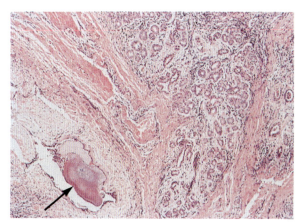

病理組織学的所見

中心部に核石があり，その周囲に層板状構造（殻石）が観察される（左図）．
唾石（矢印）周囲の導管や唾液腺組織には炎症性細胞浸潤，導管上皮に扁平上皮化生や変性がみとめられる（右図）．

処　置

大唾液腺，特に顎下腺導管開口部付近の小さな唾石は，唾液腺のマッサージによって自然排泄されることがあるが，一般的には，外科的に摘出される．手術のアプローチの目安は，顎舌骨筋後端を境に，前方の唾石は口腔内から，後端を越え後下方のものは口腔外から顎下腺とともに摘出する．

症例 4-2

52歳，男性．
左側顎下部の腫脹および疼痛を主訴に来院した．
数年前より腫脹をくり返すようになっていた．

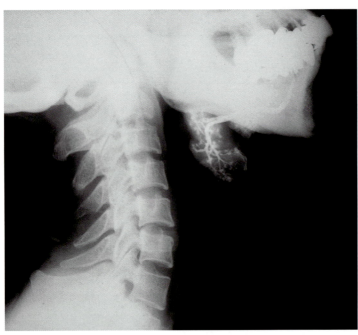

唾液腺造影側方向エックス線撮影法所見

Wharton管中央部から腺体にかけて著明な拡張および造影剤の一部漏出がみられる（①）．また腺体内も主導管および第一分岐が拡張および狭窄しており，いわゆるソーセージ状所見を呈している．

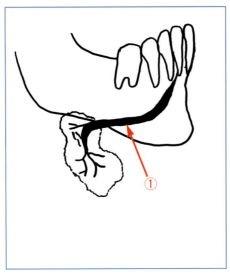

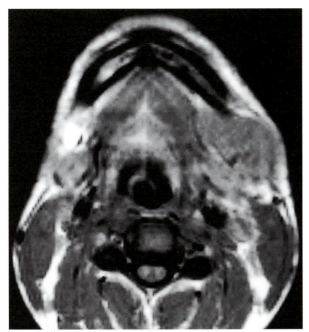
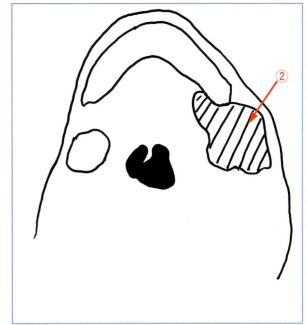

T1強調像

MRI所見

T1強調像にて左側顎下腺は右側と比べて腫脹し，低信号を呈している（②）．

鑑別診断 → 顎下腺腫瘍，顎下腺炎，Sjögren症候群

唾液腺炎について

- 唾液腺の炎症は，導管から上行性に波及した細菌感染によるものが主であり，唾液腺炎（腺体の炎症）と唾液管炎（導管の炎症）が合併することが多い．一般的に，老人や小児に好発する．耳下腺，顎下腺，小唾液腺が罹患しやすい．

慢性硬化性唾液腺炎 Chronic sclerosing sialadenitis

- 顎下腺の片側に出現することが多く，青壮年の男性に多い．経過は長期で，無痛性の硬い腫脹としてみとめられる．Küttner腫瘍ともよばれる．
- 組織学的には，導管周囲および小葉間結合織に著明な線維性結合織の増生（①）がみられ，腺房は高度の萎縮ないし消失（②）をきたす．線維性結合織にはびまん性のリンパ球浸潤も観察される．

急性唾液腺炎 Acute sialadenitis

- 全身の抵抗力が衰えた状態の時，両側耳下腺に有痛性に発症することが多い．大きな手術の後に生じたものは術後性耳下腺炎とよばれる．

流行性耳下腺炎 Epidemic parotitis

- ムンプスウイルスの感染症で，多くが飛沫感染である．小児期に好発し，主として両側耳下腺が侵され，一般におたふくかぜともよばれる．

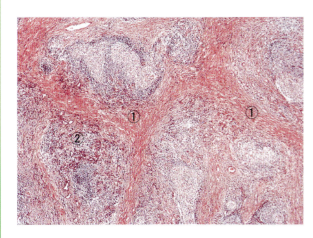
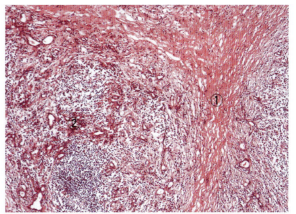

処 置

ウイルス感染や細菌感染による顎下腺の場合は，抗ウイルス薬や抗菌薬による治療をおこなう．しかし，慢性硬化性顎下腺炎（Küttner腫瘍）など他の唾液腺疾患との鑑別が必要である．予後は良好である．

症例 4-3

66歳，男性．
右側耳介部の腫脹および疼痛を主訴に来院した．
数日前より，右側耳介部が急速に腫脹してきた．

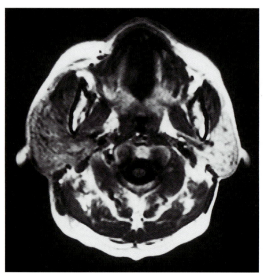
T1強調像

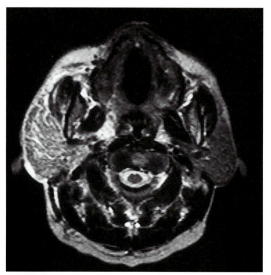
T2強調像

MRI所見

右側耳下腺は左側と比べて腫脹しており，T1強調像にて低信号，T2強調像にて高信号を呈し，炎症がみとめられる（①）．

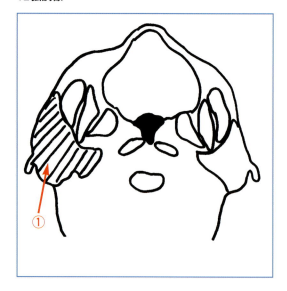

鑑別診断 ➡ 耳下腺腫瘍，急性耳下腺炎，Sjögren症候群

診断 4-3　唾液腺炎（急性耳下腺炎）
Sialadenitis

画像診断のポイント

1. 患側の耳下腺の腫脹がみられる．

2. MRIにて病変部はstageにより信号が異なる．急性期はT1強調像で低信号，T2強調像で高信号を呈する．慢性期にはT1強調像，T2強調像ともに低信号を呈する．脂肪化すると，逆にT1，T2強調像ともに高信号を呈する．

3. CTにて病変部は腺体の濃度の変化（濃度上昇：急性期，濃度低下：慢性期）がみられる．

急性耳下腺炎

解説　本症例はMRIにて耳下腺内に腫瘤はみられず，耳下腺全体が腫脹しているため，腫瘍の可能性は否定できる．
MRIにて片側の急性炎症所見がみられるため，Sjögren症候群の可能性は低いと考えられる．

急性耳下腺炎について

- 重篤な感染症や大きな手術後など全身の抵抗力の衰えたときに，また抵抗力の弱い幼児や老人に発症しやすい．
- 両側性および有痛性に腫脹し，導管開口部の発赤，唾液分泌の減少，膿性分泌物の排泄をみとめる．
- 病理組織学的には，導管周囲の化膿性炎と腺実質への種々の程度の炎症の波及と膿瘍形成をみる．
- 溶血レンサ球菌やブドウ球菌の口腔から導管を介しての上行性感染が多い．

処置

唾液分泌の減少により，口腔乾燥状態となる場合が多いので，口腔清掃，含嗽剤によって口腔の衛生を保ち，輸液などにより水分を補給する．患者を安静とし，広域スペクトラムの抗菌薬を投与する．細菌検査や臨床的効果をみて，必要ならば抗菌薬の変更をおこなう．膿瘍を形成した場合では，切開排膿をおこなう．これらの治療に並行して，唾液腺炎の原因となった疾患の治療をおこなう．

症例 4-4

56歳，男性．
右側耳介部の腫脹を主訴に来院した．
数年前から胴部も腫脹がみられたが，疼痛がないため放置していた．

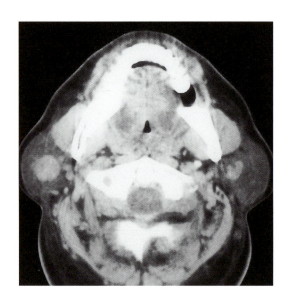

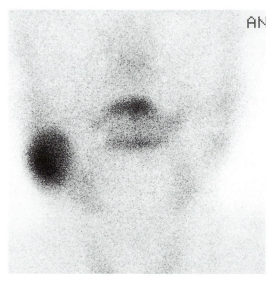

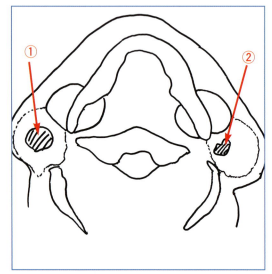

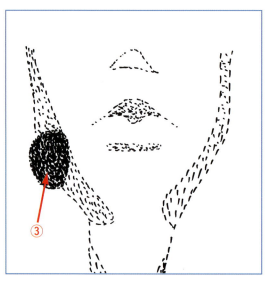

■エックス線CT所見
右側耳下腺内部に直径2.0cmの筋肉と同程度の濃度を呈する病変がみとめられる（①）．また左側耳下腺内部にも1.0×1.5cmの筋肉と同程度の濃度を呈する病変がみとめられる（②）．

■唾液腺シンチグラフィー（99mTcO4⁻）所見
右側耳下腺相当部に強い集積がみとめられる（③）．

鑑別診断 → 多形腺腫，Warthin腫瘍，急性耳下腺炎，悪性リンパ腫，腺様嚢胞癌

Ⅳ 唾液腺の疾患

診断 4-4 Warthin 腫瘍
Warthin tumor

画像診断のポイント

1. 唾液腺造影で陰影欠損像，いわゆる ball in hand appearance としてみとめられる．
2. CTにて病変部は筋肉と同程度の濃度を呈する（内部の嚢胞腔は低濃度を呈する）．
3. MRIにて病変部はT1強調像で低信号，T2強調像で低〜高信号を呈する．特に内部の嚢胞腔はT2強調像で高信号を呈する．
4. 唾液腺シンチグラフィー（$^{99m}TcO_4^-$）にて強い集積がみとめられる．
5. 両側性（10〜15％）にみとめられることが多い．

Warthin 腫瘍

解説 本症例はエックス線CTにて耳下腺内に腫瘤がみられるので，耳下腺腫瘍が考えられる．画像による耳下腺腫瘍の鑑別は困難だが，両側に腫瘤があり，唾液腺シンチグラフィーに強い集積がみられることより，Warthin腫瘍が強く疑われる．

Warthin 腫瘍について

- 多形腺腫に次いで発生頻度の高い唾液腺腫瘍である．
- 腺リンパ腫（Adenolymphoma），リンパ腫性乳頭状嚢胞腺腫（Papillary cystadenoma lymphomatosum），オンコサイトーマ（Oncocytoma）ともよばれる良性上皮性腫瘍である．
- ほとんどが耳下腺（特に下極）に発生する．
- 50歳以降の男性に多く，喫煙者に好発する傾向がある．
- 両側性に生じることもある．

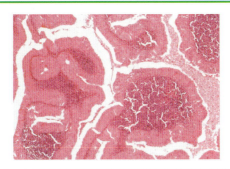 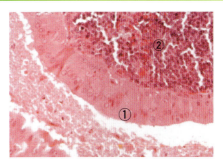

病理組織学的所見
2層性配列を示す好酸性胞体を有する立方および円柱上皮（①）（オンコサイト：腫大したミトコンドリアが充満）の乳頭状増殖（実質）と，上皮下には散在性に胚中心の形成を伴うリンパ組織間質（②）がみとめられる．

処置
腫瘍を含めた耳下腺浅葉または下極切除をおこなう．腫瘍は薄い線維性被膜に覆われているが，部分的に欠如している場合があるので，周囲耳下腺組織を含めて切除する．予後は一般に良好であるが，切除操作が不十分な場合では再発するので留意する．

症例 4-5

59歳，女性．
右側耳介部の腫脹を主訴に来院した．
数年前より腫脹に気づいていたが，疼痛がないため放置していた．

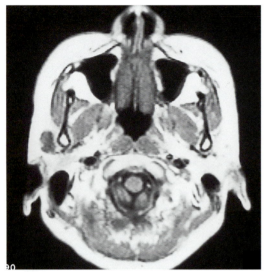
T1強調像

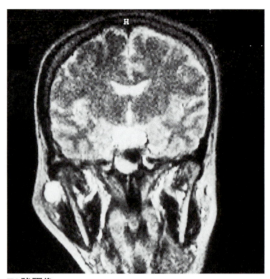
T2強調像

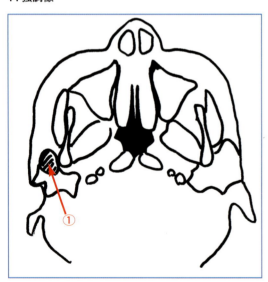

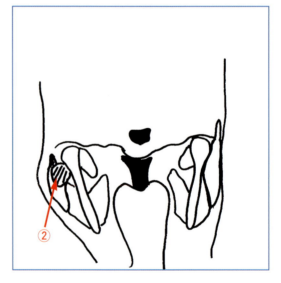

MRI所見

右側耳下腺前縁の浅葉部にT1強調像にて低信号（①），T2強調像にて高信号（②）を呈する病変をみとめる．

鑑別診断 → 多形腺腫，Warthin腫瘍，急性耳下腺炎，腺様嚢胞癌，悪性リンパ腫

Ⅳ 唾液腺の疾患

診断 4-5 多形腺腫(多形性腺腫)
Pleomorphic adenoma

画像診断のポイント

1. 唾液腺造影にて陰影欠損像,いわゆる ball in hand appearance としてみとめられる.
2. CTにて病変部は筋肉と同程度の濃度を呈する(内部の粘液様基質部は低濃度を呈する).
3. MRIにて病変部はT1強調像で低信号,T2強調像で中〜高信号を呈する.

多形腺腫

解説 本症例はMRIにて耳下腺内に境界明瞭な腫瘤がみられるため,耳下腺腫瘍が考えられる.T2強調像で非常に高信号のため,悪性リンパ腫の可能性は低い.画像所見では多形腺腫,Warthin腫瘍,腺様嚢胞癌の鑑別は困難である.

多形腺腫について

- 唾液腺腫瘍で最も頻度が高い.
- 耳下腺に約8割が発生し,小唾液腺では口蓋に多い.
- 好発年齢は20〜50歳代で,若干女性に多い.
- 経過が長いが,10年以上経過例や再発例では悪性化することがある.

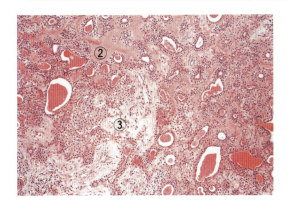
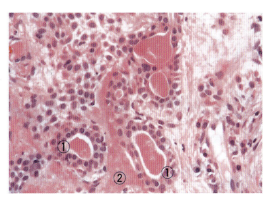

病理組織学的所見

立方型ないし多角形細胞の2層性を示す腺管状(①),索状,充実性,びまん性など多彩な増殖がみとめられる.また線維硝子化(②),粘液腫様(③)および軟骨様の間質性成分がみられる.

処置

多形腺腫の外部は不整で被膜欠如部が存在するといわれていることから,被膜部で腫瘍を剥離摘出しようとすることは,再発の危険性を増大させる.本腫瘍では周囲組織切除を含める手術方法また耳下腺では浅葉切除術が基本となる.口蓋は好発部位の一つであり,腫瘍と接していた口蓋骨は十分削除しなければならない.

症例 4-6

49歳，女性．
左側耳介部の腫脹および疼痛を主訴に来院した．
数週間前より左側顔面部にしびれを感じるようになった．

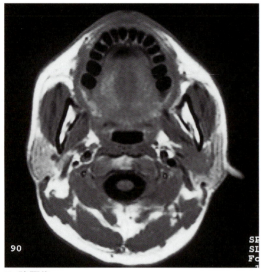
T1強調像

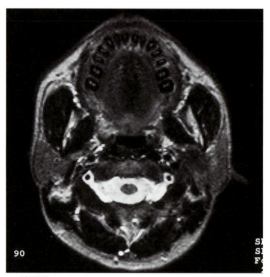
T2強調像

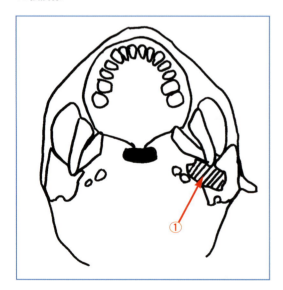

MRI所見

左側耳下腺深葉部に一部境界が不明瞭なT1強調像，T2強調像ともに低信号を呈する病変をみとめる（①）．

鑑別診断 → 多形腺腫，Warthin腫瘍，腺様嚢胞癌，粘表皮癌，急性耳下腺炎

診断 4-6　腺様嚢胞癌
Adenoid cystic carcinoma

IV 唾液腺の疾患

画像診断のポイント

1. MRIにて病変部はT1強調像で低信号を呈し，T2強調像で低～高信号を呈する．組織的に悪性度の高い充実型のものほどT2強調像で低信号を呈する．
2. CTにて病変部は筋肉と同程度の濃度を呈する（内部の粘液様基質部は低濃度を呈する）．
3. 顎骨に接する部位に生じるものは，神経に沿って進展したり，骨の吸収や破壊像がみられることもある．

腺様嚢胞癌

解説　本症例はMRIにて左側耳下腺内に腫瘤がみられるため，耳下腺腫瘍が考えられる．病変の境界が不明瞭で，T1，T2強調像ともに低信号を呈することから，悪性腫瘍の可能性が高い．また，同病変は耳下腺部の顔面神経に浸潤しているため，しびれが生じたと考えられる．

腺様嚢胞癌について

- 代表的な悪性唾液腺腫瘍の一つである．
- 小唾液腺（特に口蓋腺）と顎下腺に好発する．
- 30～50歳代に好発し，女性にやや多い．
- 発育が緩慢なため経過は長いが，神経周囲性に浸潤するため，知覚異常や痛みを伴うことが多い．

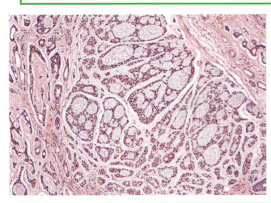 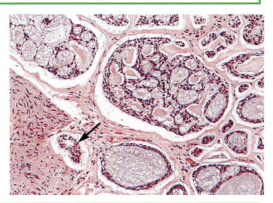

病理組織学的所見

小型の立方形，多角形ないし紡錘形細胞が小嚢胞状腔ないし腺管状腔を伴う篩状構造（cribriform pattern, ①）を形成する．間質の線維性結合織には硝子化が観察されることが多い（矢印は神経侵襲）．

処置

腫瘍周囲への健康組織を含めて十分な安全域をとり切除する．本腫瘍の経過は長いものが多いが，予後は不良である．術後の局所再発ならびに遠隔転移はしばしばみられる．原発局所では神経ならびに脈管周囲に浸潤する．転移は血行性のものが多く，リンパ節への転移は扁平上皮癌にくらべて少ない．転移部位は主に肺で，肝臓，骨，脳などに生じる．一般に転移巣での腫瘍の発育も原発巣と同様に緩慢である．5年生存率は50％以上示すのに対して，15年あるいは20年でみると0～20％と，不良な予後を示す．

症例 4-7

43歳，女性．
口蓋部の腫脹を主訴に来院した．
数か月前より口蓋部の腫脹に気づいていたが，放置していた．

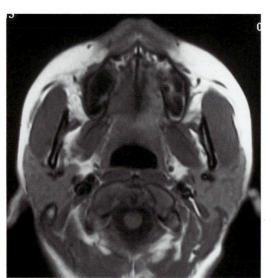

T1強調像

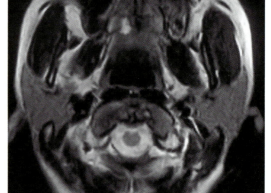

T2強調像

MRI所見

口蓋の右側にT1強調像にて低信号，T2強調像にて低信号と高信号の混在像を呈する病変をみとめる（①）．

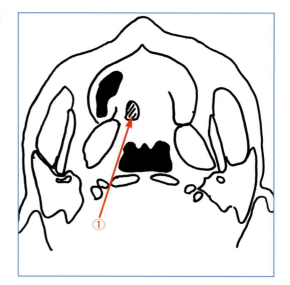

鑑別診断 → 多形腺腫，粘表皮癌，腺様囊胞癌

診断 4-7
粘表皮癌
Mucoepidermoid carcinoma

画像診断のポイント

1. MRIにて病変部はT1強調像で低信号を呈し，T2強調像で低〜高信号を呈する．組織的に悪性度の高い充実型のものほどT2強調像で低信号を呈する．
2. CTにて病変部は筋肉と同程度の濃度を呈する（内部の粘液様基質部は低濃度を呈する）．
3. 顎骨に接する部位に生じるものは，単純エックス線写真にて骨の吸収や破壊像がみられることもある．

粘表皮癌

解説 本症例はMRIにて口蓋部に腫瘤がみられるため，口蓋部の小唾液腺由来の腫瘍が考えられる．画像所見では多形腺腫，粘表皮癌，腺様嚢胞癌の鑑別は困難なことが多い．

粘表皮癌について

- 粘液産生細胞，扁平上皮様細胞および中間細胞で構成される．
- 組織学的悪性度があり，その予後が異なる．
- 大唾液腺では耳下腺に，小唾液腺では口蓋腺に最も多い．
- 平均年令は40歳代で，小児の悪性腫瘍としては最多である．
- やや女性に多い．
- 発育は緩徐で，やや硬い無痛性腫瘤である．

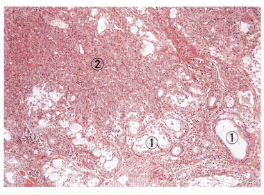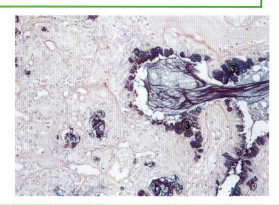

病理組織学的所見

粘液産生細胞，扁平上皮様（類表皮）細胞および中間細胞が腺管状（①），嚢胞状，充実性（②），胞巣状に増殖する（左図）．粘液産生細胞（右図；PAS・アルシャンブルー染色，③）が多い高分化型（低悪性度），扁平上皮様細胞の多い低分化型（高悪性度）および中間型に分類される．間質は線維性結合織よりなる．

処置

治療は外科的切除である．よく分化した組織型のものでは，低分化なものに比べて予後がよい．しかし例外も多く，組織学的所見よりも，むしろ十分な外科的切除をおこなったか否かが経過の良，不良を決定する．予後は腫瘍の発生部位，進展方向によって異なるが，腫瘍の浸潤性増殖を考慮しない不適当な手術をおこなった場合，約半数が1年以内に再発をみる．一方，適切な手術がおこなわれた場合，良好な予後が得られる．しかし，所属リンパ節あるいは遠隔転移をきたす症例は約10%とされている．

症例 4-8

52歳，女性．
口内炎および多発性齲蝕を主訴に来院した．
数年前より関節リウマチに罹患し，通院加療している．

唾液腺造影側方向エックス線撮影法所見

左側耳下腺腺体に点状の陰影像および造影剤の導管からの一部漏出がみとめられる（①）．

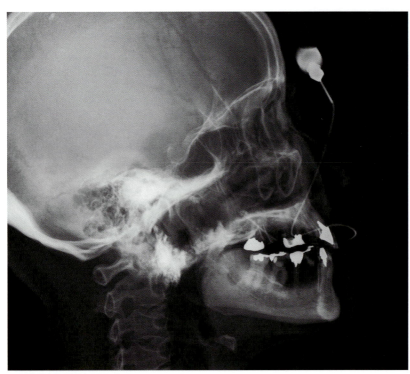

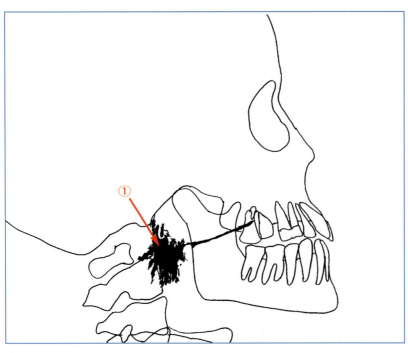

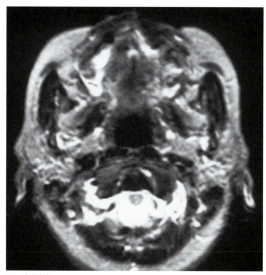
T2強調像
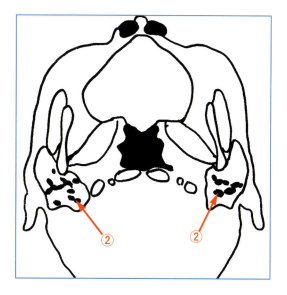

MRI所見
両側の耳下腺はやや腫脹しており，内部に多数の点状の高信号域をみとめる（②）．

鑑別診断 → 多形腺腫，Sjögren症候群，腺様囊胞癌，AIDS，悪性リンパ腫

IV 唾液腺の疾患

診断 4-8 Sjögren症候群
Sjögren's syndrome

画像診断のポイント		Sjögren症候群
①	唾液腺造影では多数の小さな点状の陰影像，いわゆるapple tree appearanceとしてみとめられる． 唾液腺造影では病期により，以下のように分類される． 　stage 0（normal）：全く異常をみとめない 　stage 1（punctate）：直径1mm以下の点状陰影がみとめられるもの 　stage 2（globular）：直径1mmから2mm大の顆粒状陰影がみとめられるもの 　stage 3（cavitary）：陰影が嚢胞状になりその大きさもふぞろいなもの 　stage 4（destructive）：主管部が不規則に拡張し破壊状を呈するもの	**解説** 本症例は唾液腺内に腫瘤がないため，腫瘍は否定できる．唾液腺造影にて点状の陰影像がみられ，MRIのT2強調像にて点状の高信号域をみとめることから，進行した両側の耳下腺炎を伴う疾患と思われる．Stageの高いSjögren症候群が考えられる．
②	エックス線CTにて，耳下腺は脂肪変性による低濃度域を呈する．	
③	MRIのT2強調像にて耳下線内部に多数の点状の高信号域をみとめる．	

〈診断基準〉
シェーグレン症候群改訂診断基準
（厚生労働省研究班（SjS），1999年）

1. 生検病理組織検査で次のいずれかの陽性所見を認めること
A）口唇腺組織でリンパ球浸潤が4 mm² 当たり1 focus以上
B）涙腺組織でリンパ球浸潤が4 mm² 当たり1 focus以上
2. 口腔検査で次のいずれかの陽性所見を認めること
A）唾液腺造影でstage I（直径1 mm以下の小点状陰影）以上の異常所見
B）唾液分泌量低下（ガムテスト10分間で10 mL以下，又はサクソンテスト2分間2g以下）があり，かつ唾液腺シンチグラフィーにて機能低下の所見
3. 眼科検査で次のいずれかの陽性所見を認めること
A）シルマー（Schirmer）試験で5 mm/5 min以下で，かつローズベンガルテスト（van Bijsterveldスコア）で陽性
B）シルマー（Schirmer）試験で5 mm/5 min以下で，かつ蛍光色素（フルオレセイン）試験で陽性
4. 血清検査で次のいずれかの陽性所見を認めること
A）抗SS-A抗体陽性
B）抗SS-B抗体陽性

診断のカテゴリー
以上1，2，3，4のいずれか2項目が陽性であればシェーグレン症候群と診断する．

Sjögren症候群について

- 自己免疫性の外分泌腺炎である．
- 慢性唾液腺炎による口腔乾燥症，乾燥性角結膜炎による眼乾燥症を主徴とする．
- 他の膠原病を合併しない一次性Sjögren症候群（Sjögren's syndrome：SS）と，慢性関節リウマチ（20％）やSLE（10％）を合併する二次性SSとに分類される．さらに，一次性SSは病変が唾液腺炎や涙腺炎など腺性症状だけの腺型と，病変が全身諸臓器に及ぶ腺外型とがある．
- 耳下腺の再発性腫脹や口腔症状として口渇，舌乳頭の委縮などが認められる．

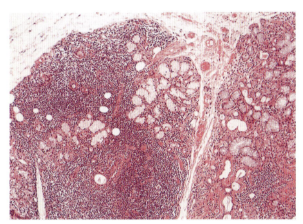
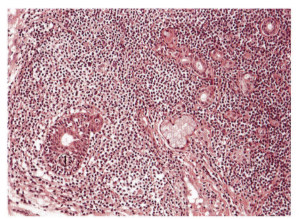

病理組織学的所見

導管周囲に著明なリンパ球浸潤があり，腺房細胞は萎縮・消失し，一部に上皮・筋上皮島の形成（①）が観察される．

同様の組織像を呈する良性リンパ上皮性疾患（benign lymphoepithelial lesion）はリンパ性組織の増殖により，片側ないし両側性に耳下腺腫脹をきたす非腫瘍性疾患である．また，唾液腺と涙腺の対称性腫脹をきたす病変で，その原因が不明なものをミクリッツ病（Mikulicz disease），白血病，悪性リンパ腫，結核症など原因疾患が明らかなものはミクリッツ症候群（Mikulicz syndrome）とよばれる．しかし現在，前者はSjögren症候群や良性リンパ上皮性疾患と同様の組織像を呈するため，同一疾患とする意見が支持されている．

処置

唾液腺や涙腺などの腺症状には対症療法がおこなわれ，唾液減少による口腔乾燥症には人口唾液製剤が用いられる．間質性腎炎，間質性肺炎や全身性血管炎など腺外症状の治療として，副腎皮質ホルモン薬や免疫抑制剤が用いられる．予後は乾燥症状のみの場合は良好であるが，腺外症状や悪性リンパ腫を合併した場合は不良である．

症例 4-9

51歳，女性．
1年前に両側顎下部の腫脹に気づき，かかりつけ医を受診した．疼痛や発熱がないため経過観察していたが，改善しないため受診した．

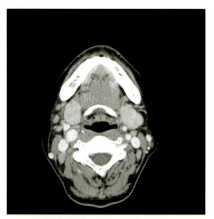
軸位断像（顎下腺レベル）

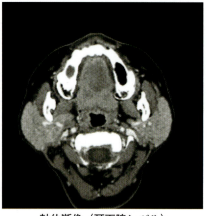
軸位断像（耳下腺レベル）

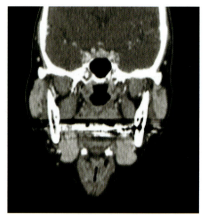
冠状断像（下顎枝）

造影 CT 所見
両側顎下腺および耳下腺著明な腫脹を認めた．

血液所見
血清IgG4値は1579 mg/dl（基準値5〜117 mg/dl）と高値を示した．

鑑別診断 → 唾液腺炎，Sjögren 症候群，IgG4 関連疾患

Ⅳ 唾液腺の疾患

診 断 4-9　IgG4 関連疾患（IgG4 関連唾液腺炎）
IgG4-related disease (IgG4-RD sialadenitis)

画像診断のポイント	IgG4 関連疾患（IgG4 関連唾液腺炎）
① 耳下腺および顎下腺の両側性の腫大を認める．	**解説** CTなどの画像所見としては，それぞれの臓器の腫大や結節として認められる．
② 両側性であり全身性疾患が疑われ，複数の腺が障害されておりIgG4関連唾液腺炎が疑われる．	

IgG4 関連疾患（IgG4 関連唾液腺炎）について

- IgG4 が関連する全身性疾患とされており，近年確立された疾患概念である．
- 自己免疫性疾患と考えられているが，詳細は明らかになっていない．
- 臨床的には，病変が全身に分布する．
- 代表的な病変としては自己免疫性膵炎，涙腺炎，唾液腺炎，硬化性胆管炎，後腹膜線維症，尿細管間質性腎炎などがある．
- 血中IgG4値が高値（135mg/dl 以上とされている）である．

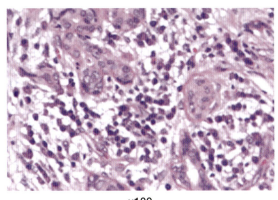
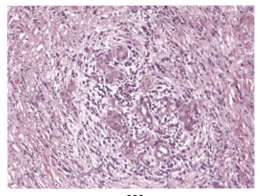

x100　　　　　x200

IgG4関連硬化性唾液腺炎の病理組織像（昭和大学歯学部口腔病態診断科学講座口腔病理学部門　美島教授ご提供による）

病理組織学的所見
腺房の顕著な萎縮・消失がみられ，形質細胞を主体とする慢性炎症性細胞浸潤と導管周囲の高度な線維化を認める．

処 置
治療には，ステロイド薬を使用する．ステロイド薬の使用により，一時的に症状は改善するが，ステロイドの減量過程で症状がぶり返すことがある．ステロイド薬の減量が難しい症例では，免疫抑制薬が使用されることがある．

V

頸部および軟組織の疾患

　頸部および軟組織の疾患は，口腔領域の感染による頸部の腫脹や奇形を伴う囊胞性疾患，および悪性腫瘍や口腔および咽頭領域からのリンパ節転移が多くみられる．

　これら疾患の鑑別や進展範囲の精査は一部の造影検査を除き，従来からの単純エックス線検査では無力であった．近年，エックス線CT，MRI，超音波検査が急速に発達，普及したため画像診断や鑑別診断が可能となった領域である．よって頸部および軟組織の疾患は治療の効果判定や予後判定も含め，エックス線CT，MRI，超音波検査による画像診断が重要な役割を果たしているため，これら検査法の修得が必要不可欠である．

症例 5-1

51歳，男性．
右側鼻翼部の無痛性膨隆を主訴に来院した．
顔貌に鼻唇溝の消失がみられた．

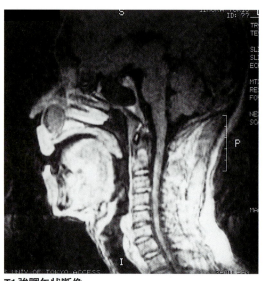
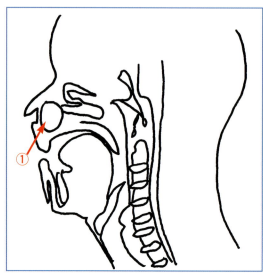

T1強調矢状断像

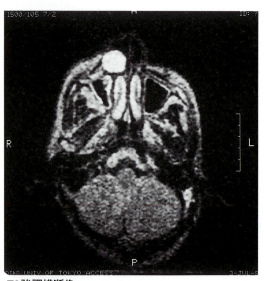
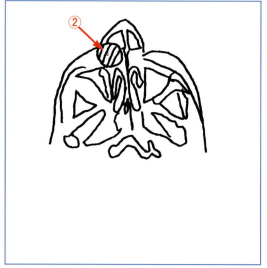

T2強調横断像

MRI所見

T1強調矢状断像にて，鼻翼部に低～中信号を呈する直径2.5cm程度の類円形，単房性の病変部をみとめる（①）．同部はT2強調横断像にて著明な高信号を呈する（②）．

鑑別診断 → 鼻歯槽嚢胞，歯根嚢胞，根尖膿瘍，類皮嚢胞，類表皮嚢胞，小唾液腺腫瘍

Ⅴ 頸部および軟組織の疾患

診断 5-1 鼻歯槽嚢胞
Nasoalveolar cyst

画像診断のポイント

1. 軟組織に生ずるため，造影剤を注入してのエックス線撮影，MRI等が有効な検査法である．
2. 単純エックス線写真では検出不可能である．
3. 病巣が大きくなると前歯歯槽部が吸収することがある．

鼻歯槽嚢胞

解説 本病変は顎骨内に存在しないため，歯根嚢胞，根尖膿瘍の可能性はない．MRI T2強調像にて著明な高信号を呈することから，水分を内部に含む軟組織に生じた嚢胞性病変，特に鼻歯槽嚢胞が最も疑われる．

鼻歯槽嚢胞について

- 鼻翼基部の歯槽骨に接する軟組織内に生じる嚢胞である．
- 鼻唇嚢胞（nasolabial cyst）ともよばれる．
- 鼻涙管原基に由来する遺残上皮から生じる非歯原性の発育性嚢胞に分類されている．
- かつての顔面突起（球状突起と外側鼻突起あるいは上顎突起）癒合部への上皮陥入による顔裂性の機序は否定的である．
- 好発年齢は20〜40歳代で，女性に多い傾向がある．

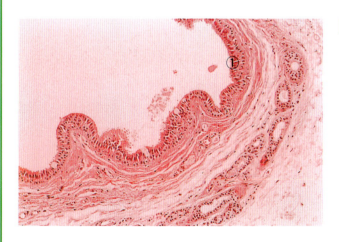

病理組織学的所見
嚢胞壁内面は主として多列円柱上皮，ときに線毛円柱上皮や扁平上皮に被覆され，粘液細胞を混在することも多い（①）．上皮下には線維性結合織があり，一般に炎症性変化はみとめられない．

処置
口腔前庭の粘膜を切開して嚢胞壁に到達し嚢胞を全摘出する．摘出時，鼻腔側の嚢胞を剥離する際に，鼻腔粘膜を損傷すると出血しやすいので注意する．予後は良好である．

症例 5-2

30歳，女性．
右側顎下部の腫脹を主訴に来院した．
数週間前より舌がやや挙上してきたが，放置していた．

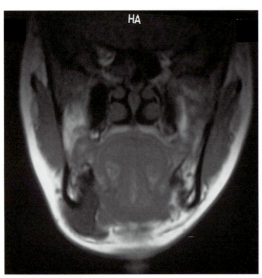

T1強調冠状断像

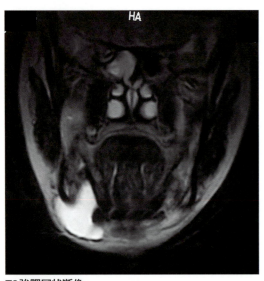

T2強調冠状断像

MRI所見

MRI冠状断像にて病変部は右側下顎骨（①）と顎舌骨筋（②）と顎二腹筋前腹（③）とに挟まれ，T1強調像にて均一な低信号，T2強調像にて著明な高信号を呈している（④）．

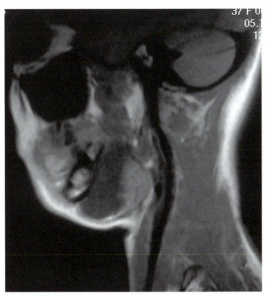
T1強調矢状断像

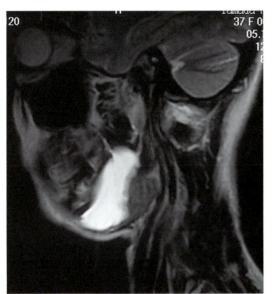
T2強調矢状断像

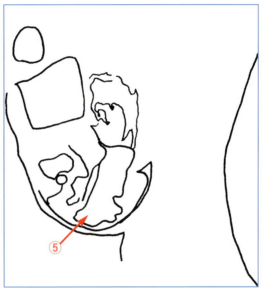

MRI所見

矢状断像にて，右側舌下部から顎下部にかけて1.0×4.5×2.0cm程度の大きさの，T1強調像にて均一な低信号，T2強調像にて著明な高信号を呈する病変部をみとめる（⑤）．

鑑別診断 → ガマ腫，類皮嚢胞，類表皮嚢胞，鰓嚢胞，リンパ節炎，顎下腺腫瘍

V 頸部および軟組織の疾患

診断 5-2 ガマ腫 Ranula （粘液囊胞 Mucous cyst）

画像診断のポイント

1. 超音波にて境界明瞭で内部は無エコーおよび後部エコーの増強.
2. CTにて境界明瞭な低濃度域を呈する.
3. MRIにてT2強調像で著明な高信号を呈する.
4. 口腔底筋との位置関係により，顎下型と舌下型にわかれる.

ガマ腫（粘液囊胞）

解説 本病変はMRIにて著明な高信号を呈することから水分に富んでいることがわかるので，リンパ節炎，顎下腺腫瘍の可能性は否定できる．発生部位より鰓囊胞の可能性は低く，病変の形態から舌下および顎下型の混合型を呈するガマ腫の可能性が高い．

参考症例）

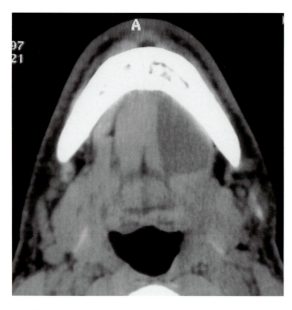 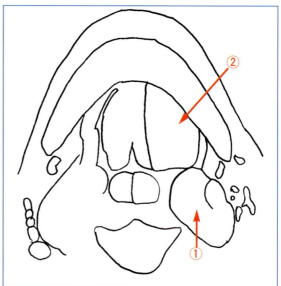

エックス線CT所見

左側顎下腺（①）前方に境界明瞭で均一な低濃度域を呈する病変をみとめる（②）．

粘液嚢胞について

- 唾液の停滞，溢出などの流出障害によって生じる嚢胞である．
- 粘膜下の小唾液腺の部位に生じることが多く，粘液瘤（mucocele）ともよばれる．
- 顎下腺や舌下腺の排泄管の障害によって口腔底部に発生したものはガマ腫，舌尖部下面の前舌腺に関連して生じたものはBlandin-Nuhn嚢胞という．
- 下口唇が好発部位で，小唾液腺に関連したものは10歳未満から20歳代が好発年齢で，性差はみられない．
- ガマ腫は10～30歳代の女性に多い．

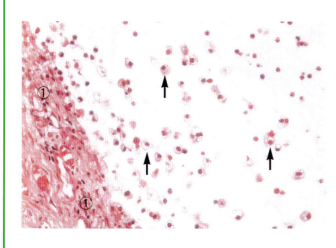

病理組織学的所見

嚢胞壁内面に上皮裏装を伴うもの（停滞型）と，上皮裏装のないもの（溢出型）とに分けられるが，大部分の症例は溢出型（左図）の偽嚢胞である．停滞型では，嚢胞壁内面は導管上皮ないし化生重層扁平上皮に被覆されている．いずれの型でも，貯留した粘液物質，粘液を貪食した組織球（粘液貪食細胞；矢印），炎症性細胞浸潤，毛細血管の拡張・増生，線維芽細胞増生などよりなる粘液肉芽組織形成が観察される（①）．周囲には隣接する既存の唾液腺組織が観察されることが多く，慢性炎症を伴った退行性変化をみる．

処 置

1）粘液瘤

治療法としては，摘出術，凍結療法などがあるが，基本は全摘出する．単なる切開では傷口が閉鎖後，再び腫脹する．全摘出は粘膜切開ののち，粘膜と嚢胞壁の間を注意深く剝離し，摘出する．壁はきわめて薄く，破れやすいので，細心の注意が必要である．その際，周囲の小唾液腺も嚢胞とともに摘出する．粘液瘤の原因となっている腺組織を除去しないと再発する．

2）ガマ腫

原則的には嚢胞を全摘出する．嚢胞壁が非常に薄く破れやすいので，実際には全摘出が困難なこともある．このような場合には，開窓療法をおこなう．顎下型および舌下－顎下型のものは口腔外より摘出する．再発を繰り返す症例には，関連する唾液腺を含めて全摘出しなければならない．

症例 5-3

21歳，男性．
左側顎下部の腫脹を主訴に来院した．
数年前より顎下部が腫脹してきたが，無痛のため放置していた．

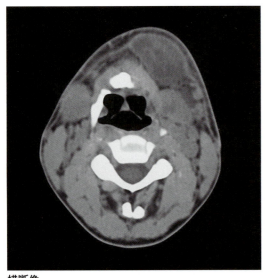
横断像

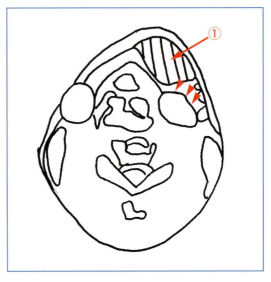

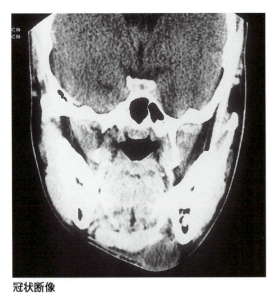
冠状断像

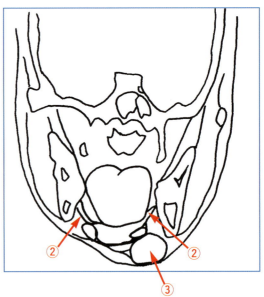

エックス線CT所見

横断像にて左側顎下腺前方に境界明瞭な4.0×3.0cm程度の筋肉よりもやや低濃度域を呈する病変をみとめる（①）．内部は一部不均一であり，顎下腺は病変部によって後内方に偏位している（矢頭）．
冠状断像にて病変部は顎舌骨筋（②）よりも下方に位置している（③）．

鑑別診断 → 類皮嚢胞，類表皮嚢胞，ガマ腫，甲状舌管嚢胞，脂肪腫，鰓嚢胞，リンパ腫

Ⅴ 頸部および軟組織の疾患

診断 5-3 類皮嚢胞 Dermoid cyst

画像診断のポイント

1. 単純エックス線像にて，類皮嚢胞・類表皮嚢胞の検出は困難．
2. エックス線CTにて境界明瞭な低濃度域を呈する．
3. MRIにて境界明瞭なT1強調像にて低信号，T2強調像にて高信号を呈する．
4. 類皮嚢胞は皮膚付属器官により病巣内部が不均一な信号を呈することがある．
5. 超音波像にて境界明瞭，比較的均一な低エコー像としてみられる．

類皮嚢胞

解 説 病変はエックス線CTにて表層脂肪よりやや高濃度域を呈することから，脂肪腫の可能性は否定できる．また，発生部位より甲状舌管嚢胞，鰓嚢胞，ガマ腫の可能性も否定できる．類皮嚢胞，類表皮嚢胞の可能性が高い．

類皮嚢胞と類表皮嚢胞について

- 外胚葉性組織の陥入によって生じる嚢胞である．
- 嚢胞壁が皮膚に類似した表皮（角化性重層扁平上皮）と皮膚付属器官（毛包，脂腺，汗腺など）からなるものを類皮嚢胞，皮膚付属器官を欠き表皮のみからなるものを類表皮嚢胞（epidermal cyst）という．
- 身体各所の皮下にみられるが，口腔領域での発生頻度は比較的低い．
- 口腔領域では口腔底で，ことに顎舌骨筋上方部の正中部に主に発生する．
- 20歳代に多く，性差はみられない．
- 嚢胞の発育に伴って，顎舌骨筋と口腔粘膜の間に生じる舌下型は舌を挙上させ，オトガイ舌骨筋と顎舌骨筋の間に生じたオトガイ下型はオトガイ部を腫脹させる．
- 嚢胞腔内にはかゆ状やオカラ状と称される角質物（ケラチン）が充満する．
- Gardner症候群は大腸ポリポーシス，多発性骨腫，軟部組織腫瘍（線維腫），類表皮嚢胞を随伴する疾患で，常染色体優性遺伝を示す．

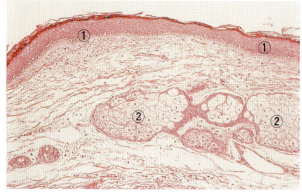

病理組織学的所見

嚢胞壁内面は菲薄で種々の程度に角化した重層扁平上皮に被覆され，上皮脚が比較的平坦である（①）．上皮下には線維性結合織があり，類皮嚢胞ではその中に毛包，脂腺，汗腺などの皮膚付属器が存在し（②），類表皮嚢胞ではそれらがみられない．

処 置

全摘出する．舌下型の場合，口底部の粘膜切開によって嚢胞に到達し，周囲組織から鈍的に剥離し摘出する．この際，Wharton管や舌下腺を損傷しないように注意する．それらが損傷されるとガマ腫が形成されることがある．オトガイ下型の場合には，皮膚切開を加え嚢胞に到達して摘出する．この嚢胞は嚢胞壁が比較的厚いので，摘出は容易である．予後は良好である．

症例 5-4

21歳，女性．
出生時より左側頬部の腫脹がみとめられていた．これまでに数回の腫瘍減量手術をおこなっている．触診により，左側頬部の軟組織中にいくつかの可動性の小腫瘤が触知された．

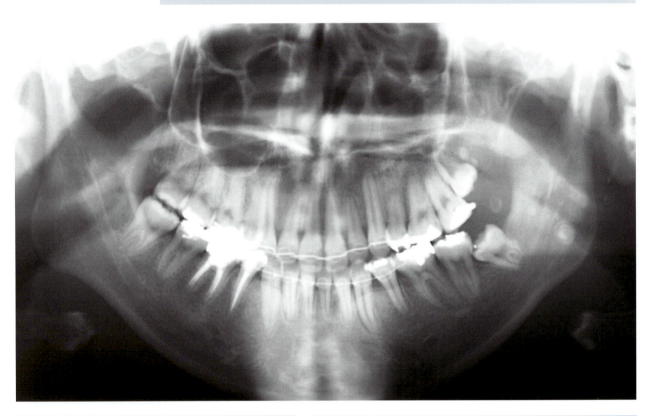

パノラマエックス線所見

左側上下顎部に数個の，類円形の石灰化物（エックス線不透過像）がみとめられる（①）．

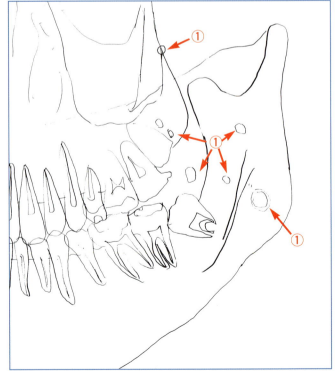

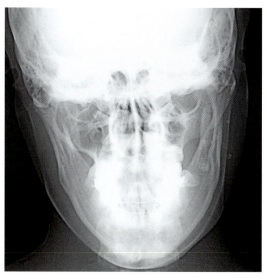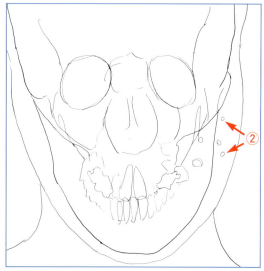

頭部正面（P-A）像エックス線所見
いくつかの石灰化物が，左側下顎枝外側の軟組織の中にあることが確認できる（②）．

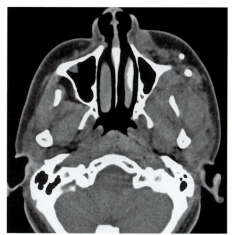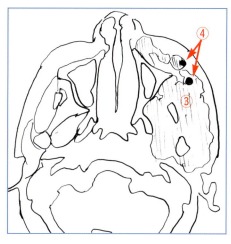

上顎洞レベルの横断像

エックス線CT所見
左側頰部の軟組織中に境界不明瞭な腫瘍が広がっており（③），その内部には石灰化物が存在している（④）．左側上顎骨や下顎枝は腫瘍による圧迫のため変形している．

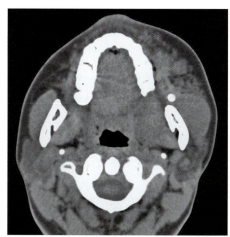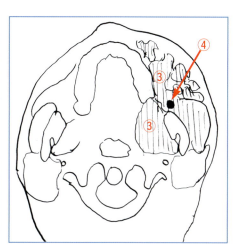

歯槽骨レベルの横断像

鑑別診断 → 軟組織の血管腫（静脈石），異物

V 頸部および軟組織の疾患

診断 5-4　軟組織の血管腫（静脈石）
Hemangioma of the soft tissue (Phlebolith)

画像診断のポイント　　　　　軟組織の血管腫（静脈石）

1. 軟組織中にみられる，1個または数個の類円形の石灰化物（エックス線不透過像）．

2. CTやMRIでは，軟組織の中に腫瘍がみとめられる．

解説　顎口腔領域の血管腫は，顎骨よりも顎骨周囲の軟組織に発生することが圧倒的に多く，しばしば静脈石を伴う．単純エックス線写真上で，軟組織中に石灰化物が見られた場合には，静脈石（血管腫）の他に，唾石，リンパ節の石灰化，動脈壁の石灰化等が考えられる．

Gugliemi detachable coil を用いた動脈塞栓術

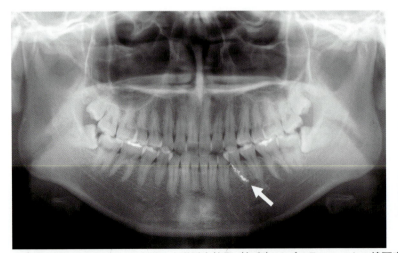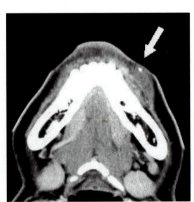

Gugliemi detachable coil を用いた動脈塞栓術（矢印）のパノラマエックス線写真，エックス線CT像

軟組織の血管腫について

- 本腫瘍は一般に組織発育異常に起因する過誤腫といわれている．
- 発症年齢は先天異常による幼児から中年期まで幅広い．
- 口腔では舌，口唇，頬粘膜に好発し，まれに顎骨内に生ずる（顎骨中心性血管腫）．
- 隆起性で柔らかい腫瘤として出現し，色調は血液を反映して暗赤色ないし青紫色を呈する．
- 圧迫により色調の消退がみられる．
- 関連症候群：三叉神経領域の顔面に多発性の血管腫からなる赤色調の色素沈着，いわゆるポートワイン母斑をみとめ，口腔領域に片側性の毛細血管腫の形成をみる疾患は，Sturge-Weber症候群とよばれる．

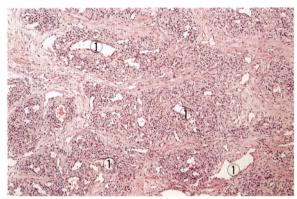

毛細血管腫

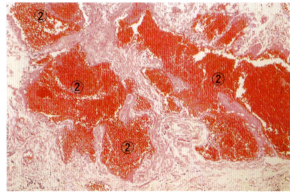

海綿状血管腫

病理組織学的所見

口腔の血管腫は毛細血管腫と海綿状血管腫の2種の組織型が多い．

毛細血管腫は管腔内面を一層の内皮細胞に被覆され，その腔内に血球を含有した毛細血管（①）が分葉状あるいは結節状に増殖する．内皮細胞は腫大傾向を示し，ときに明らかな管腔形成を示さずシート状ないし胞巣状に増殖する部もみられる．

海綿状血管腫は一層の内皮細胞により壁内面裏装された血管（②）が著しく拡張し，その腔内に血球を充満していることが多い．ときに拡張する血管腔内に血栓を生じ，これら血栓に石灰沈着をきたして静脈石を形成することがある．海綿状血管腫が咬筋で発生すると咀嚼時に膨隆を呈し，このような場合，勃起性血管腫と称する．

処　置

治療法は腫瘍の組織型，大きさあるいは発生部位によって異なる．以前は放射線治療もおこなわれていたが，現在はその組織障害など為害性作用が大きいため，原則として各種外科的方法が主体とされている．現在，次のような方法がおこなわれている．

1) 摘出
2) 梱包療法
3) 凍結療法
4) レーザー療法
5) TAE（動脈塞栓術）併用による摘出術

最近では，腫瘍が大きい場合は，5番目にあげた動脈塞栓術（292ページ参照）施行後に摘出する方法がよく用いられている．

症例 5-5-1

45歳，男性．
3年くらい前より右側顎下部の無痛性の腫脹を自覚しており，精査を希望して来院した．来院時，同部に弾性軟の腫脹がみとめられた．

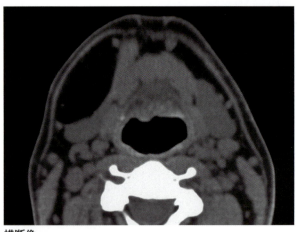
横断像

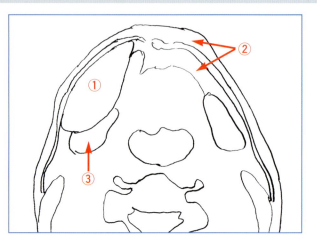

エックス線CT所見

右側顎下部の軟組織中に，境界明瞭で辺縁平滑な病変がみとめられる（①）．病変の内部は均一で，近傍の脂肪組織（②）と同等の濃度（CT値）を示している．病変は右側顎下腺腺体（③）を圧迫し，後方に偏位させている．

症例 5-5-2

65歳，男性．
左側耳下腺部の無痛性腫脹を主訴として来院した．来院時，同部に弾性軟，可動性の腫瘤を触知した．

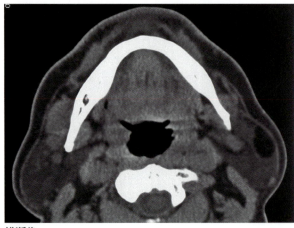
横断像

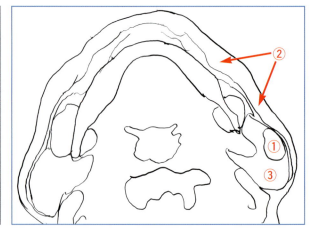

エックス線CT所見

左側耳下腺の内部に，境界明瞭で辺縁平滑な病変がみとめられる（①）．病変の内部は均一で，周囲の脂肪組織（②）と同等の濃度（CT値）を示している．
③：正常な耳下腺組織．

鑑別診断 ➡ 脂肪腫，軟組織の囊胞

V 頸部および軟組織の疾患

診 断

5-5-1 顎下部脂肪腫
Lipoma of the submandibular region

5-5-2 耳下腺脂肪腫
Lipoma of the parotid gland

画像診断のポイント

1. 軟組織に生じる．
2. 内部均一で，CTでは脂肪と同等の濃度（CT値）．
3. 境界明瞭．

脂肪腫

解説 脂肪腫は軟組織にみられる腫瘍であり，顎骨内に生じることはほとんどない．診断にはCTやMRIが有用であり，前者では脂肪と同等の低濃度，後者では脂肪と同等の高信号強度を示す．

脂肪腫について

- 幅広い年齢層で発生するが，成人では40歳以上に多い．
- 頰粘膜，舌，口腔底に好発する．
- 類球形の柔らかい膨隆として出現し，摘出物の割面が黄色調を呈する．

病理組織学的所見

腫瘍は軽度の大小不同を呈する成熟脂肪細胞（①）の結節状ないし分葉状増殖からなる．増殖する脂肪細胞は通常のパラフィン包埋切片のヘマトキシリン・エオジン染色では標本作製時のアルコール系列において脱脂され，細胞質が明るく抜けてみえる．凍結切片に対するSudan Ⅲ脂肪染色では腫瘍細胞の細胞質が黄橙色に染まる．核は小型で卵円形ないし楕円形を呈し，細胞辺縁に圧平されている．間質は狭小な血管結合織あるいは線維性結合織（②）からなり，腫瘍周囲が線維性被膜で囲まれる．

処 置

治療は腫瘍摘出術をおこなう．通常の脂肪腫は線維性被膜によって被覆されているために再発はない．予後は良好である．

症例 5-6-1

18歳, 女子.
左側頸部の腫脹を主訴に来院した.
数年前より腫脹を覚えていたが, 放置していた.

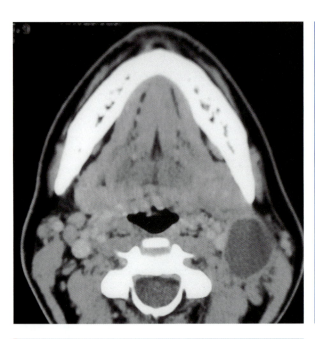
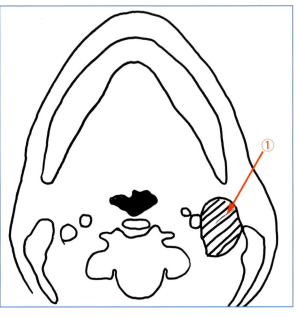

エックス線CT所見

左側頸部に, 下顎角に近接し, 顎下腺と胸鎖乳突筋および内頸動静脈に囲まれるように, 2.5×2.0cmの水と同程度の低濃度を呈する病変がみとめられる(①).

鑑別診断 → 多形腺腫, 第2鰓嚢胞, ガマ腫, 悪性腫瘍のリンパ節転移, 甲状舌管嚢胞

症例 5-6-2

16歳，女子．
右側舌下部の無痛性腫脹を主訴に来院した．

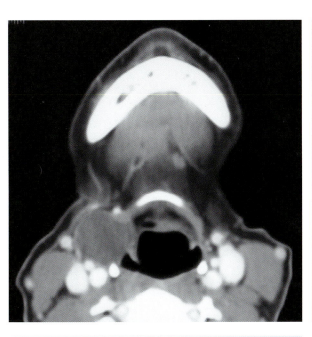
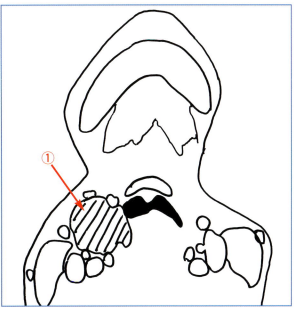

エックス線CT所見

右側の頸部，舌骨と胸鎖乳突筋と内頸動静脈に囲まれるように直径2.0 cmの低濃度の病変部がみとめられる（①）．

鑑別診断 → 第2鰓嚢胞，悪性腫瘍のリンパ節転移，リンパ管腫

Ⅴ 頸部および軟組織の疾患

診 断　鰓囊胞（第2鰓囊胞）
5-6-1
5-6-2　Branchial cyst (Second branchial cleft cyst)

画像診断のポイント

1. 胸鎖乳突筋の前方の側頸部に好発する（第1，2鰓囊胞）．第3鰓囊胞では胸鎖乳突筋の後方の後頸三角に好発．
2. CTにて病変部は境界明瞭な低濃度域（water density）を示す．
3. MRIにて病変部は，T1強調像で低信号，T2強調像で高信号のいわゆる水に近い信号を呈する囊胞性病変を示す．
4. 単純エックス線写真にて診断不可能である．

鰓囊胞

解説　症例5-6-1は下顎角部に位置し，エックス線CTにて水に近い，いわゆるwater densityを示す低濃度域を呈している．発現部位およびエックス線CTの濃度より，ガマ腫，甲状舌管囊胞，多形性腺腫の可能性は否定できる．悪性腫瘍のリンパ節転移との鑑別が必要である．
　症例5-6-2は舌骨外側に位置し，いわゆるwater densityを示す低濃度域を呈している．病変は造影されず，発現部位より第2鰓囊胞が疑われる．

参考）

第1鰓囊胞 ⇒ 好発部位は耳下腺組織内およびその近傍．
第2鰓囊胞 ⇒ 鰓原性囊胞の90％を占める．好発部位は下顎角付近．
第3鰓囊胞 ⇒ 好発部位は胸鎖乳突筋の内方から後方，舌骨の外側．

側頸嚢胞（鰓嚢胞）について

- 胎生期の鰓裂に由来する嚢胞である．
- 多くが下顎角下部に相当する側頸部に発生することからこの名があるが，同様の組織所見を呈する嚢胞が口腔内に発生することがあり，いずれも病理組織学的にはリンパ上皮性嚢胞である．
- 20～30歳代に多い．

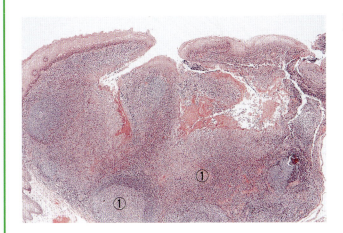

病理組織学的所見

嚢胞壁内面は主として重層扁平上皮に被覆されるが，円柱上皮や立方上皮をみとめることもある．上皮下は濾胞形成を伴うリンパ性組織からなっているのが特徴的である（①）．

処置

治療は嚢胞の摘出であるが，嚢胞の発生部位（Bailey Ⅰ～Ⅳ型）によって広頸筋膜下～咽頭側壁と深さや位置が異なるので，摘出は内頸静脈や総頸動脈に留意しながらおこなう．第1鰓溝性や耳下腺部の嚢胞は，顔面神経を損傷しないように摘出する．瘻孔がある場合は，ハシゴ状切開法により瘻管を一緒に摘出する．保存的な治療や不完全な摘出術では再発をおこしやすい．

症例 5-7-1

26歳，女性．
頸部およびオトガイ部の腫脹を主訴に来院した．
数年前より舌骨周囲の腫脹に気づいていたが，無痛のため放置していた．
触診にて軽度の波動を触知した．

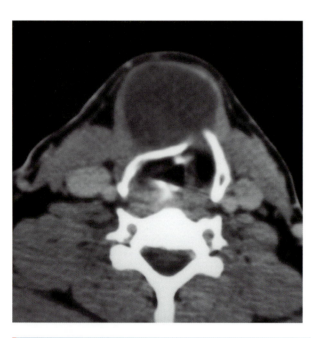
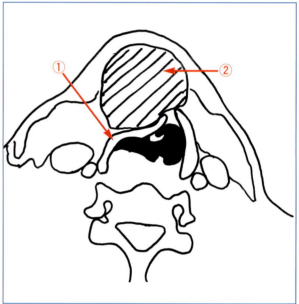

エックス線CT所見

正中部，舌骨（①）を圧迫するように直径2.0cmの水と同程度の低濃度を呈する病変がみとめられる（②）．

鑑別診断 → 甲状舌管囊胞，第2または第3鰓囊胞，ガマ腫，悪性腫瘍のリンパ節転移，類表皮囊胞

症例 5-7-2

23歳，男性．
オトガイ部の軽度の腫脹を主訴に来院した．
疼痛はみられない．

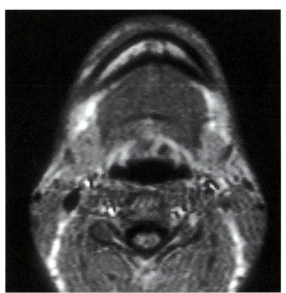
T1強調像

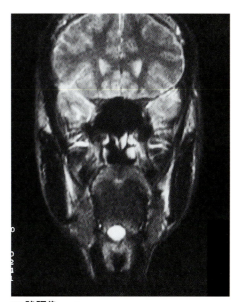
T2強調像

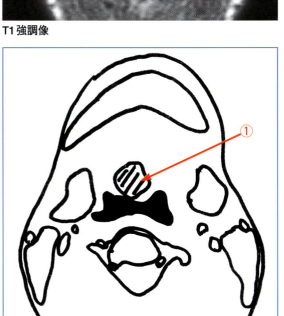

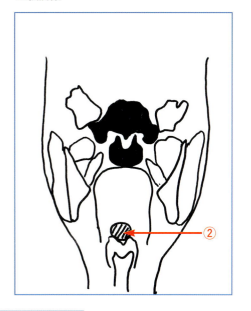

MRI所見

正中部，舌骨に近接してT1強調像で低信号（①），T2強調像で著明な高信号を呈する境界明瞭な病変をみとめる（②）．

鑑別診断 → 甲状舌管嚢胞，ガマ腫，悪性腫瘍のリンパ節転移

診断 甲状舌管嚢胞
5-7-1
5-7-2 Thyroglossal duct cyst

画像診断のポイント

1. 舌骨近傍の正中に好発する．
2. CTにて病変部は境界明瞭な水と同程度の低濃度域（water density）を示す．
3. MRIにて病変部はT1強調像で低信号，T2強調像で高信号の嚢胞性病変を示す．
4. 単純エックス線写真にて診断不可能である．

甲状舌管嚢胞

解説 症例5-7-1は舌骨を圧迫するような境界明瞭なwater densityを呈する病変のため，甲状舌管嚢胞が最も疑われる．悪性腫瘍のリンパ節転移との鑑別が必須である．
症例5-7-2は舌骨に連続する嚢胞性病変が考えられる．甲状舌管嚢胞が最も疑われる．

甲状舌管嚢胞の発生部位

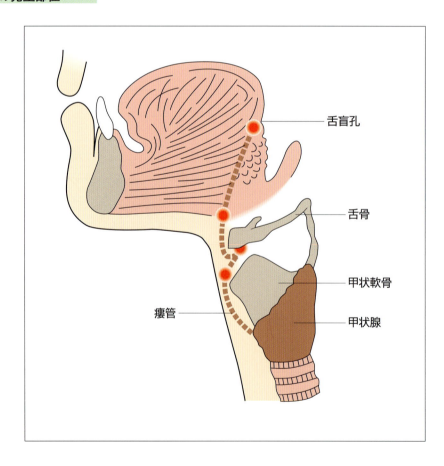

甲状舌管嚢胞について

- 胎生期の遺残した甲状舌管に由来する嚢胞である．
- 甲状腺と舌盲孔との間，すなわち正中頸部に発生することが多く，それゆえ正中頸嚢胞の別名がある．
- 20歳以下の若年者に好発する．
- 類球形の腫瘤として出現し，波動を触知する．

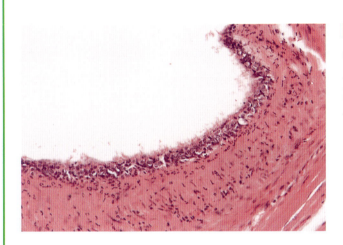

病理組織学的所見

嚢胞壁内面は口腔に近い部で発症したものは重層扁平上皮に，甲状腺側に位置するものでは多列線毛円柱上皮に被覆される．上皮下には線維性結合織が存在し，ときに迷入した甲状腺濾胞が存在することもある．

処　置

管上皮が残遺しやすいため，管の頭側端は，盲孔直下で結紮切断する．嚢胞そのものの剥離は容易である．Sistrunk法により切除するのが基本である．

症例 5-8

63歳，男性．
左側顎下部の腫脹を主訴として来院した．数週間前から腫脹に気付いていたという．

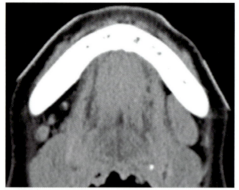

軟組織表示横断像

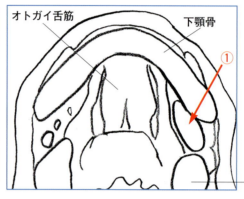

エックス線CT所見

左側顎下リンパ節の腫大をみとめる（①）．リンパ節は内部均一で筋肉とほぼ同程度の濃度を呈している．

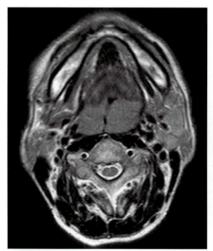

T2強調横断像

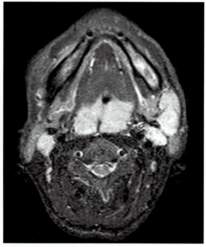

脂肪抑制横断像（STIR像）

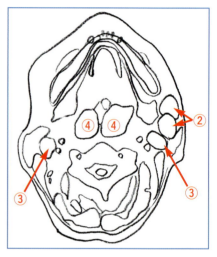

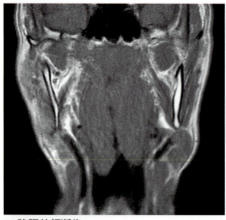

T1強調前額断像

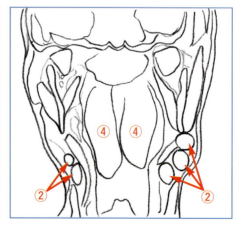

MRI所見

左側顎下部に複数の顎下リンパ節の腫大がみとめられる（②）．同部は境界明瞭で内部信号は均一である．また頸部においては両側の上内深頸リンパ節の腫大をみとめ（③），咽頭部においても同様の信号強度を呈する咽頭扁桃の腫大をみとめる（④）．

鑑別診断 → 悪性リンパ腫，転移リンパ節，結核，AIDS，EBウイルス疾患

Ⅴ 頸部および軟組織の疾患

診 断 5-8　悪性リンパ腫
Malignant lymphoma

画像診断のポイント

悪性リンパ腫

1. CTにて，内部濃度均一な多数のリンパ節腫大をみとめる．
2. MRIにて，腫大したリンパ節はT1強調像で低信号，T2強調像や脂肪抑制像にて高信号を呈する．
3. 多数のリンパ節腫大をみとめ，一般にリンパ節内部は均一な濃度（信号）を呈する．

解説 CT，MRIや超音波検査で多発するリンパ節腫大が観察されるのが特徴である．CT，MRIにて，これら病変の内部は比較的均一な像を呈し，内部壊死を伴わないものが多いのも特徴的である．

悪性リンパ腫について

- 発生母組織の違いにより，リンパ節内の悪性リンパ腫を節性リンパ腫，リンパ節以外（リンパ装置）から発生するものを節外性リンパ腫という．
- 通常は節性リンパ腫が多いが，口腔領域は粘膜下リンパ装置が発達しているので節外性リンパ腫が多い．
- 病理組織学的にはHodgkinリンパ腫と非Hodgkinリンパ腫に大別されるが，本邦では後者が多い．
- 60歳前後に多く歯肉や口蓋，唾液腺に好発するが，顎骨での発生はきわめてまれである．

病理組織学的所見

悪性リンパ腫とは，全種類のリンパ球（未熟ないし成熟過程のリンパ球（B系，T系，NK細胞））を発生母地とする固形腫瘍である．リンパ節あるいは粘膜下リンパ装置，ないし全身の臓器から発生し，ときに白血化することがある．2017年改定のWHO分類では，成熟B細胞腫瘍，成熟T細胞およびNK細胞腫瘍，ホジキンリンパ腫，免疫不全関連リンパ増殖異常症，組織球および樹状細胞腫瘍，前駆リンパ系腫瘍に大別される．また，増殖形態により，リンパ濾胞状の集積を伴う濾胞性と濾胞状構造を伴わないびまん性のものとが存在する．口腔粘膜ではびまん性大細胞型B-細胞リンパ腫が多く，また唾液腺ではB-細胞性のMALT（粘膜関連性リンパ組織）リンパ腫が多い．

病理組織学的に，非Hodgkinリンパ腫では大小不同・濃染性核を有する円形の異型リンパ球様細胞が濾胞状あるいはびまん性に増殖し，核分裂像もみられる．一方，Hodgkinリンパ腫は核小体の目立つ比較的大型単核のHodgkin細胞や多核でミラー像を示すReed-Sternberg巨細胞が出現し，その周囲にリンパ球が目立つもの（リンパ球豊富型）と線維化がみられるもの（結節硬化型），両者の混合を示すもの（混合型），リンパ球減少型などがある．

処　置

（悪性リンパ腫の処置については161ページ参照．）

症例 5-9

64歳，男性．
2か月前より右側舌の接触痛を自覚するようになった．その後疼痛は増大し，次第に食事摂取も困難となってきたため来院した．来院時，舌から口底にかけて広範囲に硬結がみとめられ，舌の可動性は不良であった．

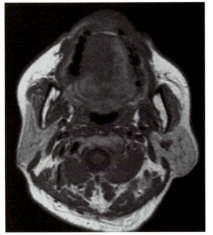
T1強調横断像

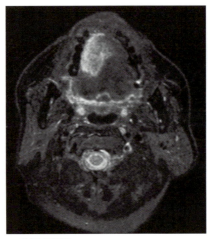
T2強調横断像

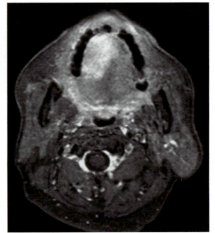
造影T1強調横断像

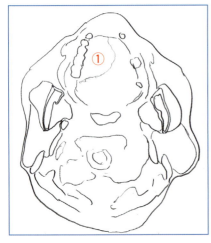

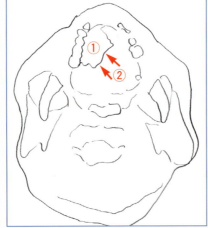

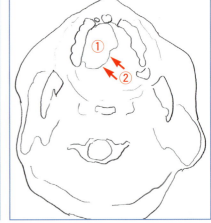

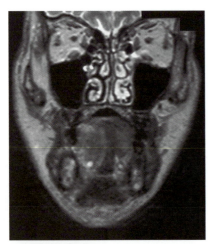
T2強調冠状断像

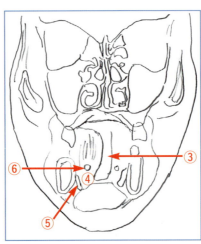

MRI所見

右側舌の腫瘍（①）は，T1強調像では筋と同等の低信号，T2強調像では中等度～高信号強度を示し，ガドリニウム造影剤によってやや不均一に増強されている．腫瘍は正中を越えて反対側まで及んでいる．腫瘍の輪郭は，T1強調像よりも，T2強調像や造影T1強調像において良く描出されている（②）．冠状断像では，腫瘍は正中のオトガイ舌筋（③）を偏位させている．下方では口底（④）まで進展しているが，顎舌骨筋（⑤）は保たれているようである．⑥：顎下腺管（Wharton管）．

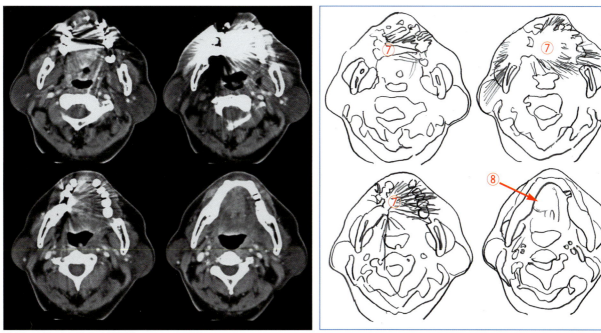

造影CT像（連続する横断像，5mm間隔）

エックス線CT所見

歯冠部の金属補綴物によるアーチファクト（⑦）のため，舌の所見は読影できない．アーチファクトの影響のないレベルの横断像（右下）において，右側口底に腫瘍がみとめられる（⑧）が，腫瘍と周囲組織とのコントラストは，MRIと比較して劣っている．

鑑別診断 ➡ 舌癌，舌の良性腫瘍，蜂窩織炎

V 頸部および軟組織の疾患

診断 5-9 舌癌
Carcinoma of the tongue

画像診断のポイント　　　舌癌

1. MRI, T1強調像では筋と同等の低信号, T2強調像では中等度〜高信号強度, 造影剤によってやや不均一に増強される.
2. エックス線CTでは筋と同等の濃度を示し, 造影剤によってやや不均一に増強される.
3. 増大すると口底（下方）や舌根部（後方）などに浸潤する.

解説　舌癌は視診や触診による診断が可能であり, また生検による病理組織学的検索も容易におこなうことができる. したがって舌癌に対する画像診断の主な目的は, 他の病変との鑑別ではなく, 腫瘍の大きさや進展範囲を評価することである. 画像診断法としては, CTとMRIが広く用いられているが, 舌癌の進展範囲を評価するためにはMRIの方が優れており, 特にT2強調像やガドリニウム造影後のT1強調像の有用性が大きい. 画像検査に際しては, 転移の有無を検索するために, 舌の原発腫瘍のみではなく頸部の所属リンパ節も含めて撮像をおこなう.

処置

初期の癌では, 放射線療法や外科的切除術が選択されるが, 進展例では外科的切除術が第一選択となる. また, 舌癌はリンパ節転移頻度の高い腫瘍であり, N（＋）症例に対して原発巣を含めた頸部郭清術が一般的におこなわれる. 原発巣が比較的表在性のT1, T2症例では舌部分切除術をおこなう. 内向性発育を示す腫瘍は浸潤傾向が強く, T分類に関係なく早期よりリンパ節転移をきたすことから, 原発腫瘍切除とともに頸部郭清術が適応されることが多い. T4では, 口底および下顎骨の合併切除を必要とすることがあり, 欠損部の再建には, 前腕皮弁, 腹直筋皮弁などの遊離血管柄付皮弁が用いられる. 有茎皮弁では大胸筋皮弁, 広背筋皮弁等が用いられる.

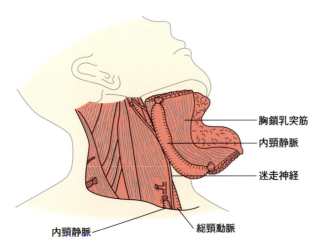

頸部郭清術は, 所属リンパ節を周囲軟組織とともに一塊として切除する方法である.
全頸部郭清術は, オトガイ下・顎下・頸部リンパ節を, 総・内頸動脈, 迷走・横隔・舌下神経を除く深頸筋膜深層から浅側の筋肉・脂肪組織などの正常組織を一塊としてとして切除する.
また, 機能的頸部郭清術は, 副神経, 内頸動脈, 胸鎖乳突筋の少なくともひとつを保存する郭清術である.

（大山和一郎：頸部郭清術. 末舛恵一監修, 海老原敏編著：癌の外科―手術手技シリーズ12 頭頸部癌, メジカルビュー社, 東京, 1994, p97. より引用改変）

舌癌について

- 口腔粘膜に発生する癌腫のほとんどが扁平上皮癌である．
- 舌は口腔の扁平上皮癌で最も発生頻度が高い．
- 50〜60歳代の男性に多い（女性の約2倍）．
- 肉眼的には，周囲に硬結を触れる潰瘍を伴ったカリフラワー状の外向性腫瘤が典型的であるが，表面の隆起が目立たず内向性増殖を示すものもある．
- 腫瘍の進展はリンパ行性転移が主体であるが，血行性にも転移する．
- 予後はリンパ節転移の有無や組織分化度により影響され，リンパ節転移のみとめられない高分化型の腫瘍では予後が比較的良好とされる．

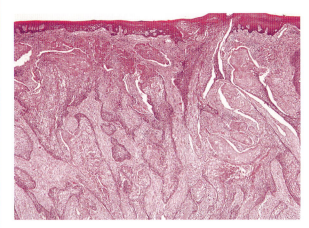 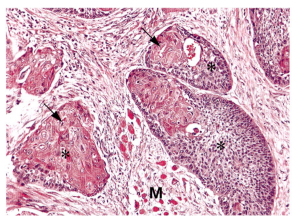

病理組織学的所見

舌は表層が重層扁平上皮に被覆されているため舌癌の組織型の主体は扁平上皮癌であり，分化の高いタイプが多い．一般に被膜の形成がみとめられず，病理組織学的にも腫瘍と健常部との境界が判然としない．ただし間質である線維性結合織の増生や線維硝子化が高度に生じると臨床的に硬結を触れる．

腫瘍実質は扁平上皮類似の異型細胞集団の胞巣状増殖からなり，粘膜上皮下結合織，筋層へと浸潤する．増殖する細胞には明瞭な核小体を有する大小不同・濃染性の異型核がみられ，核細胞質比（N/C）の増大や異型核分裂像が観察される．しばしば血管やリンパ管への接近や浸潤所見もみられ，また末梢神経への浸潤をみとめることもある．

扁平上皮癌は一般的に組織の分化程度によって，高分化型，中分化型，低分化型（ないし未分化型）に分類される．高分化型では角化傾向が強く，癌真珠の形成が目立つ．中分化型では角化傾向は観察されるが，高分化型に比較するとその程度が弱く，癌真珠も目立たない．低分化型ではさらに角化傾向が目立たず癌真珠形成もほとんどみられない．特に，未分化型では腫瘍細胞が紡錘形を呈し，肉腫などとの鑑別が困難となる場合がある．扁平上皮癌の実質におけるその他の特徴としては，扁平上皮由来の性格を反映して細胞間橋やデスモゾーム構造が，それぞれ光学顕微鏡および電子顕微鏡的観察によりみとめられるが，分化が低くなるにつれこれらの構造も不明瞭となる．間質は種々の程度のリンパ球浸潤を伴う線維性結合織からなる．口腔癌の多くは白板症および紅板症における上皮性異形成を経て発生するとされるが，まれに正常粘膜上皮から唐突に扁平上皮癌が発生することもあり，「de novo癌（デ・ヌーボ癌）」とよばれる．

上左図：舌の表層粘膜から下方の粘膜上皮下へと浸潤する腫瘍実質．
上右図：腫瘍実質（＊）は胞巣状に増殖しており，筋層（M）への浸潤がみられる．腫瘍実質の胞巣内には角化がみられ，小型の癌真珠（矢印）も観察される．

症例 5-10

58歳，女性．
10年ほど前に右側頸部の小さな腫瘤に気づいた．近医にて超音波検査を行い頸部嚢胞と診断されたが，痛みがないため放置していた．最近になって増大傾向を自覚したため，近医からの紹介により来院した．

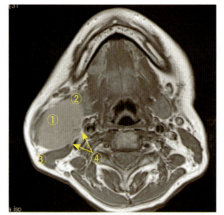
T1強調横断像

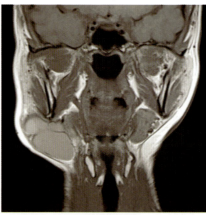
T1強調冠状断像

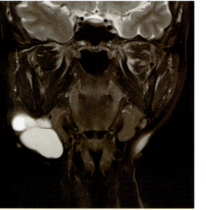
T2強調冠状断像

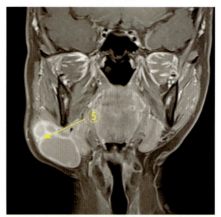
造影T1強調冠状断像

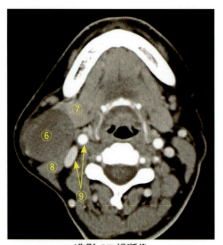
造影CT横断像

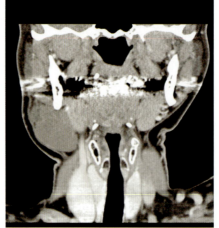
造影CT冠状断像

MRI所見

右側上頸部に，長径4cm大の境界明瞭な腫瘤が認められる（①）．腫瘤は顎下腺（②）の後方，胸鎖乳突筋（③）の前方，内頸動静脈（④）の外方に位置し，これらを偏位させている．冠状断像では，腫瘤の形態は多房性であることがわかる．腫瘤は，T1強調像では中等度の信号強度，T2強調像では著明な高信号を示しており，造影後のT1強調像では辺縁および隔壁構造（⑤）のみが造影され，内部は造影されない．このことから嚢胞性の腫瘤であることが診断できる．

エックス線CT所見

MRI所見と同様に，右側上頸部に境界明瞭な腫瘤が認められる（⑥）．腫瘤は顎下腺（⑦），胸鎖乳突筋（⑧），内頸動静脈（⑨）の間に位置している．腫瘤は内部均一で，液体と同等の低濃度を示している．内部の隔壁構造は，CTではあまりはっきりしない．

鑑別診断 → 鰓嚢胞（側頸嚢胞），ガマ腫，リンパ管腫，リンパ節腫大

V 頸部および軟組織の疾患

診断 5-10　リンパ管腫（囊胞性リンパ管腫）
Lymphangioma

画像診断のポイント　　　　　　　　　リンパ管腫（囊胞性リンパ管腫）

1. MRIでは，T2強調像で著明な高信号を示す．
2. CTでは低濃度を示す．
3. 造影剤による内部の増強効果は見られない．
4. 多房性の形態．
5. 囊胞内に液面形成像（fluid-fluid level）が見られることもある．

解説　リンパ管腫はリンパ管の発達異常による先天性疾患であり，多くは生下時または幼少時に診断される．組織学的にいくつかのタイプに分類されるが，頭頸部領域では囊胞性リンパ管腫が最も多い．MRIやCTでは多房性の囊胞性腫瘤として認められ，出血を伴うと，囊胞内に液面形成像が見られる．発生部位は様々であり，軟部組織に生じる他の囊胞との鑑別はしばしば困難である．本症例は発生部位からは鰓囊胞（側頸囊胞）も疑われるが，多房性の形態を示すことから，囊胞性リンパ管腫が最も考えやすい．

リンパ管腫について

- リンパ管の過形成と拡張によって生じる良性の病変で，リンパ管の組織奇形と考えられているが，現在でもリンパ管腫とよばれることが多い．
- 血管腫などの血管系腫瘍や血管奇形に比べて少なく，多くは出生時にすでにみられる．
- 小児の代表的な良性腫瘍で，大部分は10歳までに発症する．
- 好発部位の多くは頭頸部で，口腔では舌に好発し，口蓋，頰粘膜，歯肉，口唇にみられる．
- 性差はあまりない．

処置

口腔内の小さな病変に対しては，外科的切除やレーザー療法の適応である．病変が大きな場合，治療が困難な場合が多く，OK-432あるいはブレオマイシンの病巣内への穿刺による直接注入が行われる．または，OK-432などによる塞栓あるいは硬化療法に続いて，外科的摘出術が行われる．

症例 5-11

27歳, 女性.
2, 3ヶ月前に左側頬部の腫脹に気付いた. その後腫脹が増大し, 口も開けづらくなってきたため, 来院した.

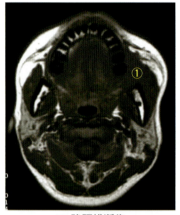
T1強調横断像

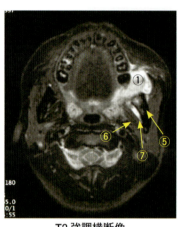
T2強調横断像

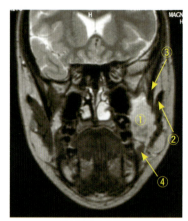
T2強調冠状像

MRI所見

左側頬部の脂肪組織の中に境界不明瞭な腫瘤が認められる(①). 腫瘤はT1強調像では筋と同等の信号強度を示し, T2強調像では不均一な高信号を示している. 腫瘤は咬筋(②)や側頭筋(③), 頬筋(④)に浸潤しており, 下顎枝(⑤)と内側翼突筋(⑥)との間に存在する翼突下顎隙(⑦)への進展も認められる.

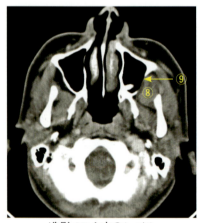
造影CT上方のレベル

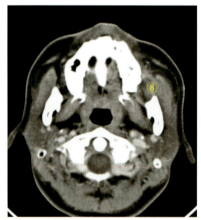
造影CT下方のレベル

エックス線CT所見

MRI所見と同様に, 左側頬部に境界不明瞭な腫瘤が認められる(⑧). 腫瘤は上方のレベルでは左側上顎洞に接しており, 上顎洞後壁に浸潤している(⑨).

鑑別診断 → 扁平上皮癌、唾液腺癌、肉腫、転移癌、悪性リンパ腫

Ⅴ 頸部および軟組織の疾患

診 断 5-11　横紋筋肉腫
Rhabdomyosarcoma

画像診断のポイント

1. 境界不明瞭な腫瘤
2. 咀嚼筋や上顎骨などの周囲組織への浸潤．
3. MRIでは，T2強調像で不均一な高信号を示す．

横紋筋肉腫

解説　顎口腔領域に見られる肉腫はまれではあるが，その中では横紋筋肉腫が最も多く見られる．本症例は周囲の咀嚼筋や上顎骨への浸潤が見られることから，悪性腫瘍の診断が強く疑われる．MRIのT2強調像では，高信号の中に低信号を示す領域が混在しているが，この低信号領域は腫瘍内の出血を反映していると考えられる．

横紋筋肉腫について

- 横紋筋由来の悪性腫瘍で，小児の軟部肉腫のなかでも最も頻度が高く，組織学的には胎児型，胞巣型，多形型に分類される．
- 主として小児，青年（胎児型，胞巣型）に出現し，中高年齢層（多形型）では少ない．
- 男性のほうが多い．
- 頭頸部領域に約40％の頻度で好発し，眼窩が最も多く，次いで鼻咽喉，副鼻腔，顔面，頸部，口腔と続く．
- 口腔では頰部や軟口蓋に多い．

処置

予後は極めて不良で，5年生存率は15％といわれている．しかし，多剤併用化学療法の併用により，StageⅠ，Ⅱでは成績が向上してきている．発育は急速で，しばしばリンパ節，肺，骨髄，肝臓などに遠隔転移をきたす．

付

- 症候群
- 歯原性ならびに顎顔面骨腫瘍のWHO分類（4th, 2017）
- 唾液腺腫瘍　2017　WHO分類
- 頸部リンパ節の分類
- 頸部リンパ節転移の進展度
- 顎関節症の病態分類（2013，日本顎関節学会）
- 顎関節・咀嚼筋の疾患あるいは障害疾患の分類（2014，日本顎関節学会）
- 顎関節症と鑑別を要する疾患あるいは障害（2014，日本顎関節学会）
- 口腔癌の新しいUICC分類について
- Partschの第Ⅰ法，第Ⅱ法
- 辺縁切除，区域切除，片側切除

症候群

症候群	概念	所見	画像所見
Sjögren症候群	涙腺と唾液腺を標的とする臓器特異的自己免疫疾患	1) 乾燥性角結膜炎 2) 唾液分泌能低下 3) 慢性関節リウマチ 4) 唾液腺腫脹 5) 舌乳頭萎縮 6) 全身性エリテマトーデス	1) 唾液腺造影像では多数の小さな点状の陰影像，いわゆるapple tree appearanceとしてみとめられる 2) エックス線CTにて耳下腺は脂肪変性による低濃度域を呈する 3) MRIのT2強調像にて耳下腺内部に多数の点状の高信号域をみとめる
大理石骨病	全身性骨硬化性変化をきたす遺伝性疾患	1) 易骨折性 2) 貧血 3) 肝脾腫 4) 脳神経圧迫 5) 歯の形成および萌出障害 6) 易骨髄炎	1) 骨のチョーク様の不透過像を示す 2) 多数歯が埋伏することがあるが過剰歯はない 3) 高度な骨の不透過像は顎骨よりも頸椎などで著明
鎖骨頭蓋骨異骨症（鎖骨頭蓋異骨症）	頭蓋冠，鎖骨の膜様骨化障害	1) 頭蓋骨における泉門縫合部開存 2) 鎖骨における部分欠損または全欠損 3) 乳歯晩期残存 4) 永久歯萌出遅延 5) 多数歯埋伏 6) 低身長	1) 多数の過剰埋伏歯が生じる 2) 大泉門の閉鎖不全，鎖骨の欠損，頰骨側頭骨縫合の縫合不全などがみられる
Treacher-Collins症候群	第1，第2鰓弓の発生異常に起因する非対称性顔面低形成	1) 鳥貌 2) 眼裂の外下方傾斜 3) 耳介奇形 4) 外耳道閉鎖 5) 上下顎骨，鎖骨発育不全 6) 高口蓋 7) 歯列不正 8) 口蓋裂 9) 心疾患 10) 知能異常低下	1) 頰骨，上下顎骨劣成長 2) 脳頭蓋に比べ，顔面頭蓋が小さい 3) 歯牙形成不全，歯数，位置および萌出異常がみられ，歯種の判定困難
Crouzon症候群	特徴的な頭蓋，顔面骨の形成異常を伴う先天奇形	1) 頭蓋変形 2) 狭頭症，水頭症 3) オウムのくちばし様鼻 4) 上顎発育不全 5) 仮性下顎前突 6) 眼球突出 7) 両眼開離 8) 外耳道閉鎖 9) 外斜視 10) 高口蓋 11) 口蓋裂	1) 頭蓋全域に指圧痕 2) 眼窩形態異常 3) 顔面頭蓋発育不全
Papillon-Lèfevre症候群	掌蹠の過角化症および歯槽骨の高度破壊を主症状とする遺伝性疾患	1) 皮膚症状 2) 乳歯萌出後，歯牙早期脱落 3) 小児歯周病	1) 重篤な辺縁性歯周組織炎 2) 浮遊歯

症候群	概 念	所 見	画像所見
Down症候群	21番染色体のトリソミーによる染色体異常	1) 特徴的な顔貌 　①眼裂下斜 　②内眼角贅皮 　③低い鼻梁 2) 精神発達遅滞 3) 溝状舌 4) 巨舌 5) 歯牙欠損 6) 歯牙萌出遅延 7) 歯列不正 8) 歯牙形態異常 9) 高口蓋 10) 狭口蓋 11) 口蓋裂 12) サル線 13) 先天性心疾患 14) 四肢および指趾発育不全 15) 仮性下顎前突	1) 後頭部の扁平化 2) 板間層の形成不全 3) 鼻骨および上顎骨の形成不全 4) 前頭洞および蝶形骨形成不全
Paget骨病	慢性進行性の骨疾患	1) 骨の変形，骨折，疼痛 2) 歯槽骨肥厚 3) 歯牙の動揺および傾斜 4) 不正咬合	1) 骨吸収によるスリガラス状所見 2) 骨添加による骨硬化像およびcotton wool状所見
Langerhans 組織球症 　(1) 好酸球肉芽腫 　(2) Hand-Schüller-Christian病 　(3) Letterer-Siwe病	骨における組織球の増殖性病変	1) 骨，軟組織に肉芽腫形成 2) 歯牙動揺 3) 歯肉腫脹 4) 眼球突出 5) 尿崩症 6) 口内炎 7) 口腔粘膜潰瘍	1) 病巣の周囲に骨硬化縁や骨硬化像を伴わない，境界明瞭なエックス線透過像，いわゆる打ち抜き状所見 2) 歯槽骨破壊 3) 浮遊歯 4) 打ち抜き状所見が多発性にみとめられる地図様破壊所見
Gardner症候群	骨腫，軟部組織腫瘍を合併し，大腸ポリポーシスがみられる遺伝性疾患	1) 骨腫 2) 歯牙腫 3) 埋伏歯 4) 大腸ポリポーシス 5) 軟部組織腫瘍	1) 境界明瞭で内部ほぼ均一なエックス線不透過像 2) 顎骨膨隆
Peutz-Jeghers症候群	多発性色素斑がみとめられ，消化管ポリポーシスがみられる遺伝性疾患	1) 口腔粘膜，顔面，指掌，皮膚に多発性点状色素斑 2) 消化管に多発性ポリープ 3) 骨腫	1) 顎骨に複数の不定形，境界明瞭なエックス線不透過像

歯原性ならびに顎顔面骨腫瘍のWHO分類（4th, 2017）

歯原性癌腫

エナメル上皮癌
原発性骨内癌，NOS
硬化性歯原性癌
明細胞性歯原性癌
幻影細胞性歯原性癌

歯原性癌肉腫

歯原性肉腫

良性上皮性歯原性腫瘍

エナメル上皮腫
　エナメル上皮腫，単嚢胞型
　エナメル上皮腫，骨外型／周辺型
　転移性エナメル上皮腫
扁平歯原性腫瘍
石灰化上皮性歯原性腫瘍
腺腫様歯原性腫瘍

良性上皮間葉混合性歯原性腫瘍

エナメル上皮線維腫
原始性歯原性腫瘍
歯牙腫
　歯牙腫，集合型
　歯牙腫，複雑型
象牙質形成性幻影細胞腫

良性間葉性歯原性腫瘍

歯原性線維腫
歯原性粘液腫／歯原性粘液線維腫
セメント芽細胞腫
セメント質骨形成線維腫

炎症性歯原性嚢胞

歯根嚢胞
炎症性傍側性嚢胞

歯原性ならびに非歯原性発育性嚢胞

含歯性嚢胞
歯原性角化嚢胞
側方性歯周嚢胞とブドウ状歯原性嚢胞
歯肉嚢胞
腺性歯原性嚢胞
石灰化歯原性嚢胞
正角化性歯原性嚢胞
鼻口蓋管嚢胞

悪性顎顔面骨ならびに軟骨腫瘍

軟骨肉腫
　　軟骨肉腫，グレード 1
　　軟骨肉腫，グレード 2/3
間葉性軟骨肉腫 Osteosarcoma, NOS
骨肉腫，NOS
　　低悪性中心性骨肉腫
　　軟骨芽細胞型骨肉腫
　　傍骨性骨肉腫
　　骨膜性骨肉腫

良性顎顔面骨ならびに軟骨腫瘍

軟骨腫
骨腫
乳児のメラニン（黒色）性神経外胚葉性腫瘍
軟骨芽細胞腫
軟骨粘液様線維腫
類骨骨腫
骨芽細胞腫
類腱線維腫

線維骨性ならびに骨軟骨腫様病変

骨形成線維腫
家族性巨大型セメント質腫
線維性異形成症
セメント質骨性異形成症
骨軟骨腫

巨細胞性病変と骨嚢胞

中心性巨細胞肉芽腫
周辺性巨細胞肉芽腫
ケルビズム
動脈瘤様骨嚢胞
単純性骨嚢胞

血液リンパ性腫瘍

骨の孤立性形質細胞腫

唾液腺腫瘍 2017 WHO 分類

悪性腫瘍

粘表皮癌
腺様嚢胞癌
腺房細胞癌
多型腺癌
明細胞癌
基底細胞腺癌
導管内癌
腺癌，NOS
唾液腺導管癌
筋上皮癌
上皮筋上皮癌
多形腺腫由来癌
分泌癌
脂腺腺癌
癌肉腫
　低分化癌
　　未分化癌
　　大細胞神経内分泌癌
　　小細胞神経内分泌癌
リンパ上皮癌
扁平上皮癌
オンコサイト癌
境界悪性腫瘍
唾液腺芽腫

良性腫瘍

多形腺腫
筋上皮腫
基底細胞腺腫
ワルチン腫瘍
オンコサイトーマ
リンパ腺腫
嚢胞腺腫
乳頭状唾液腺腺腫
導管乳頭腫
脂腺腺腫
細管状腺腫とその他の導管腺腫

非腫瘍性上皮病変

硬化性多嚢胞腺症
結節性オンコサイト過形成
リンパ上皮性唾液腺炎
介在部導管過形成

良性軟部病変

血管腫
脂肪腫/唾液腺脂肪腫
結節性筋膜炎

血液リンパ球系腫瘍

MALT リンパ腫

頸部リンパ節の分類

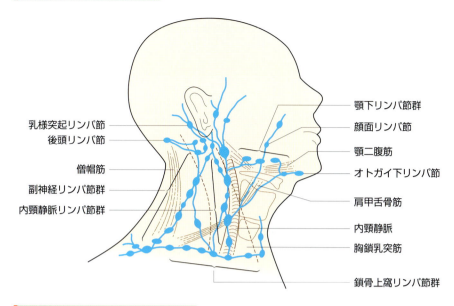

(Head and Neck Imaging 4th ed. Som PM, Curtin HD ed, St.Louis, CV Mosby, 2003, p.1871 より改変)

頸部リンパ節転移の進展度

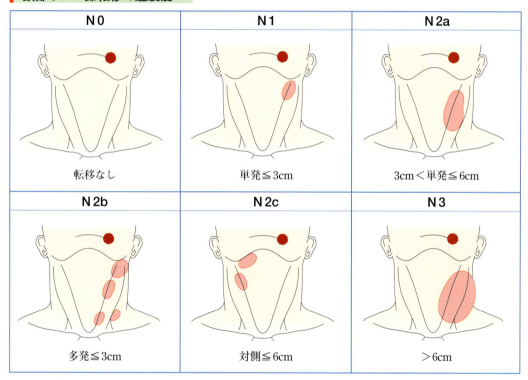

- N0　所属リンパ節転移なし
- N1　患側の単発性リンパ節転移で最大径が3cm以下
- N2　患側の単発性リンパ節転移で最大径が3cmをこえるが6cm以下のもの
  - または患側の多発性リンパ節転移で最大径が6cm以下のもの
  - または両側または対側の多発性リンパ節転移で最大径が6cm以下のもの
  - N2a　患側の単発性リンパ節転移で最大径が3cmをこえるが6cm以下のもの
  - N2b　患側の多発性リンパ節転移で最大径が6cm以下のもの
  - N2c　両側または対側の多発性リンパ節転移で最大径が6cm以下のもの
- N3　最大径が6cmをこえるリンパ節転移
- NX　所属リンパ節転移の評価が不可能＊

＊：所属リンパ節転移を判定するための最低必要な検索がおこなわれなかったとき，または，すでに生検がおこなわれて評価できないとき．

(日本頭頸部腫瘍学会編：頭頸部癌取扱い規約 改訂第4版．金原出版，東京，2005, p19-21．より)

顎関節症の概念（2013，日本顎関節学会）

　顎関節症は，顎関節や咀嚼筋の疼痛，関節（雑）音，開口障害あるいは顎運動異常を主要症候とする障害の包括的診断名である．その病態は咀嚼筋障害，顎関節痛障害，顎関節円板障害および変形性顎関節症である．

顎関節症の病態分類（2013，日本顎関節学会）

Ⅰ型　咀嚼筋痛障害

Ⅱ型　顎関節痛障害

Ⅲ型　顎関節円板障害
　　　a：復位性
　　　b：非復位性

Ⅳ型　変形性顎関節症

顎関節・咀嚼筋の疾患あるいは障害（2014，日本顎関節学会）

A）顎関節の疾患あるいは障害
　1．先天異常・発育異常
　　1）下顎骨関節突起欠損
　　2）下顎骨関節突起発育不全
　　3）下顎骨関節突起肥大
　　4）先天性二重下顎頭
　2）．外傷
　　1）顎関節脱臼
　　2）骨折（下顎骨関節突起，下顎窩，関節隆起）
　3．炎症
　　1）非感染性顎関節炎
　　2）感染性顎関節炎
　4．腫瘍および腫瘍類似疾患
　5．顎関節強直症
　　1）線維性
　　2）骨性
　6．上記に分類困難な顎関節疾患
　　特発性下顎頭吸収など

B）咀嚼筋の疾患あるいは障害
　1．筋萎縮
　2．筋肥大
　3．筋炎
　4．線維性筋拘縮
　5．腫瘍
　6．咀嚼筋腱・腱膜過形成症

C）顎関節症（顎関節・咀嚼筋の障害）

D）全身疾患に起因する顎関節・咀嚼筋の疾患あるいは障害
　1．自己免疫疾患（関節リウマチなど）
　2．代謝性疾患（痛風など）

顎関節症と鑑別を要する疾患あるいは障害（2014，日本顎関節学会）

I. 顎関節症以外の顎関節・咀嚼筋の疾患あるいは障害

II. 顎関節・咀嚼筋の疾患あるいは障害以外の疾患

1. 頭蓋内疾患（出血，血腫，浮腫，感染，腫瘍，動静脈奇形，脳脊髄液減少症など）
2. 隣接臓器の疾患
    1) 歯および歯周疾患（歯髄炎，根尖性歯周組織疾患，歯周病，智歯周囲炎など）
    2) 耳疾患（外耳炎，中耳炎，鼓膜炎，腫瘍など）
    3) 鼻・副鼻腔の疾患（副鼻腔炎，腫瘍など）
    4) 咽頭の疾患（咽頭炎，腫瘍，術後瘢痕など）
    5) 顎骨の疾患（顎・骨炎，筋突起過長症（肥大），腫瘍，線維性骨疾患など）
    6) その他の疾患（茎状突起過長症（Eagle症候群），非定型顔面痛など）
3. 筋骨格系の疾患（筋ジストロフィーなど）
4. 心臓・血管系の疾患（側頭動脈炎，虚血性心疾患など）
5. 神経系の疾患
    神経障害性疼痛（三叉神経痛，舌咽神経痛，帯状疱疹後神経痛など各種神経痛を含む），筋痛性脳脊髄炎（慢性疲労症候群），末梢神経炎，中枢神経疾患（ジストニアなど），破傷風など
6. 頭痛（緊張性頭痛，片頭痛，群発頭痛など）
7. 精神神経学的疾患（抑うつ障害，不安障害，身体症状症，統合失調症スペクトラム障害など）
8. その他の全身性疾患（線維筋痛症，血液疾患，Ehlers-Danlos症候群など）

口腔癌の新しいUICC分類について

悪性腫瘍は，その臨床所見から病期分類が行われ，一般的にはUICC（Union For International Cancer Control）のTNM分類に従って表現する．2017年にUICCによる「TNM分類 第8版」の発表をうけ，口唇および口腔癌のT因子の判定に下記の如く「深達度」の概念が追加された．

口唇及び口腔癌（頬粘膜、歯槽・歯肉、硬口蓋、舌、口腔底）	
進展度	TNM分類
上皮内	Tis
限局	T1（最大径 ≦ 2cm，深達度 ≦ 5mm）
	T2（最大径 ≦ 2cm，5mm<深達度/ 2cm<最大径 ≦ 4cm，深達度 ≦ 10mm）
隣接臓器浸潤	T3（2cm<最大径 ≦ 4cm，10mm<深達度/ 4cm<最大径，深達度 ≦ 10mm）
	T4a（4cm<最大径，10mm<深達度/ 口唇：骨内/下歯槽神経/口腔底/皮膚に浸潤 口腔：骨内/上顎洞/顔面皮膚に浸潤
	T4b（咀嚼筋間隙/翼状突起/頭蓋底に浸潤/内頸動静脈全周を取囲む）
領域リンパ節転移	N1-N3
遠隔転移	M1

Partschの第Ⅰ法，第Ⅱ法

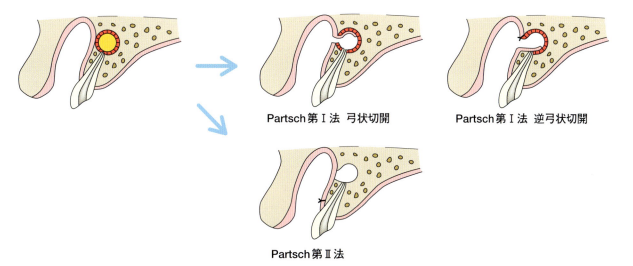

(吉岡 済 他：小口腔外科学．学建書院，東京，1980，p17-18．より)

辺縁切除，区域切除，片側切除

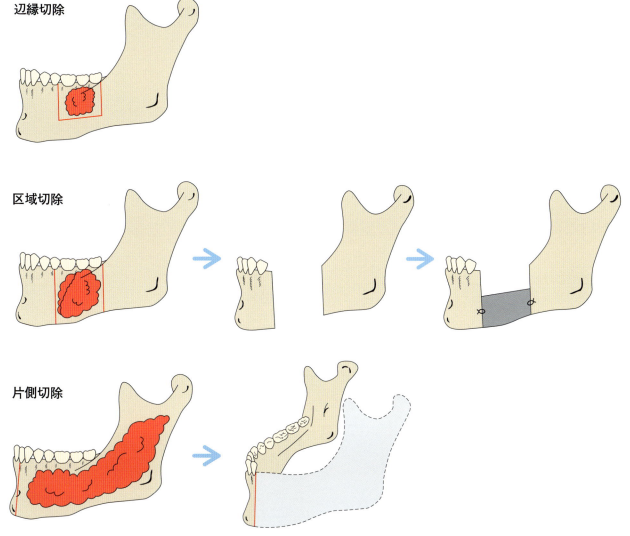

(吉岡 済 他：小口腔外科学．学建書院，東京，1980，p39-40．より)

和文索引

―あ―
悪性黒色腫　147
悪性リンパ腫　161, 305
アスペルギルス症　223
圧迫型の骨破壊像　35, 138, 140

―い―
一般的な画像検査法の選択―1（MEMO）　168
一般的な画像検査法の選択―2（MEMO）　176
一般的な画像検査法の選択―3（MEMO）　180
一般的な画像検査法の選択―4（MEMO）　184
異物による上顎洞炎　229

―う―
打ち抜き状所見　35, 164

―え―
エックス線CT（MEMO）　50
エナメル器　81
エナメル上皮癌　318
エナメル上皮腫　33, 80, 318
エナメル上皮腫, 骨外型／周辺型　318
エナメル上皮腫, 単嚢胞型型　80, 318
炎症性傍側性嚢胞　318

―お―
横紋筋肉腫　313
オンコサイト癌　320
オンコサイトーマ　265, 320

―か―
介在部導管過形成　320
外傷性顎関節炎　322
外傷性骨嚢胞　55
開窓療法　81
介達骨折　189
海綿状血管腫　133
下顎関節突起欠損　322
下顎関節突起発育不全　322
下顎関節突起肥大　322
下顎骨骨折　189
花冠状構造　89
顎関節強直症　241, 322
顎関節症　322
顎関節脱臼　239, 322
顎関節部の捻挫　322

顎骨中心性血管腫　33, 132
過誤腫　293
画像検査法の選択にあたって（MEMO）　40
家族性巨大型セメント質腫　115, 319
滑膜性骨軟骨腫症　253
化膿性顎関節炎　322
カフェ・オ・レスポット　129
ガマ腫　286
眼窩底骨折　195
含歯性嚢胞　46, 318
癌真珠　141, 369
関節円板障害　247, 249, 251, 322
　――復位を伴う関節円板の前方転位　247
　――復位を伴わない関節円板の前方転位　249
　――関節円板の外側転位, 内側転位　251
関節突起, 下顎窩の骨折　322
関節包・靱帯障害　322
関節リウマチ　322
癌肉腫　320
間葉性軟骨肉腫　319

―き―
基底細胞癌　71, 320
基底細胞腺腫　320
基底細胞母斑症候群　66, 70
偽嚢胞　51, 55
急性骨髄炎　168
急性耳下腺炎　265
急性唾液腺炎　263
境界悪性腫瘍　320
旭日状所見　34, 142, 144
頬骨弓骨折　193
巨細胞性エプーリス　119
巨大型セメント質腫　115
菌球形成　223
筋上皮癌　320
筋上皮腫　320
筋突起過長症　199

―け―
茎状突起過長症　201
頸部郭清術　368
結核症　207
血管腫　132, 292, 320
結節性オンコサイト過形成　320
結節性筋膜炎　320

ケルビズム　121，319
幻影細胞性歯原性癌　318
原始性歯原性腫瘍　318
原始性囊胞　33，67
原発性骨内癌，NOS　150
幻影細胞　115

―こ―
口蓋裂　209
硬化性歯原性癌　318
硬化性多囊胞腺症　320
口腔上顎洞瘻　218，221
好酸球肉芽腫　317
甲状舌管囊胞　302
後天性免疫不全症候群　211
口内法およびパノラマエックス線検査（MEMO）　46
骨芽細胞腫　319
骨形成性エプーリス　135
骨腫　124，319
骨折治癒障害因子　193
骨軟骨腫　319
骨肉腫　34，144，319
骨の孤立性形質細胞腫　319
孤立性骨囊胞　55
孤立性骨髄腫　165
コレステリン結晶　41
梱包療法　293

―さ―
細管状腺腫　320
鰓囊胞　282
　―第1鰓囊胞　298
　―第2鰓囊胞　298
　―第3鰓囊胞　298
鎖骨頭蓋骨異骨症　316
皿状　35
三者併用療法　235
残遺囊胞　43
残留囊胞　43

―し―
歯牙腫，集合型　106，318
歯牙腫，複雑型　88，318
歯原性角化囊胞　33，66，318
歯原性線維腫　99，318
歯原性粘液線維腫　318
歯原性粘液腫　34，102，318
歯根囊胞　40，318
歯根破折　190，197
歯性上顎洞炎　220
歯槽突起骨折　191

歯肉癌　32，35，140
歯肉囊胞　318
脂肪腫　295，320
周辺性巨細胞肉芽腫　119，319
術後性上顎囊胞　230
障害陰影　12，14，23，124，158
上顎骨骨折　187
上顎洞炎　220
上顎洞癌　236
上顎洞根治術　221，223，233
上顎洞の真菌症　223
上顎洞の粘液貯留囊胞　226
常染色体優性遺伝　71
娘囊胞　67
静脈石　292
神経鞘腫　127
神経線維腫症　129
浸潤型の骨破壊像　35，136，140

―す―
すりガラス状所見　33，106，107，108

―せ―
静止性骨空洞　58
正常MR像（MEMO）　66
正常CT像（MEMO）　84
石灰化歯原性囊胞　74，318
石灰化上皮性歯原性腫瘍　84，318
石けんの泡状所見　33，78，79，80，119
セメント芽細胞腫　105，318
セメント質骨性異形成症　117，319
セメント質骨形成線維腫　33，112，319
線維性異形成症　32，33，319
潜在性骨空洞　59
腺腫　319
腺腫様歯原性腫瘍　88，318
全身性疾患に関連した顎関節異常　322
腺様細胞癌　319
腺様囊胞癌　269，320
腺リンパ腫　265

―そ―
造影CT検査（MEMO）　58
象牙質形成性幻影細胞腫　318
側頸囊胞　299
側方性歯周囊胞　318
咀嚼筋障害　322

―た―
退行性関節疾患　320
退縮エナメル上皮　47

大理石骨病　203, 316
唾液腺炎　262, 265
唾液腺芽腫　320
唾液腺導管癌　320
多型腺癌　320
多形腺腫　32, 269, 320
多形腺腫由来癌　320
唾石症　258
多発性骨髄腫　35, 164
多発性大腸ポリポーシス　125
卵の殻状所見　32
単純性骨嚢胞　33, 54, 319

－ち－
中心性巨細胞肉芽腫　119, 121, 319

－て－
テニスラケット状所見　34, 100, 102, 103
手のひらのボール状所見　32
転移癌　158
転移性エナメル上皮腫　318

－と－
凍結療法　293
動脈塞栓術　293
動脈瘤様骨嚢胞　33, 50, 319
特発性骨空洞　59

－な－
軟骨芽細胞腫　319
軟骨腫　319
軟骨肉腫　319
軟骨粘液様線維腫　319
軟組織の血管腫　290
軟組織の骨腫　125

－に－
二分肋骨　71
乳児のメラニン（黒色）性神経外胚葉性腫瘍　319

－ね－
粘液細胞　63, 283
粘液嚢胞　286
　－停滞型　287
　－溢出型　287
粘液癌　287
粘表皮癌　154, 273, 320

－の－
嚢胞性リンパ管腫　311
嚢胞腺腫　320

－は－
杯細胞　63
歯の外傷　197
歯の脱臼　187, 191, 197
斑紋状所見　108, 112

－ひ－
鼻口蓋管嚢胞　62, 318
鼻歯槽嚢胞　283
鼻唇嚢胞　283
非 Hodgkin リンパ腫　161, 303
びまん性リンパ腫　161

－ふ－
風船様　50
腐骨　172, 173, 178, 179, 181
ブドウ状歯原性嚢胞　318
舟底状　35, 140
浮遊歯　32, 136, 137, 140
分泌癌　320

－へ－
辺縁性歯周炎　32
変形性関節症　243, 322
扁平歯原性腫瘍　318
扁平上皮癌　140, 141, 234, 309, 320

－ほ－
蜂窩織炎　184
蜂巣状所見　33, 130, 131, 132, 152, 153, 154
放射線性骨髄炎　180
泡沫細胞　287
ホタテ貝状辺縁　33, 54, 66
勃起性血管腫　293

－ま－
マラッセ上皮遺残　41
慢性顎下腺炎　262
慢性硬化性骨髄炎　176
慢性硬化性唾液腺炎　263
慢性骨髄炎　34, 172

－み－
ミクリッツ病　277

－む－
虫喰い状所見　34, 140, 148, 149, 150, 157, 158
ムンプスウイルス　263

－め－
明細胞癌　320

明細胞性歯原性癌　318
メラニン色素斑　129
メラノサイト　147
綿花状所見　32

－も－
毛細血管腫　293

－や－
薬剤関連顎骨壊死（MRONJ）　214

－り－
流行性耳下腺炎　263
リンパ管腫　311
リンパ性乳頭状嚢胞腺腫　267
リンパ上皮癌　320
リンパ上皮性嚢胞　299
リンパ上皮性唾液腺炎　320
リンパ腺腫　320

－る－
類腱線維腫　319
類骨骨腫　319
類皮嚢胞　289
類表皮嚢胞　289

－ろ－
瘻孔　179
ロゼット形成　89
濾胞性リンパ腫　161

欧文索引

－A－
Acute osteomyelitis 168
Acute sialadenitis 263
Acquired immunodeficiency syndrome 211
Adenoid cystic carcinoma 271
Adenolymphoma 267
Adenomatoid odontogenic tumor 88
AIDS 211
Albright 症候群 109
Ameloblastoma 80
Aneurysmal bone cyst 50
Ankylosis of TMJ 247
Anterior disc displacement with reduction 247, 249
Antoni A 型 127
Antoni B 型 127
Apple tree appearance 273
Arthritis in TMJ 245
Aspergillosis 223

－B－
Ball in hand appearance 32
Balloon-like appearance 50
Basal cell nerve syndrome 70
Bence-Jones タンパク尿 165
Bisphosphonate related osteonecrosis of the jaw 213
Blandin-Nuhn 囊胞 287
Blowout fracture 195
BP 製剤関連骨壊死 214
Branchial cyst 298
BRONJ 214
Burkitt リンパ腫 161

－C－
Caldwell-Luc 法 233
Calcifying odontogenic cyst 74
Calcifying epithelial odontogenic tumor 84
Carcinoma of gingiva 140
Carcinoma of the maxillary sinus 236
Carcinoma of the tongue 308
Cementoblastoma 105
Cement-osseous dysplasia 117
Central giant cell granuloma 119
Cherubism 121
Chronic osteomyelitis 172
Chronic sclerosing osteomyelitis 176
Chronic sclerosing sialadenitis 263

Cleft palate 209
Coronoid process hyperplasia 199
Cotton wool appearance 32
Crouzon 症候群 316

－D－
Dentigerous cyst 46
Dermoid cyst 289
Disc disorders 247, 249, 251
Down 症候群 317

－E－
Eggshell appearance 32
Elongated styloid process 201
Epidermal cyst 289
Epidemic parotitis 263
Epulis osteoplastica 135

－F－
Familial gigantform cementoma 115
Fibrous dysplasia 108
Floating tooth 32
Follicular (dental) cyst 47
Fracture of the alveolar process of the maxilla 191
Fracture of the mandible 189
Fracture of the maxilla 187
Fracture of the tooth 197
Fracture of the zygomatic arch 193
Fungal infection of the maxillary sinus 223
Fungus ball 223

－G－
Gardner 症候群 125, 289, 317
Ghost cell 75
Gorlin 症候群 71
Ground glass appearance 33

－H－
Hand-Schüler-Christian 病 317
Hemangioma of the jaw 132
Hemangioma of the soft tissue 290
Hemorrhagic bone cyst 55
Hodgkin リンパ腫 161, 305
Honeycomb appearance 33, 132

― I ―
IgG4-related disease　279
IgG4-RD sialadenitis　279
IgG4 関連疾患　279
Idiopathic bone cavity　59

― K ―
Küttner 腫瘍　263

― L ―
Langerhans 組織球症　32，35，317
Latent bone cavity　59
Lateral disc displacement　251
Le Fort Ⅰ型　187
Letterer-Siwe 病　317
Lipoma of the parotid gland　295
Lipoma of the submandibular region　295
Luxation of TMJ　241
Lymphangioma　311

― M ―
Malassez 上皮遺残　41
Malignant lymphoma　161，305
Malignant melanoma　147
MALT リンパ腫　320
Marble bone disease　199
Maxillary sinusitis　220
Maxillary sinusitis due to foreign body　229
Medial disc displacement　251
Medication reloted oste onecrosis of the jaw　214
Metastatic carcinoma　158
Mikulicz disease　277
Moth eaten appearance　34
Mottled appearance　108，112
MRI（MEMO）　62
MRONJ　214
Mucocele　287
Mucoepidermoid carcinoma　154，273
Mucous cyst　286
Mucous retention cyst of the maxillary sinus　226
Multiple myeloma　164
Mumps　263

― N ―
Nasoalveolar cyst　77
Nasolabial cyst　77
Nasopalatine duct cyst　62
Neurilemmoma　123
Neurofibromatosis　125

― O ―
Odontogenic keratocyst　66
Odontogenic myxoma　92
Odontoma, complex type　92
Odontoma, compound type　96
Oncocytoma　267
Onion peel appearance　34
Ossifying fibroma　99
Osteoma　124
Osteosarcoma　144

― P ―
Paget 骨病　32，33，145，205，319
Papillon-Lèfevre 症候群　316
Paget disease of bone　205
Papillary cystadenoma lymphomatosum　267
Partch Ⅰ法　41，47，325
Partch Ⅱ法　41，325
Permeated type　35
Peutz-Jeghers 症候群　317
Phlebolith　292
Phlegmon　184
Pindborg 腫瘍　85
Pleomorphic adenoma　269
Postoperative maxillary cyst　232
Pressure type　35
Primary intraosseous carcinoma　150
Primordial cyst　67
Pseudocyst　51
Punched out appearance　35，164

― R ―
Radiation osteomyelitis　180
Radicular cyst　40
Ranula　286
Residual cyst　43
Rhabdomyosarcoma　313

― S ―
Scalloping appearance　33
Sialadenitis　262，265
Sialolithiasis　258
Simple bone cyst　54
Sjögren 症候群　161，277，316
Sjögren's syndrome　277
Soap bubble appearance　33，80
Solitary bone cyst　55
Stafne 囊胞　59
Static bone cavity　58
Sturge-Weber 症候群　293

Sunray appearance　34，142，144
Synovial choudromatosis　253

― T ―

Tennis racket appearance　34
Thyroglossal duct cyst　302
TNM 分類　140
Traumatic bone cyst　55
Treacher-Collins 症候群　316
Tuberculosis　207

― V ―

von Recklinghausen 病　129

― W ―

Warthin 腫瘍　32，267
Warthin's tumor　267
Worm eaten appearance　34

文 献

嚢 胞
1) Kaneda T, Minami M, Curtin HD et al.：Dental bur fragments causing metal artifacts on MR image. AJNR 19：317-319, 1998.
2) Kaneda T, Minami M, Ozawa K et al.：MR appearance of bone marrow in the mandible at different ages. Oral Surg Oral Med Oral Pathol 82：229-233, 1996.
3) Wood NK, Goaz PW：Differential diagnosis of oral lesions. 4ed, Mosby, St.Louis, 1991, p301-620.
4) Reeder MM, Bradley WG Jr：Gamuts in radiology. 3ed, Springer-Verlag, New York, 1993, p104-110.
5) 金田　隆：嚢胞. 小林　馨, 山本浩嗣 編；歯科放射線の臨床診断と病理概説「疾患別診断をするために」. 永末書店, 京都, 1997, p27-48.
6) Minami M, Kaneda T, Ozawa K et al.：Cystic lesion of the maxillomandibular region：MR imaging distinction of odontogenic keratocysts and ameloblastomas from other cysts. AJR 166：943-949, 1996.
7) Smoker WKR：Oral cavity. In：Som PM, Curtin HD eds.；Head and neck imaging. 3ed, Mosby, St.Louis, 1996, p488-544.
8) Sigal R, Zagdanski Am, Schwaab G et al.：CT and MR imaging of squamous cell carcinoma of the tongue and floor of the mouth. RadioGraphics 16：787-810, 1996.
9) Weber AL：Imaging of cysts and odontogenic tumors of the jaw. Definition and classificasion. Radil Clin North Am 31：101-120, 1993.
10) Yoshiura K, Tabata O, Miwa K et al.：Computed tomographic features of calcifying odontogenic cysts. Dentomaxillofac Radiol 27：12-16, 1998.
11) Revel MP, Vanel D, Sigal R et al.：Aneurysmal bone cyst of the jaw: CT and MR findings. J Comput Assist Tomogr 16：84-86, 1992.
12) Ferreira Junior O, Damante JH, Lauris JR：Simple bone cyst versus odontogenic keratocyst：differential diagnosis by digitized panoramic radiography. Dentomaxillofac Radiol 33：373-378, 2004.
13) Minowa K, Inoue N, Sawamura T et al.：Evaluation of static bone cavities with CT and MRI. Dentomaxillofac Radiol 32：2-7, 2003.
14) Elliott KA, Franzese CB, Pitman KT：Diagnosis and surgical management of nasopalatine duct cyst. Laryngoscope 114：1336-1340, 2004.
15) Hashida T, Usui M：CT image of nasoalveolar cyst. Br J Oral Maxillofac Surg 38：83-84, 2000.
16) Lanzieri CF：Head and neck case of the day. Dermoids of the submandibular space. AJR Am J Roentgenol 169：276-280, 1997.

良性腫瘍または腫瘍類似疾患
1) Pharoah MJ：Benign tumors of the jaws. In：White SC, Pharoah MJ eds.；Oral radiology：principles and interpretation. 5th ed, Mosby, St.Louis, 2004, p410-457.
2) Pharoah MJ：Diseases of bone manifested in the jaws. In：White SC, Pharoah MJ eds.；Oral radiology：principles and interpretation. 5th ed, Mosby, St.Louis, 2004, p485-515.
3) Kaneda T et al.：Benign odontogenic tumors of the mandible and maxilla. Neuroimag Clin N Am 13：495-507, 2003.
4) 荒木正夫 他：顎骨にみられる線維性骨病変のX線パターンに関する研究：病理組織像との対比. 歯科放射線 42：128-129, 2002.
5) 野井倉武憲 他：顎骨の線維性骨病変について. 歯科放射線 41：13-35, 2001.
6) 河津俊幸 他：エナメル上皮腫と歯原性角化嚢胞のCTによる画像診断学的比較. 歯科放射線 37：211-218, 1997.
7) 古跡孝和 他：良性セメント芽細胞腫のエックス線写真学的研究. 歯科放射線 35：158-166, 1995.
8) 林　孝文 他：下顎骨内に発生した神経鞘腫の1例. 歯科放射線 33：102-104, 1993.
9) 笹井正思 他：歯原性石灰化上皮腫の1例. 歯科放射線 32：170-172, 1992.

悪性腫瘍
1) Imaizumi A et al.：A potential pitfall of MR imaging for assessing mandibular invasion of squamous cell carcinoma in the oral cavity. AJNR Am J Neuroradiol. 27：114-122, 2006.
2) Wood RE：Malignant diseases of the jaws. In：White SC, Pharoah MJ eds.；Oral radiology：principles and interpretation. 5th ed, Mosby, St.Louis, 2004, p458-484.
3) Shibuya H et al.：CT findings in primary osteosarcoma of the jaw. Rofo 154：139-142, 1991.
4) 荒木正夫 他：左側下顎枝部に透過性病変としてみられた甲状腺癌転移の一例. 歯科放射線 45：97-104, 2005.
5) 河井紀子 他：扁平上皮癌症例における歯根吸収のX線学的検討. 歯科放射線 40：129-137, 2000.

炎 症
1) Kaneda T, Minami M, Ozawa K et al.：Magnetic resonance imaging of osteomyelitis in the mandible：comparative study with other radiological modalities. Oral Surg Oral Med Oral Pathol 79：634-640, 1998.
2) Schuknecht BF, Carls FR, Valavanis A, Sailer HF：Mandibular osteomyelitis: evaluation and staging in 18 patients, using magnetic resonance imaging, computed tomography and conventional radiographs. J Craniomaxillofac Surg 25：24-33, 1997.
3) Unger E, Moldofsky P, Gatenby R, Hartz W, Broder G：Diagnosis of Osteomyelitis by MR Imaging. AJR Am J Roentgenol 150：605-610, 1988.
4) Orpe EC, Lee L, Pharoah MJ：A radiological analysis of chronic sclerosing osteomyelitis of the mandible. Dentomaxillofac radiol 25：125-129, 1996.
5) Ogawa A, Miyate H, Nakamura Y, Shimada M, Seki S, Kudo K：Treating chronic diffuse sclerosing osteomyelitis of the mandible with saucerization and autogenous bone grafting. Oral Surg Oral Med Oral Pathol 91：390-394, 2001.
6) Yonetsu K, Izumi M, Nakamura T：Deep facial infection of odontogenic origin：CT assessment of pathways of space involvement. Am J Neuroradiol 19：123-128, 1998.

外　傷

1) Pharoah MJ：Trauma to teeth and facial structures．In：White SC，Pharoah MJ eds．；Oral radiology：principles and interpretation．5th ed，Mosby，St.Louis，2004，p 615-638．
2) Tanrikulu R et al．：Comparison of computed tomography with conventional radiography for midfacial fractures．Dentomaxillofac Radiol 30：141-146，2001．
3) Ogura I et al.：Characteristic computed tomographic findings of midface fractures relative to the cause of injury：a fall or violence．Oral Radiol 31：149-154，2015．

系統疾患・その他の疾患

1) Som PM：Tumors and tumorlike conditions．In：Som PM，Bergeron RT eds．；Head and neck imaging，2nd ed，Mosby Year Book，St.Louis，1991，p169-226．
2) Roberts MC，Kressel HY，Fallon MD，Zlatkin MB，Dalinka MK：Paget disease：MR imaging findings．Radiology 173：341-345，1989．
3) Som PM，Hermann G，Sacher M，Stollman AL，Moscatello AL，Biller HF：Paget disease of the calvaria and facial bones with an osteosarcoma of the maxilla：CT and MR findings．J Comput Assist Tomogr 11：887-890，1987．
4) Elster AD，Theros EG，Key LL，Chen MY：Cranial imaging in autosomal recessive osteopetrosis．Part I．Facial bones and calvarium．Radiology 183：129-135，1992．
5) Kaneda T，Okada H，Sato Y，Sakae T，Jinkoji T，Tomiyama F，Akimoto Y，Suzuki H，Kozawa Y，Yamamoto H：Evaluation of jawbone calcification in osteopetrotic(op/op) mice using computed tomography．J Nihon Univ Sch Dent 37：152-155，1995．
6) Moon WK，Han MH，Chang KH，Im JG，Kim HJ，Sung KJ，Lee HK：CT and MR imaging of head and neck tuberculosis．Radiographics 17：391-402，1997．
7) Yousem DM，Montone KT：Head and neck lesions．Radiologic-pathologic correlations．Radiol Clin North Am 36：983-1014，1998．
8) Feichtinger M，Mossbock R，Karcher H：Evaluation of bone volume following bone grafting in patients with unilateral clefts of lip，alveolus and palate using a CT-guided three-dimensional navigation system．J Craniomaxillofac Surg 34：144-149，2006．
9) Aburezq H，Daskalogiannakis J，Forrest C：Management of the prominent premaxilla in bilateral cleft lip and palate．Cleft Palate Craniofac J 43：92-95，2006．
10) Olsen WL，Jeffrey RB Jr，Sooy CD，Lynch MA，Dillon WP：Lesions of the head and neck in patients with AIDS：CT and MR findings．AJR Am J Roentgenol 151：785-790，1988．
11) Jeffrey RB Jr，Goodman PC，Olsen WL，Wall SD：Radiologic imaging of AIDS．Curr Probl Diagn Radiol 17：73-117，1988．

上顎洞の疾患

1) Ruprecht A et al.：Paranasal sinuses．In：White SC，Pharoah MJ eds．；Oral radiology：principles and interpretation．5th ed，Mosby，St.Louis，2004，p 576-596．
2) 山田信一 他：上顎洞扁平上皮癌の洞外浸潤に対するパノラマX線写真の診断的意義．歯科放射線 35：197-209，1995．
3) 中山　均 他：真菌性上顎洞炎の画像診断学的考察．歯科放射線 32：146-162，1992．
4) 代居　敬 他：いわゆる上顎洞粘液貯留嚢胞のCT像の検討．歯科放射線 32：213-222，1992．

顎関節の疾患

1) Westesson P，Yamamoto M，Sano T，Okano T（分担執筆）：Head and neck imaging．4th ed，Temporomandibular joint．Mosby-Year book,Inc．，St.Louis，2002．
2) Peters RA，Gross SG 編著（杉崎正志，木野孔司，小林馨 監訳）：TMDと口腔顔面痛の臨床管理（Clinical Management of Temporomandibular Disorders and Orofacial pain）．クインテッセンス出版，東京，1997．
3) 日本顎関節学会：顎関節症診療に関するガイドライン．第1版，(財) 口腔保健協会，2001．
4) Sano T，Yamamoto M et al．：Common abnormalities in temporomandibular joint imaging．Curr Probl Diagn Radiol 33：16-24，2004．
5) Sano T，Yamamoto M et al．：Temporomandibular joint：MR imaging．Neuroimaging Clin N Am 13：583-595，2003．
6) Tasaki MM，Westesson PL：Classification and prevalence of temporomandibular joint disk displacement in patients and symptom-free volunteers．AJR 159：559-563，1992．
7) Kondoh T，Westesson PL et al．：Prevalence of morphological changes in the surfaces of the temporomandibular joint disc associated with internal derangement．J Oral Maxillofac Surg 56：339-343，1998．
8) Takahashi T，Ohtani M，Sano T，Ohnuki T，Kondoh T et al．：Magnetic resonance evidence of joint effusion of the temporomandibular joint after fractures of the mandibular condyle：a preliminary report．Cranio 22：124-131，2004．

唾液腺の疾患

1) 藤田尚男，藤田恒夫：標準組織学．医学書院，東京，1984，p100-108．
2) ハーンズバーガー HR 著，多田信平 監修：耳下腺間隙．頭頸部画像診断ハンドブック 断層画像から学ぶ鑑別診断．メディカル・サイエンス・インターナショナル，東京，1998，p59-72．
3) Som PM，Brandwein M：Salivary glands．In：Som PM，Curtin HD eds．；Head and Neck imaging．3 ed，Mosby，St.Louis，1996，p823-914．
4) Thackray AH，Lucas RB：Tumors of the major salivary glands．In：Firminger HI eds．；Atlas of tumor pathology．2nd series，

Fascicle 10, Armed Forces Institute of pathology, Washington DC, 1974.
5) Bryan RN, Miller RH, Ferreyro RI et al.: Computed tomography and the major salivary glands. AJR 139:547-554, 1982.
6) Freling NJM, Molrnaar WM, Vermay A et al.: Malignant parotid tumors: clinical use of MR imaging. Radiology 185:691-696, 1992.
7) Gritzmann N: Sonography of the salivary glands. AJR 153:161-166, 1989.
8) Tabor EK, Curtin HD: MR of the salivary glands. Radiol Clin North Am 27:379-392, 1989.
9) Yasumoto M, Shibuya H, Suzuki S et al.: Computed tomography and ultrasonogrphy in submandibular tumors. Clin Radiol 46:114-120, 1992.
10) Seifert G, Sobin LH: Histological classification of salivary gland tumors. In World Health Organization: International histological classification of tumors. Springer Verlag, Berlin, 1991.
11) Yasumoto M, Sunaba K, Shibuya H et al.: Recurrent pleomorphic adenoma of the head and neck. Neuroradiology 41:300-304, 1999.
12) Minami M, Tanioka H, Oyama K et al.: Warthin tumor of the parothid gland: MR pathologic correlation. AJNR 14:209-214, 1993.
13) Vogl TJ, Dresel SH et al.: Parotid gland: plain and gadolinium-enhanced MR imaging. Radiology 177:667-674, 1990.
14) Sigai RS, Monnet O, de Baere T et al.: Adenoid cystic carcinoma of the head and neck: evaluation with MR imaging and clinical-pathological correlation in 27 patients. Radiology 184:95-101, 1992.
15) Sakai O, Nakashima N, Tanaka Y et al.: Acinic cell carcinoma of the parotid gland: CT and MRI. Neuroradiology 38:675-679, 1996.
16) Yasumoto M, Nakagawa T, Shibuya H et al.: Ultrasonography of the sublingual space. J Ultrasound Med 12:723-729, 1993.
17) Takashima S, Takeuchi N, Morimoto S et al.: MR imaging of Sjögren syndrome: correlation with sialography and pathology. J Comput Assist Tomogr 15:393-400, 1991.
18) Coit WE, Harnsberger HR, Osborn AG et al.: Ranulas and their mimics: CT evaluation. Radiology 163:211-216, 1987.
19) Kurabayashi T, Ide M, Yasumoto M et al.: MRI of ranula. Neuroradiology 42:917-922, 2000.
20) Holliday RA, Cohen WA, Schinella RA et al.: Benign lymphoepithelial parotid cysts and hyperplastic cervical adenopathy in AIDS-risk patients: a new CT appearance. Radiology 168:439-441, 1988.

頸部および軟組織の疾患

1) Benson MT, Dalen K, Mancuso AA, Kerr HH, Cacciarelli AA, Mafee MF: Congenital anomalies of the branchial apparatus: embryology and pathologic anatomy. Radiographics 12:943-960, 1992.
2) Ahuja AT, King AD, Metreweli C: Second branchial cleft cysts: variability of sonographic appearances in adult cases. AJNR Am J Neuroradiol 21:315-319, 2000.
3) Mafee MF, Campos M, Raju S, Samett E, Mohamadi H, Sadighi S, Heffez L, Friedman M, Chow JM: Head and neck: high field magnetic resonance imaging versus computed tomography. Otolaryngol Clin North Am 21:513-546, 1988.
4) Wadsworth DT, Siegel MJ: Thyroglossal duct cysts: variability of sonographic findings. AJR Am J Roentgenol 163:1475-1477, 1994.
5) Glastonbury CM, Davidson HC, Haller JR, Harnsberger HR: The CT and MR imaging features of carcinoma arising in thyroglossal duct remnants. AJNR Am J Neuroradiol 21:770-774, 2000.
6) Jones BV, Koch BL: Magnetic resonance imaging of the pediatric head and neck. Top Magn Reson Imaging 10:348-361, 1999.
7) Reede DL, Bergeron RT, Som PM: CT of thyroglossal duct cysts. Radiology 157:121-125, 1985.

― 著 者 ―

金田　　隆（日本大学松戸歯学部放射線学講座教授）
倉林　　亨（東京医科歯科大学大学院医歯学総合研究科口腔放射線医学分野教授）
佐野　　司（鶴見大学歯学部非常勤講師）
荒木　和之（昭和大学歯学部口腔病態診断科学講座歯科放射線医学部門教授）
秋元　芳明（日本大学松戸歯学部教授）
宇都宮忠彦（日本大学松戸歯学部口腔病理学講座准教授）
岡田　裕之（日本大学松戸歯学部組織学講座教授）
小椋　一朗（日本歯科大学新潟生命歯学部歯科放射線学講座教授）
音成　実佳（東京歯科大学歯科放射線学講座講師）
川島　雄介（日本大学松戸歯学部放射線学講座助教）
久山　佳代（日本大学松戸歯学部口腔病理学講座教授）
古賀　陽子（東京医科大学口腔外科学分野准教授）
小宮　正道（日本大学松戸歯学部口腔外科学講座教授）
近藤　壽郎（日本大学松戸歯学部顎顔面外科学講座教授）
武田　泰典（岩手医科大学歯学部口腔顎顔面再建学講座［臨床病理学分野］教授）
近津　大地（東京医科大学口腔外科学分野教授）
鉄村　明美（東京医科歯科大学大学院医歯学総合研究科口腔放射線医学分野助教）
中村　　伸（東京医科歯科大学大学院医歯学総合研究科口腔放射線医学分野助教）
山本　浩嗣（日本大学名誉授）

第4版　歯科放射線診断 teaching file

2001年5月30日　第1版第1刷発行
2007年4月15日　第2版第1刷発行
2011年3月20日　第2版第2刷発行
2015年3月20日　第3版第1刷発行
2019年4月20日　第4版第1刷発行

編著者　金田　隆, 倉林　亨
発行人　髙橋正光
発行所　砂書房
〒120-0015 東京都足立区足立4-22-11-2F
TEL & FAX：03-5888-7444
振替 00190-9-141534
印刷・製本　シナノ書籍印刷(株)

ⒸTakashi Kaneda, Tohru Kurabayashi, Tsukasa Sano 2007.　　　Printed in Japan
落丁・乱丁はお取替えいたします
ISBN978-4-907008-12-3　　　　　　　　　　　　　　　※禁無断転載・複製